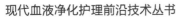 现代血液净化护理前沿技术丛书

专科护士素质提升规划教材
护士继续教育推荐教材
血液净化中心建设指导用书
血液净化科普工作护士指导用书

血液净化护理培训教程

Training Course on Blood Purification Nursing

主　编　袁　静

副主编　应金萍　王微娜　王春燕

主　审　陈江华　梅长林　胡斌春

ZHEJIANG UNIVERSITY PRESS
浙江大学出版社

国家一级出版社
全国百佳图书出版单位

图书在版编目（CIP）数据

血液净化护理培训教程 / 袁静主编. —杭州：
浙江大学出版社，2019.8（2024.10 重印）
ISBN 978-7-308-19320-7

Ⅰ. ①血… Ⅱ. ①袁… Ⅲ. ①血液透析—护理—职业
培训—教材 Ⅳ. ①R473.6

中国版本图书馆 CIP 数据核字（2019）第 140591 号

血液净化护理培训教程

主　编　袁　静
副主编　应金萍　王微娜　王春燕

责任编辑　阮海潮（1020497465@qq.com）
责任校对　王元新
封面设计　杭州绮美文化传播有限公司
出版发行　浙江大学出版社
　　　　　（杭州市天目山路 148 号　邮政编码 310007）
　　　　　（网址：http://www.zjupress.com）
排　　版　杭州好友排版工作室
印　　刷　浙江新华数码印务有限公司
开　　本　787mm×1092mm　1/16
印　　张　17.5
字　　数　452 千
版 印 次　2019 年 8 月第 1 版　2024 年 10 月第 6 次印刷
书　　号　ISBN 978-7-308-19320-7
定　　价　80.00 元

《血液净化护理培训教程》 编委会

主　编　袁　静（浙江大学医学院附属第一医院）

副主编　应金萍（浙江大学医学院附属第一医院）

　　　　王微娜（浙江大学医学院附属第一医院）

　　　　王春燕（浙江大学医学院附属第一医院）

主　审　陈江华（浙江大学医学院附属第一医院）

　　　　梅长林（第二军医大学长征医院）

　　　　胡斌春（浙江省护理学会）

编　委　（以姓氏笔画为序）

　　　　宁云凤（湖州市第一人民医院）

　　　　朱　虹（丽水市中心医院）

　　　　邬燕莺（舟山医院）

　　　　羊木英（浙江大学医学院附属第二医院）

　　　　孙红儿（宁波市鄞州区第二医院）

　　　　牟婉君（台州医院）

　　　　李淑艳（金华市中心医院）

　　　　杨　希（浙江中医药大学附属第一医院）

　　　　杨林燕（嘉兴市第一医院）

　　　　吴春燕（浙江大学医学院附属邵逸夫医院）

　　　　何佩佩（浙江大学医学院附属第一医院）

　　　　张　燕（绍兴市人民医院）

　　　　张彬娥（丽水市中心医院）

　　　　邵碧云（浙江大学医学院附属第一医院）

　　　　林海雪（中国科学院大学宁波华美医院）

　　　　周华芳（浙江大学医学院附属第一医院）

　　　　周建芳（杭州市中医院）

　　　　俞伟萍（浙江大学医学院附属第一医院）

姚向峰（浙江大学医学院附属第一医院）

徐靖宁（浙江大学医学院附属第一医院）

涂文婷（温州医科大学附属第一医院）

章洁雯（浙江大学医学院附属第一医院）

蔡根莲（浙江大学医学院附属第一医院）

樊雪芳（衢州市人民医院）

潘琳琳（浙江大学医学院附属第一医院）

序

现代科技发展日新月异，医学发展也正在向精准医疗、智慧医疗、生物工程等多个方向迅猛发展，使临床医学比以往任何时候都更需要专业化和精细化。护理学作为现代医学中至关重要的组成部分，其发展同样迅猛，其对专业化和精细化的要求同样非常迫切。

血液净化治疗在早期主要用于肾功能衰竭和急性中毒患者的抢救。随着血浆置换、血浆成分分离、免疫吸附等新型血液净化技术的发展，血液净化治疗已成为广泛应用于器官衰竭、中毒、免疫性疾病和危重症等疾病救治的不可或缺的重要方法。血液透析等常用血液净化治疗在我国发展迅速，规模不断扩大。最新数据显示，我国目前有维持性血液透析患者 50 余万人。这些患者的血液净化治疗主要由护士操作完成，专业性强、技术要求高。但是目前我国血液净化护理操作方面尚缺乏专业培训教程，本书的出版正是为了满足这种迫切的临床需求。

本书作者都是长期在临床一线工作的护理专家，亲身经历了几十年来各种血液净化技术的发展，除具有丰富的血液净化临床护理经验外，还是血液净化技术积极的开拓者，拥有十余项国家专利。他们的经验已经通过学术会议、培训班和接收进修人员等多种方式在全国广泛推广。本书成书历经数载，不仅凝聚了作者们几十年来积累的宝贵临床经验，介绍了血液净化技术的最新研究进展，更寄托了作者们期盼我国血液净化护理技术迅速发展的拳拳之心。

好雨知时节，当春乃发生！相信本书的出版一定会对提高我国血液净化护理技术水平和促进血液净化事业发展有所裨益！

陈江华
2019 年春

前　言

血液净化技术经过 70 多年的发展,治疗对象已从肾病领域发展到临床各科。血液净化技术有血液透析、腹膜透析、连续性血液净化治疗、血浆置换、血液灌流、免疫吸附等。因此,血液净化护理已成为一门专业性很强的学科。

随着我国医保政策的优化、医保报销比例的提高,以及医疗技术、医疗设备的日趋完善,维持性血液透析患者日益增多;同时随着血液净化市场的开放,血液净化单位逐年增加,血液净化专科护士在该领域的作用愈加重要。为提高血液净化专科护士培训效率,同时也为忙碌在临床一线的普通血透护士,特别是基层医院和独立透析中心的护理人员提供既有血液净化基础知识又有临床实践经验的学习教材,我们组织编写了本书。

浙江省血液净化专科护士培训自 2013 年开展以来,我们作为举办者编写了《浙江省血液透析专科护士培训教材》。在 6 年的专科护士培训实践中,该教材深受历届专科护士的好评。这次精心编写的《血液净化护理培训教程》总结了历年专科护士培训的经验,吸纳了国内外血液净化护理的先进理念和方法。结合浙江大学医学院附属第一医院血液净化中心在该领域的临床探索与实践,组织省内知名血液净化护理专家进行研讨,从血液净化的基础理论、操作技术、血管通路、抗凝技术、透析技术、特殊治疗技术、患者管理、设备维护、院感质控、护理教育和科研以及最新研究进展等方面,较为全面地进行了阐述。该书适合从事血液透析专业的护理人员学习,夯实血液净化理论知识,提高工作能力。

本书编委会还编写了相应的《血液净化护理考试习题集》,有助于学员更好地理解相关知识,举一反三,掌握重点和难点,从而形成良好的思维习惯,培养初步的应用意识和创新能力,最终获得必要的技能。本书具有较强的临床实践指导意义,希望能受到血液净化护理人员的认可! 本书难免有不妥和不足之处,恳请各位读者批评指正。

袁　静

2019 年 6 月

目　　录

第一章

血液净化技术概论

第一节　血液净化概述

一、血液净化的定义

把患者的血液引出体外并通过特殊装置,除去其中某些致病物质,净化血液,达到治疗疾病的目的,这个过程称为血液净化(blood purification)。腹膜透析虽然没有体外循环,但将透析液灌入腹腔,通过腹膜交换达到净化血液的目的,因此,从广义上讲,也应包括在血液净化疗法之内。血液净化的治疗方法主要有血液透析(hemodialysis,HD)、血液滤过(hemofiltration,HF)、血液透析滤过(hemodiafiltration,HDF)、连续性肾脏替代治疗(continuous renal replacement therapy,CRRT)、免疫吸附(immunoadsorption,IA)、血浆置换(plasma exchange,PE)、血液灌流(hemoperfusion,HP)、腹膜透析(peritoneal dialysis,PD)等。

二、血液净化的现状

慢性肾衰竭是由各种病因引起肾损害和进行性恶化的结果。在原发性肾病中,以慢性肾小球肾炎最常见,其次为肾小管间质性肾炎。在继发性肾病中,以糖尿病占首位。糖尿病肾病是糖尿病最严重的微血管并发症之一,已成为全球终末期肾病的主要病因。在我国,随着糖尿病患者的增多,糖尿病肾病患者数量也显著增加。

肾替代治疗是指透析与肾移植,是目前治疗终末期肾衰竭的最有效方法。据统计,全世界已有超过300万尿毒症患者在接受透析治疗。透析及肾移植等替代治疗给肾衰竭患者的治疗带来了革命性变化,不仅使患者生命得以挽救和维持,而且显著提高了患者的生活质量。

第二节　肾病的基础知识

肾是在人体新陈代谢的过程中,维护机体内环境相对稳定,保证生命活动正常进行的最重要器官之一。人体将代谢产物、过剩物质及对机体有害无用的物质,通过血液循环运输至肾等重要器官排出体外。因此,肾的分泌排泄功能是机体清除代谢废物的一条重要途径。

一、肾的结构和生理功能

人体有两个肾,正常成年人的肾长10～12cm,宽5～6cm,厚3～4cm,重量为120～150g(女性略小于同龄男性)。每个肾约有100万个肾单位。肾单位是组成肾最基本的功能结构。肾单位包括肾小球和肾小管,肾小球由一团毛细血管丛和球囊组成。两侧肾毛细血管

丛总滤过面积为 $1.5m^2$。肾小球毛细血管壁有三层,即毛细血管内皮层、基膜层和外层。基膜是滤过膜的主要屏障,孔径为 $7.5\sim10nm$,小分子物质及菊粉(相对分子质量 5200)可以自由通过该层。肾小管起始于肾小球囊,总长约 112km,分为近曲小管、髓襻和远曲小管,最后连接于集合管,开口于肾盂,汇集于肾盂。

肾小球主要有滤过作用,滤过率为 125ml/min,24h 约为 180L。肾小管主要有重吸收功能,将滤液中大部分水、电解质、葡萄糖以及其他小分子物质吸收入血液,每天仅排出尿量约 2.0L。肾的主要功能如下:

1. 排泄功能

排出体内蛋白质代谢的终末产物,主要成分是尿素,每天排出约 30g,其次有氨基酸、尿酸、肌酐、肌酸和氨等。排出物中有些属于小分子范畴(如尿素相对分子质量为 60,肌酐相对分子质量为 113,尿酸相对分子质量为 168),还有些蛋白质代谢产物相对分子质量在 $350\sim5000$,称为中分子物质。据认为,中分子物质是引起尿毒症症状的主要毒性物质。正常肾滤过的大分子物质是很少的,如每天尿中蛋白质含量不超过 150mg,主要是小分子蛋白。

2. 调节体液平衡

肾小球每天滤出尿液 180L,但 80% 在近曲小管被重吸收。重吸收率在近曲小管受尿渗透压影响,在远曲小管则受抗利尿激素调节,从而保持机体体液平衡。

3. 调节电解质平衡

大量电解质随尿液进入肾小管,而钠、钾、钙、镁、碳酸氢盐、氯和其他无机盐等大部分被重吸收,吸收率受神经、内分泌和体液调节。

4. 调节酸碱平衡

人体血液 pH 保持在 $7.35\sim7.45$,肾的以下机制起重要调节作用:①回吸收 $NaHCO_3$,排除氢离子(H^+),以维持体内缓冲体系。②排除氢离子,酸化尿中磷酸盐等缓冲碱,排出可滴定酸。③生成氨,与强酸根结合成铵盐而排出,并保留钠等。

5. 分泌生物活性物质

肾也是内分泌器官,球旁细胞分泌肾素,对血压有重要调节作用。肾产生促红细胞生成素(erythropoietin,EPO)刺激骨髓原始血细胞向原始红细胞分化,促进骨髓红细胞成熟以及血红蛋白的合成,促使骨髓网织红细胞释放入血。维生素 D_3 在肝内转化为 $25\text{-}(OH)D_3$,在肾 α1 位羟化酶的作用下生成 $1,25\text{-}(OH)_2D_3$,才具有调节钙磷代谢作用。首先,肾分泌前列腺素,具有扩张血管、增加肾血流量的作用。其次,肾对胃泌素、胰岛素和甲状旁腺激素的灭活都有影响。

二、慢性肾病分期

根据肾小球滤过率(glomerular filtration rate,GFR)水平将慢性肾病(chronic kidney disease,CKD)分为 $1\sim5$ 期,其中 1 期为肾功能正常,2 期为肾功能轻度下降,3 期为肾功能中度下降,4 期为肾功能重度下降,5 期为肾衰竭,详见表 1-1。

表 1-1　慢性肾病的分期标准

分期	概述	GFR[ml/(min・1.73m²)]
1	肾损伤指标(+),GFR 正常或↑	≥90
2	肾损伤指标(+),GFR 轻度↓	60～89
3	GFR 中度↓	30～59
4	GFR 重度↓	15～29
5	肾衰竭	<15

第三节　尿毒症毒素的研究进展

自 1840 年德国医生 Piorry 等人用"尿毒症"一词来描述肾功能衰竭症候群以来,对慢性肾衰竭(chronic renal failure,CRF)发病机制的研究已有 170 余年的历史。尿毒症(又称尿毒血症)的最初含义是指"尿的毒素留在血液中"或"血液被尿液污染"。随着现代医学的发展,根据 1999 年美国肾脏病基金会对慢性肾病的定义及分期,尿毒症大致相当于慢性肾病 5 期,即 GFR<15ml/(min・1.73m²)。长期以来,肾病学、病理生理学等领域的学者对尿毒症的发病机制进行了大量的研究,尿毒症毒素则成了最热门的研究之一。所谓的尿毒症毒素,是指在肾功能衰竭时患者体液中浓度明显增高、具有特定生化或生物学活性的物质,能够造成机体的一系列病理改变,甚至危及生命。理论上,被称为尿毒症毒素的物质应符合以下几个标准:①该物质的化学结构、理化性质及其在体液中的浓度必须认知。②在尿毒症患者体内该物质的浓度显著高于正常值。③高浓度的该物质与特异的尿毒症临床表现相关,而体内该物质浓度降至正常时则尿毒症症状、体征应同时消失。④该物质浓度与尿毒症患者体内浓度相似时,动物实验或体外实验可证实该物质对细胞、组织或观察对象产生类似毒性作用。但因临床技术的限制,上述标准很难完全符合。

一、尿毒症毒素的分类及其对人体的危害

临床上根据医生的临床经验及患者的特定病情,尿毒症毒素的分类法有多种,传统的分类法是根据 20 世纪 70 年代到 80 年代提出的"中分子物质"学说,将尿毒症毒素分为小分子和中分子两大类。近年来随着科学技术的发展及医疗水平的提高,根据尿毒症毒素相对分子质量大小的不同将尿毒症毒素分为三大类:①相对分子质量小于 350 的小分子毒素;②相对分子质量为 350~5000 的中分子毒素;③相对分子质量大于 5000 的大分子毒素。根据毒素是否与蛋白相结合可将尿毒症毒素分为蛋白结合尿毒症毒素和非蛋白结合尿毒症毒素。临床上尽管对尿毒症毒素的分类方法大致相同,但目前对毒素相对分子质量大、中、小的划分还没有一个严格统一的标准。王海燕主编的《肾病学》(第 3 版)是以相对分子质量<500、500~10000、>10000 来划分小分子毒素、中分子毒素及大分子毒素的。

(一)小分子毒素

小分子毒素主要有尿素、肌酐、胍类、胺类、酚类以及新近发现的一些尿毒症毒性物质等。

1. 尿素

尿素是蛋白质代谢的主要产物,尿素在体内过多蓄积会引起一系列中毒症状,如疲乏、呕吐、嗜睡、头痛、皮肤瘙痒及出血等,但尿素本身的毒性并不是很大,而是与其代谢产物氰酸盐有关。氰酸盐与蛋白质作用后可产生氨基甲酰衍生物,其在人体血液中浓度升高时可导致免疫及代谢紊乱而出现疲惫、发软、腹泻、肠出血、体温下降、昏迷等症状,在一定程度上还可干扰中性粒细胞的免疫功能。

2. 肌酐

肌酐是肌肉内磷酸的代谢产物,在正常情况下,经肾小球滤过,随尿素排出体外。低浓度肌酐对人体无明显毒害作用,但在人体内长期高浓度聚集时可引起嗜睡、乏力等神经肌肉

系统功能异常,甚至可造成红细胞寿命缩短,导致贫血。

3. 胍类

胍类是蛋白质代谢产生的数量仅次于尿素的一类物质,是尿毒症的主要毒素之一,主要包括甲基胍、胍基琥珀酸等。甲基胍可引起厌食、恶心、呕吐、皮肤瘙痒、贫血、糖耐量降低、出血倾向、消化道溃疡、抽搐及意识障碍等,还对多种酶的活性有抑制作用。胍基琥珀酸可抑制血小板因子-Ⅲ的活性,造成血小板细微结构的改变,引起出血。胍类还可抑制中性粒细胞过氧化物的产生,诱导抽搐和抑制中性粒细胞对白细胞介素-2 的反应等。

4. 胺类

胺类包括脂肪族胺、芳香族胺和多胺。高浓度脂肪族胺(1-甲胺、2-甲胺、3-甲胺)可引起肌阵挛、扑翼样震颤及溶血作用,还可抑制某些酶的活性。芳香族胺(苯甲胺、酪胺)对脑组织氧化过程、琥珀酸氧化过程及多巴羧化酶活性等均有抑制作用。多胺类物质包括精胺、精脒、腐胺和尸胺等。

5. 酚类

酚类是肠道细菌的代谢产物。酚类对体内十几种酶有抑制作用,可影响体内的糖代谢过程,还可抑制血小板因子-Ⅲ的活性和阻碍血小板的正常代谢,与出血倾向有关。

6. 新近发现的尿毒症毒素

最近发现的有胆碱、环化腺苷酸、聚胺、多元醇、肌醇等。自由胆碱、环化腺苷酸浓度的增减可影响血小板的凝聚。肌醇则被发现与周围神经病变有关,其结果使得坐骨神经传导速度下降。山梨醇的堆积会引起和加重眼底病变。

(二)中分子毒素

中分子毒素是相对分子质量在 350～5000 的一组化合物,其中包括:①高浓度的正常代谢产物的蓄积。②浓度异常升高的一些正常激素,如促肾上腺皮质激素(adrenocorticotropic hormone,ACTH)、胰高血糖素、胃泌素等。③细胞代谢紊乱引起的多肽蓄积。④细胞或细胞破碎残留物等。实验证明,中分子毒素对造血细胞的生成和血红细胞的合成有抑制作用,并阻碍淋巴母细胞的转化与玫瑰花环的形成,抑制葡萄糖的利用、纤维母细胞的增殖、白细胞的吞噬活性及神经的传导功能,其结果是使尿毒症患者出现贫血、免疫缺损等症状,容易造成感染、葡萄糖耐量受损及神经病变。此外,乳酸脱氢酶、丙酮酸激酶和葡萄糖激酶的活力也同时受到中分子毒素的抑制。

(三)大分子毒素

大分子毒素是相对分子质量大于 5000 的多肽类激素和某些小分子蛋白,主要包括甲状旁腺素(parathyroid hormone,PTH)、生长激素(growth hormone,GH)、瘦素、游离免疫球蛋白轻链和糖修饰蛋白、核糖核酸酶(RNase)、溶菌酶、维生素 A 结合蛋白等。体内血 PTH 浓度过高时可引起肾性骨营养不良、无菌性骨坏死、软组织钙化、皮肤瘙痒、周围神经性病变、心肌损害、贫血、高脂血症、蛋白消耗及肾小管损害等。RNase 在体内蓄积浓度过高时,可抑制淋巴细胞摄取 3H-胸腺嘧啶核苷,抑制红细胞、白细胞及胰腺纤维样细胞的生长。瘦素是肥胖基因的蛋白产物,血浆中约 81% 的瘦素由肾排出。尿毒症患者的血浆瘦素水平明显高于正常人,可能是引起患者食欲减退、营养不良的原因之一。

(四)能与蛋白结合的毒素

能与蛋白结合的毒素包括同型半胱氨酸(Hcy)、甲酚、马尿酸、硫酸羟基吲哚等。Hcy

是一种含巯基的氨基酸,是终末期肾病患者血管疾病的独立危险因素。慢性肾功能衰竭患者血液中 Hcy 是正常人群的 2～4 倍。血液中的 Hcy 浓度不仅与肾功能有关,而且与营养摄入(甲硫氨酸)、维生素状态(叶酸、维生素 B_{12})等有关,Hcy 部分与白蛋白结合,血液透析很难清除。甲酚是一种挥发性物质,由肠道细菌产生,是酪氨酸和苯丙氨酸的代谢产物,对肝细胞毒性较大,可诱导肝细胞释放乳酸脱氢酶(lactate dehydrogenase,LDH),增强肝脏对铝的摄取和铝对巨噬细胞的毒性作用。马尿酸可增加与蛋白结合药物的毒性,还与胰岛素抵抗和糖耐量异常有关。

二、尿毒症毒素的治疗

目前临床上尿毒症毒素的清除方法主要有手术治疗和血液净化方法,即肾移植、腹膜透析、血液透析、血液滤过、血液透析滤过和血液灌流等。除了应用以上治疗手段,也有临床研究吸附性治疗技术来清除尿毒症毒素的文献,如医用活性炭(爱西特)对尿素肌酐、尿酸有良好的吸附能力,口服药用活性炭对尿毒症皮肤瘙痒具有较为明显的缓解作用。

随着科技的发展,对尿毒症的治疗方法的研究日益增多,各方案也取得了一定的成就,延缓了患者病情的发展,延长了患者的生命,提高了患者的生活质量。尽管如此,医务工作者仍需结合临床实际需要,探讨研究出更方便、更有效、更统一的标准来指导临床治疗。

第四节　血液净化基本原理

血液净化治疗是指血液经由半透膜(人工肾),利用弥散、对流等原理清除血液中的溶质与水分,并向体内补充溶质,以达到清除体内代谢废物或毒物,纠正水、电解质与酸碱代谢紊乱的目的的方法。血液净化治疗的基本原理有弥散(diffusion)、超滤(ultrafiltration)、对流(convection)和吸附(adsorption)等。

一、弥散

(一)基本概念

溶质依靠浓度梯度从浓度高的部位向浓度低的部位自由扩散的跨膜转运方式叫弥散。溶质的弥散作用遵循 Fick 定律,在人体常温下主要与溶质的相对分子质量大小呈负相关。在血液净化治疗中,溶质的弥散量主要取决于溶质的浓度梯度、溶质的相对分子质量、膜的阻力、透析器的效率及透析时血液和透析液的流速。

(二)影响弥散清除效率的因素

1. 溶质的浓度梯度

弥散是溶质分子的随机跨膜运动,而溶质的跨膜转运速度取决于溶质与两侧膜壁的碰撞频率。碰撞频率与膜两侧溶质的相对浓度密切相关。膜两侧溶液中的特定溶质浓度梯度越大,该溶质从高浓度的溶液侧到低浓度溶液侧的净转运速度也越快,其弥散清除效率就越高。

2. 溶质的相对分子质量

Fick 弥散系数决定了溶液中的分子转运速度与相对分子质量呈负相关。因此,溶质的相对分子质量越大,其跨膜转运速度以及与膜壁的碰撞频率越低。

3.膜的阻力

膜的阻力包括膜两侧液体滞留层所造成的阻力与膜本身的阻力。透析器膜的厚度、结构、孔径及面积的大小和膜所带的电荷等决定膜的阻力。膜两侧滞留液体层降低膜两侧有效浓度梯度,影响溶质的弥散。这种液体层厚度受透析液和血液流速的影响,也受透析器设计的影响。

4.透析器的效率

衡量透析器效率的指标称为透析率(dialysance),反映了在一定的血液流速条件下,透析器清除溶质的量(mmol/min 或 mg/min)。但在临床实践中,我们常用透析器的溶质清除率来代替透析率,以比较各种透析器的效能。与透析率的概念有所不同,清除率定义为超滤为零时,单位时间内自血液清除的某种溶质的量除以透析器入口处的该溶质的血浓度,并以容量速(ml/min)表示。①透析器的膜面积影响单位时间内溶质的清除率,尤其是小分子物质的清除率。目前通过检测透析器总的纤维束体积(total fiber bundle volume,TBV)来反映其残留的有效透析面积,其测定值也是判断透析器是否可以重复使用的先决条件。当TBV<80%原血容量时,认为透析器不适宜复用。②透析膜的超滤系数(ultrafiltration coefficient,Kuf)、透析器的尿素转运面积系数(mass transfer area coefficient,KoA)等也直接影响弥散清除效率。

5.透析液与血液流速

增加血液与透析液流速可最大限度地保持溶质的浓度梯度差,降低滞留液体层的厚度,减少膜的阻力。其中,血液流速对溶质、水清除的影响比透析液流速更加明显。一般情况下,透析液流速为血液流速的两倍,最有利于溶质的弥散清除。目前,国内普遍采用的血液流速在 200～300ml/min,透析液流速为 500ml/min。血液透析时血流与透析液逆向流动时浓度梯度最大;若血流与透析液同向流动,则其清除率将减少 10%。

二、超滤

(一)基本概念

超滤是跨膜转运的第二种机制,是指水的对流,以及溶质随着水对流在静水压和渗透压作用下产生的移动。超滤是液体在压力梯度作用下通过半透膜的运动,是通过透析器在一定的压力下将患者体内多余水分排出的方法。超滤可以和透析同时进行,也可以单独进行。如果超滤和透析交替分开进行,称为序贯透析。超滤可以通过透析机进行,也可以只通过一个血泵简单进行。现在通过透析机进行的超滤,基本上是容量超滤。超滤清除效率简称超滤率。

(二)影响超滤率的因素

1.跨膜压

透析器半透膜血液侧与透析液侧的压力差称为跨膜压(transmembrane pressure,TMP)。跨膜压为超滤的主要动力。目前,临床所用的透析器能承受的 TMP 一般在 400～600mmHg(1mmHg=133.3Pa)。透析膜两侧的静水压决定超滤的速度。透析膜对水的通透性大小取决于膜的孔径和厚度,常用超滤系数(Kuf)来表示。Kuf 可定义为每小时在每毫米汞柱的跨膜压下,液体通过透析膜的体积(ml)。需要注意,商家标明的 Kuf 值是体外实验数据,其体内实际值往往低于实验值的 5%～30%。

2.渗透压

渗透压由透析膜两侧溶液中溶质的颗粒数多少决定,水分向溶质颗粒数多的一侧流动,同时也带着溶质通过半透膜。随水分移动后膜两侧的溶质浓度相等时,渗透超滤也停止。因此渗透超滤的作用通常是暂时性的,相对于液体压力,其对超滤的影响很小。

3.膜的特性

注意每批生产的膜性质不尽相同,此外,温度、湿度也影响超滤率。

4.血液成分

血浆蛋白浓度、血细胞比容以及血液黏滞度都对超滤率有影响。

5.流体动力学

在血液流经透析器时,膜表面的切变力或浓度梯度的变化对超滤产生影响。

6.温度

血液透析或血液滤过时的温度(在临床允许范围内)与超滤率呈线性关系。

三、对流

(一)基本概念

对流是溶质通过半透膜转运的第二种机制。水分子小,能够自由通过所有半透膜,当水分子在静水压或渗透压的驱动下通过半透膜时就发生超滤,溶质随水分子等通过膜孔而得到清除,称为对流。在对流过程中,大分子溶质尤其是直径大于膜孔的分子无法通过半透膜,半透膜对这些大分子溶质起到筛滤作用。血液滤过即利用此原理。

(二)影响对流的因素

(1)膜的特征。每批生产的膜性质不尽相同。

(2)消毒剂可使膜孔皱缩。

(3)血液成分。血浆蛋白浓度、血细胞比容以及血液黏稠度影响超滤率。

(4)流体动力学。膜表面的切变力或浓度梯度影响滤过量。

(5)温度。血液透析或血液滤过时的温度与超滤率呈线性关系。

四、吸附

通过正负电荷的相互作用,使膜表面的亲水性基团选择性吸附某些蛋白质、毒物及药物(如 β_2 微球蛋白、补体、内毒素等),以达到膜的吸附清除作用。必须指出的是,在透析治疗中,迄今所有透析膜的吸附清除作用是非特异性的,且十分有限,一些研究证实,如 AN69 膜的吸附清除量仅为对流清除量的 15%～17%,膜吸附蛋白质后可使溶质的对流清除率降低。因此,理论上吸附作用强的膜不宜再复用。

第二章

血管通路的建立及维护

第一节　血管通路概述

血液透析是慢性肾功能衰竭患者进行肾替代治疗的主要手段之一,建立和维持一条有效的血管通路是血液透析顺利进行的前提条件,并且血管通路的质量直接影响患者的透析和生存质量。血液透析护士是维护血液透析患者血管通路的第一使者。

一、血管通路的发展史

血管通路的发展伴随血液透析技术的进步经历了一个相当漫长的时期。1960年,Quinton和Scribner创建了动静脉外瘘,首次建立了动静脉的连续循环,这是血液透析通路发展的第一个里程碑。1966年,Brescia及Cimino建立了动静脉内瘘,使血液透析及血管通路技术进入了新纪元。自体动静脉内瘘作为一种最重要的永久性血管通路,一直沿用至今。1961年,Shanldon等采用Seldinger技术成功地进行了股静脉透析导管的留置,为此后中心静脉透析导管留置作为血管通路开创了先河。1988年,Schwab首先报道了用Cuff导管作为血管通路的方法,使中心静脉导管的应用更加广泛。20世纪80年代初,随着血液净化技术的不断进步,移植血管内瘘技术的开展,对于那些缺乏静脉条件创建自体动静脉内瘘的患者而言是一个很好的选择。

二、血管通路的特点及分类

建立能够反复使用的血管通路是维持性血液透析患者保证长期透析质量的重要环节。理想的血管通路应该具备以下几个特征:①易于反复建立血液循环。②血流量充分、稳定。③能长期使用。④没有明显的并发症。⑤可减少和防止感染、血栓等并发症,对患者心脏负担较轻。⑥不影响患者活动。⑦使用安全,能迅速建立。

根据血管通路使用的时间,临床上将血管通路分为两大类:临时性血管通路和长期性血管通路。临时性血管通路包括动静脉直接穿刺、颈内静脉留置导管、股静脉留置导管、锁骨下静脉留置导管;长期性血管通路包括自体动静脉内瘘、移植血管内瘘(自体移植血管内瘘、异体移植血管内瘘和人造移植血管内瘘)、带涤纶套中心静脉留置导管。目前临床常用的血管通路有自体动静脉内瘘、中心静脉留置导管、移植血管内瘘等。

三、血管通路的临床目标

目前尚无绝对理想的血管通路类型,参照国际上一些指南的建议,血管通路应该首选自体动静脉内瘘;当自体动静脉内瘘无法建立的时候,次选应该为移植血管内瘘;中心静脉留置导管应作为最后的选择。目前我国多数地区的一些统计资料显示,自体动静脉内瘘是我国维持性血液透析患者的主要血管通路类型,但中心静脉留置导管已经成为第二位的通路类型,移植血管内瘘所占比例最低。

四、首次血管通路类型的选择

国际和国内的一些研究分析表明,目前超过 60％的血液透析患者的第一次透析所采用的通路类型为各种中心静脉留置导管。造成这种状态的因素很多,肾内科医生在慢性肾病患者的管理过程中应该强化血管通路领域的管理,医生和患者都应该了解并遵循"内瘘第一"的原则,减少不必要的中心静脉留置导管的使用。

动静脉内瘘是指动、静脉在皮下吻合建立的一种安全并能长期使用的血管通路,包括自体动静脉内瘘和移植血管内瘘。前者是利用自身动静脉血管直接吻合的内瘘,后者是在动静脉间移植一段自体、异体血管或人造血管的内瘘。

第二节　中心静脉留置导管

中心静脉留置导管适用于应急透析治疗、患者自身血管条件或功能差、生命预期有限、等待内瘘成熟、近期等待肾移植术等需要进行一段时间的血液净化治疗但又缺乏血管通路支持的患者。随着血液净化技术的迅速发展,多种血液净化模式不断出现,尤其是血浆置换、血液灌流、免疫吸附、连续性肾脏替代治疗等技术在多学科中的广泛应用,使血液净化成为一种跨学科的综合性治疗技术。而以上技术的开展大多可使用中心静脉留置导管。

一、中心静脉留置导管的建立

(一)颈内静脉留置导管

目前临床上颈内静脉置管技术是临时血管通路技术的首选,而右侧置管是颈内静脉置管的首选。其优点为操作较锁骨下静脉置管容易,外科并发症(如血、气胸等)少,血栓、狭窄发生率低,血流量较好;缺点是头颈部活动受限且影响美观。

1. 环境准备

应在治疗室中进行,有条件的在手术室中进行。在操作过程中避免不必要的人员走动。

2. 操作者准备

操作由经过相关培训的专业医生完成,戴外科口罩、帽子及无菌手套。

3. 患者准备

(1)术前介绍置管的注意事项及其重要性,以取得配合,并签署知情同意书。

(2)在患者身体状况许可条件下,预先洗头、清洁皮肤。

(3)患者取平卧位,头部尽量后倾并略转向对侧 20°～30°。

4. 用物准备

选择合适的顶端柔软的导管(临床上根据个体差异选择不同长度的导管,建议左侧颈内静脉留置导管长度 15～19cm、右侧颈内静脉留置导管长度 12～15cm)、中心静脉包、B 超机、利多卡因、肝素、生理盐水、缝线、透气敷料等。

5. 穿刺技术

常用的穿刺定位方式有两种:一是胸锁乳突肌胸骨头和锁骨头及锁骨构成的三角形顶

点;二是甲状软骨水平胸锁乳突肌内缘、颈内动脉搏动处外侧。

穿刺前超声波定位或在超声波引导下穿刺,在局麻下用 6.5 号针头探测到静脉血后,再用连接 5ml 注射器的 16 号套管针,对着同侧乳头方向与皮肤呈 45°向后稍向外方向缓慢进针,边进针边抽回血。刺入静脉后见回血,固定好穿刺针,嘱患者此时不要深吸气或咳嗽。卸下针筒,快速放入导引钢丝,退出穿刺针,用扩张管扩张皮下隧道后置入颈内静脉留置导管,抽出钢丝,见回血通畅时分别注入肝素生理盐水,夹闭管道。用皮针和缝线将导管的硅胶翼与颈部皮肤缝合固定导管或用思乐扣导管固定装置,然后覆盖无菌纱布。建议置管后行胸部 X 摄片,了解导管位置。

(二)股静脉留置导管

股静脉留置导管是最简单、最安全的方法,但容易出现贴壁现象,导致血流量欠佳和感染。股静脉留置导管适合卧床患者。其优点是操作容易、方法简便,尤其适合心力衰竭导致呼吸困难不能平卧的患者;其缺点是由于解剖位置的原因,较颈内静脉留置导管容易感染、血流量差,血栓发生率高,且对患者的行动带来不便。

1. 环境准备、操作者准备

同颈内静脉置管技术。

2. 患者准备

(1)术前介绍置管的注意事项及其重要性,以取得配合,并签署知情同意书。

(2)清洁局部皮肤,并腹股沟处备皮。

(3)患者取仰卧位,屈膝,大腿外旋外展 45°,穿刺侧臀部垫高,充分显露股三角。特殊患者(如心力衰竭)不能平卧时可采用半坐位。

3. 用物准备

选择合适的顶端柔软的导管(临床上根据个体差异选择不同长度的导管,建议股静脉留置导管长度在 19cm 以上)、中心静脉包、B 超机、利多卡因、肝素、生理盐水、缝线、透气敷料等。

4. 穿刺技术

穿刺前超声波定位或在超声波引导下穿刺,穿刺点选择腹股沟韧带下 2~3cm,股动脉内侧 0.5~1cm,局麻后用 6.5 号穿刺针探测到静脉血后再用连接 5ml 注射器的 16 号套管针与皮肤呈 30°~40°刺入,针尖向内向后,朝心方向,以免穿入股动脉或穿破股静脉。其余操作同颈内静脉穿刺法。

(三)锁骨下静脉留置导管

因其操作难度和风险较大,一般情况下不提倡锁骨下静脉置管。其优点是不影响患者行动及美观,血流量较好;其缺点是置管技术要求较高,且易发生血、气胸并发症,血栓及狭窄发生率也较高。

1. 环境准备、操作者准备

同颈内静脉置管技术。

2. 患者准备

(1)术前介绍置管注意事项及其重要性,以取得配合,并签署知情同意书。

(2)在患者身体状况许可条件下,预先洗头、清洁皮肤。

(3)患者仰卧,头后仰 15°~30°,并转向穿刺对侧,使锁骨下静脉充盈便于穿刺,去枕并在两侧肩胛骨之间垫高,两肩落下,床脚抬高。

3. 用物准备

选择合适的顶端柔软的导管(临床上根据个体差异选择不同长度的导管,建议锁骨下静脉留置导管长度 13.5～16cm)、中心静脉包、B超机、利多卡因、肝素、生理盐水、缝线、透气敷料等。

4. 穿刺技术

穿刺前超声波定位或在超声波引导下穿刺。一种途径是锁骨上途径:穿刺点为胸锁乳突肌锁骨头外缘与锁骨上缘围成的夹角的顶点或其外侧 0.5cm 处,针尖指向胸锁关节,进针角度与锁骨呈 45°,穿刺深度为 2～3cm;另一种途径是锁骨下途径:一般以锁骨中、内 1/3 交界处、锁骨下方 0.5～1cm 处为穿刺点,与胸骨纵轴呈 45°角,针尖指向胸锁关节,恰好穿过锁骨与第一肋的间隙,穿刺深度 3～5cm。穿刺方法同颈内静脉置管。

(四)带涤纶套中心静脉留置导管

一些需长期透析的患者因曾实施多次动静脉内瘘术或人造血管搭桥术,无法再用动静脉内瘘作为血管通路,所以带涤纶套中心静脉留置导管就应运而生。

1. 适应证

(1)动静脉内瘘尚未成熟而需立即血液透析的患者。

(2)病情较重,或合并有其他系统的严重疾病,预期生命有限的患者。

(3)肢体血管条件差,无法建立动静脉内瘘的患者。

(4)低血压而不能维持透析时所需血流量的患者。

(5)因心功能较差不能耐受动静脉内瘘的患者。

(6)短期内能进行肾移植的患者,但禁止在手术侧的股静脉留置带涤纶套中心静脉导管。

(7)患有严重的动脉血管病的患者,特别是老年患者。

2. 环境准备

带涤纶套中心静脉留置导管创伤较大,置管时伤口、导管暴露时间较长,若置管环境差则容易发生感染,建议在专用手术室或大手术室置管。

3. 操作者准备

同颈内静脉置管技术。

4. 用物准备

选择合适的导管(临床上根据个体差异选择不同长度的导管,带涤纶套导管右侧颈部留置导管长度 36～40cm,左侧颈部留置导管长度 40～45cm,股静脉留置导管长度 45cm 或以上)、中心静脉包、B超机、利多卡因、肝素、生理盐水、缝线、透气敷料等。

5. 穿刺技术

穿刺前超声波定位或在超声波引导下穿刺,患者取仰卧位,颈部置于正中位。以右胸锁乳突肌内缘环状软骨水平、颈内动脉搏动最显著之右侧旁开 0.8cm 处作穿刺点。常规消毒铺巾后,在局部穿刺处及皮下隧道处,穿刺针与皮肤呈 30°～45°角,针头朝向同侧乳头方向,探及静脉后将导丝从穿刺针芯送入,固定导丝。在导丝出口处作一个 1.5cm 长的皮肤切口,然后在同侧锁骨下 3～4cm 处作长 1～2cm 的皮肤切口,用隧道针在切口间作一皮下隧道,把双腔管从锁骨下隧道口放入,从另一隧道拉出,管壁涤纶套距出口 2cm。扩张器从导丝处放入,扩张后把双腔管套在导丝外置入颈内静脉,边送边撤去双腔管外硬质层。拔除导丝,抽吸通畅,注入与管腔容积相同的肝素钠封管液,用导管帽封管,缝合皮下隧道口(上口)及导管硅胶翼与皮肤固定导管,无菌敷料覆盖。15d左右拆除隧道口(伤口)缝线,30d左右拆除导管硅胶翼与皮肤固定导管的缝线。

6.特点

(1)手术相对简单,术后即可使用,不需成熟期。

(2)每次透析时不需要静脉穿刺,减少了患者的痛苦。

(3)不影响血流动力学,心功能较差者可选用。

(4)与临时置管相比较,留置时间长,且涤纶套与皮下组织黏合,降低了导管感染的发生率,并使导管固定合理,减少导管牵拉以及滑脱。

二、留置导管的护理常规

(一)置管前护理

(1)评估患者有无中心静脉透析导管留置的适应证及禁忌证,根据条件选择患者的体位和穿刺部位。

(2)皮肤准备。

(3)手术环境、器械、急救物品和药品准备。

(二)置管中配合

(1)配合医生完成置管手术。

(2)严密观察病情,监测生命体征变化,必要时遵医嘱吸氧及心电监护。

(三)置管后护理

(1)保持局部皮肤及导管清洁干燥,观察置管处有无出血、红肿,如有渗血、渗液,应及时处理。

(2)每次透析治疗前消毒导管、导管隧道口、周围皮肤,更换敷料,透析治疗后正确封管。

(3)有效固定导管,避免牵拉、挤压,避免倒立体位。

(4)避免硬物及粗糙衣物损伤导管。

三、留置导管的上下机护理操作

(1)严格执行查对制度和手卫生制度。

(2)安置舒适体位并做好解释。

(3)评估:全身评估包括患者精神状态、生命体征、出凝血情况、浮肿情况、体重等;取下导管处敷料并进行局部评估,包括检查导管是否固定、缝线有无脱落、导管壁有无破损及局部有无渗血、渗液、红肿,带涤纶套中心静脉留置导管有无松动、滑脱等。

(4)戴无菌手套,铺无菌治疗巾,先用消毒纱布或生理盐水纱布包裹清洁导管,再用消毒棉签由内向外消毒出口处皮肤,然后取下导管帽消毒导管静脉端端口(用酒精棉球或棉片在导管口周围旋转擦拭至少15次),用5ml针筒抽回血3ml,注入首剂抗凝剂(针筒不要取下,避免导管口暴露在空气中),用同样方法消毒导管动脉端端口,抽回血2ml,取下导管动脉端针筒,再次消毒导管端口,连接透析管路开始治疗,妥善固定导管。

(5)透析过程中留置导管与透析管路接管处用无菌敷料覆盖。

(6)透析结束时戴无菌手套,消毒导管端口用正压封管方法注入相应导管容量的封管液,以防血栓形成。然后拧上无菌导管帽,用无菌敷料包裹导管并妥善固定。

(7)导管操作的原则是严格执行操作规程,保证导管端口不被污染,尽量减少导管端口暴露于空气中的时间。

(8)留置导管暂时不用但未拔管前每周进行一次导管护理即可。

四、留置导管常见并发症的护理

中心静脉留置导管的常见并发症包括导管感染、导管功能不良(纤维蛋白鞘、血栓形成)、空气栓塞、出血、流量不佳、中心静脉狭窄、导管破损、导管涤纶套脱出等。除此之外还包括其他较少见的早期并发症,如一过性心律失常、心传导阻滞、神经淋巴管损伤、气栓、肺动脉破裂、瓣膜损伤、心穿孔、填塞、导丝断裂或留在血管内等。下面着重介绍中心静脉留置导管的常见并发症。

1. 导管感染

感染是留置导管的主要并发症,因此要求每次透析前常规消毒导管出口及周围皮肤,更换无菌敷料。一般用消毒液棉签或纱布由内向外消毒,消毒范围直径大于10cm,并清除局部血垢,覆盖透气性较好的伤口敷料或无菌纱布后妥善固定,换药过程中应观察穿刺部位有无感染迹象,如导管不完全滑脱或感染,应拔除而不应推入。

留置导管感染一般分为导管出口感染、隧道感染和导管相关血流感染。①导管出口感染:导管距离出口2cm以内的感染。一般无发热等全身症状,应定时消毒、更换敷料或口服抗生素治疗。②隧道感染:导管距离出口2cm以上的感染。皮下隧道肿胀,轻轻按压出口处可见脓性分泌物。③导管相关血流感染:临床症状为发生在血液透析开始数分钟至数十分钟,患者出现畏寒、寒战、发热等全身症状,这是血流感染的典型表现。临床上最常用的诊断手段为血培养的细菌定量,具体方法是分别从外周静脉和中心静脉导管各取5~10ml血液进行培养和定量分析。留取血培养后,立即静脉使用抗生素治疗,初始经验性使用抗生素,后根据培养结果调整抗生素。外周静脉使用抗生素必须同时采用抗生素封管。当结果显示为同种细菌,且导管内标本菌落数量为外周血的5~10倍时,可确诊为导管腔内感染。根据药物敏感试验结果选用抗生素治疗至少3周。积极抗感染治疗72h后,若患者症状仍不能控制,则必须拔管。

2. 导管功能不良(纤维蛋白鞘、血栓形成)

患者高凝状态、留置导管使用时间长、抗凝剂用量不足及管路扭曲等原因可导致留置导管纤维蛋白鞘、血栓形成,它是导管功能不良的主要原因之一。如在抽吸过程中出现血流不畅,切忌强行向导管内推注液体,以免血凝块脱落而引起栓塞。①如有血栓形成,可采用尿激酶溶栓法,方案1:生理盐水20ml+尿激酶10万~20万单位,从导管动静脉端微泵2~3h注入;方案2:生理盐水5ml+尿激酶10万单位,利用"负压吸引方法"缓慢注入留置导管,保留15~30min,回抽出被溶解的纤维蛋白或血凝块。②预防:限制高脂饮食,血液透析时给予合适的抗凝剂量,防止管路扭曲,高凝状态患者要口服抗凝药物[如华法林、阿司匹林、硫酸氢氯吡格雷(波立维)等],口服期间需要定期监测凝血功能。

3. 空气栓塞

每次透析结束或换药后,夹紧动、静脉导管端的夹子,拧紧导管帽。

4. 出血

由于血液透析过程中应用抗凝剂,所以透析后留置导管处易发生渗血。一旦发生出血,应轻轻压迫局部,或用冰袋冷敷指压 20～30min,必要时拔管止血,并叮嘱患者勿剧烈运动,静卧休息。

5. 流量不佳

流量不佳的常见原因包括导管位置不正确、导管打折,此时可适当调整导管位置。导管插入方向错误一般发生在解剖部位异常患者。导管插入方向错误时,可在导丝的引导下重新置管,最好在超声引导下置管。

6. 中心静脉狭窄

这种并发症较少见。其原因与反复置管、置管时间长、在置管过程中有导管的相应感染等有关,可并发中心静脉狭窄。回流受阻的临床表现为头面部肿胀或同侧肢体肿胀,拔管后肿胀可逐渐消退。

7. 导管破损、导管涤纶套脱出

导管长期使用的磨损以及锐器损伤都有可能导致导管破损,此时需更换导管或相关配件。导管涤纶套脱出与血液透析患者营养不良、隧道感染、隧道口皮肤退缩、外力过度牵拉等有关。因此,血液透析患者需避免营养不良,预防导管感染。隧道口皮肤易退缩者应留足够长度的皮下隧道。

五、留置导管拔管护理

拔管前先进行 B 超检查判断有无血栓形成,拔管时消毒局部皮肤,用无菌纱布按压拔出,指压 20～30min,拔管后观察局部有无出血现象。患者拔管时禁取坐位,防止静脉内压力低而产生气栓。拔管当天不能沐浴,以防感染。股静脉拔管后卧床 4h,以防出血。

六、留置导管的健康宣教

(1)置管术后避免剧烈活动,以防由于牵拉致导管滑脱。

(2)做好个人卫生,保持局部清洁干燥,如需沐浴,应先将导管及导管出口处用人工肛袋或无菌敷贴密封,以免淋湿导致感染,沐浴后先消毒再更换敷贴。

(3)告诉患者注意自我保护,不去或少去公共场所。每日监测体温变化,观察置管处有无红、肿、热、痛等现象,如有体温异常,局部红、肿、热、痛等症状应立即告知医务人员,及时处理。

(4)股静脉留置导管者应限制活动。有颈内静脉、锁骨下静脉留置导管时,患者运动不受限制,但也不宜剧烈运动,以防过度牵拉引起导管滑脱,一旦滑出,应立即压迫局部止血,并及时到医院就诊。

(5)留置导管者,在穿脱衣服时需特别注意,避免将导管拉出,特别是股静脉置管者。当颈内静脉或锁骨下静脉置管时,应尽量穿对襟上衣。

(6)血液透析患者的中心静脉留置导管,一般不宜作他用,如抽血、输血、输液等。

(7)留置导管患者不宜倒立,饮食避免脂肪餐。

第三节　自体动静脉内瘘

自体动静脉内瘘(autogenous arteriovenous fistula,AVF)指通过手术将自体邻近动脉与静脉吻合用于血液透析的一种血管通路。因其方便、安全、使用寿命长、并发症少,所以成为建立血管通路的首选。

一、自体动静脉内瘘的建立

自体动静脉内瘘常见手术部位:①前臂内瘘:桡动脉-头静脉、桡动脉-贵要静脉、尺动脉-贵要静脉和尺动脉-头静脉。此外,还可以采用鼻咽窝内瘘。②上臂内瘘:肱动脉-上臂头静脉、肱动脉-贵要静脉、肱动脉-肘正中静脉、腋动脉与上臂头静脉。③其他部位:如踝部内瘘、小腿部内瘘、大腿部内瘘及胸前壁内瘘等,但临床上很少采用。

动静脉内瘘是维持性血液透析患者的生命线,建立时应根据患者的血管条件最大限度地利用最合适的血管。选择内瘘血管时应遵循的原则:①由远而近,从肢体的最远端开始,逐渐向近心端移行。②应选择非惯用性上肢造瘘,以方便患者的生活和工作。③先上后下。上肢皮下浅静脉多,血液回流阻力小,关节屈曲对血循环影响较少;而下肢动静脉位置较深,两者间距大,吻合后静脉充盈不良不利于穿刺,且下肢蹲、坐、站立影响下肢静脉回流,易形成血栓,感染率也高,故应优先选择上肢做内瘘。

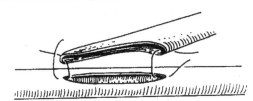

图 2-1　端侧吻合法

动静脉内瘘吻合方式包括端侧吻合法(见图 2-1)、侧侧吻合法(见图 2-2)、端端吻合法(见图 2-3)。吻合口径大小与血流量密切相关,一般为 6～8mm。

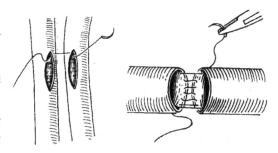

图 2-2　侧侧吻合法　　图 2-3　端端吻合法

二、自体动静脉内瘘的护理常规

(一)术前护理

(1)评估患者的血管条件是否适宜建立内瘘,准备行内瘘建立术的患者术前应注意内瘘侧手臂的保护,避免测血压、提重物、血管穿刺等。

(2)清洁内瘘侧手臂。

(3)手术环境、器械、急救物品和药品准备。

(二)术中配合

(1)配合医生完成手术。

(2)密切观察病情,监测生命体征变化,必要时遵医嘱吸氧及心电监护。

(三)术后护理

(1)观察有无伤口渗血、疼痛等情况,保持敷料清洁干燥,必要时遵医嘱使用止痛剂。

(2)抬高手术侧肢体,避免压迫、屈曲,衣袖宽松,确保血流畅通。

(3)两周左右视伤口愈合情况,可考虑拆线。拆线后遵医嘱使用多磺酸黏多糖乳膏(喜疗妥)外涂内瘘血管及吻合口处皮肤。

三、穿刺工具的选择

血液透析穿刺针比普通的输液、输血穿刺针要大两倍左右,对穿刺部位的组织及血管所造成的损伤程度要大得多,而且穿刺针的质量与透析过程中的血流量及透析器凝血程度相关,所以选择合适的穿刺针非常重要。一般临床上常用的穿刺工具包括锐针、钝针及套管针。

(一)锐针

锐针如图 2-4 所示。优点为锋利的剖面、超薄针管壁,使穿刺顺畅、减少患者痛苦。缺点是:①患者在治疗过程中容易出现针头刺破血管造成血肿,从而影响内瘘血管的使用寿命;②限制了患者的活动度,影响其舒适性;③护士在操作过程中易发生针刺伤。锐针可用于绳梯穿刺和扣眼穿刺初期皮下隧道的建立。

(二)钝针

钝针如图 2-5 所示。优点为针头边缘呈圆形,没有切割锋面,一旦形成隧道即可采用钝针,便于穿刺,且隧道内没有引起疼痛的神经及组织,减轻穿刺疼痛感,可增加内瘘侧手臂的美观性。但其与锐针定点穿刺有本质的区别,钝针不会割伤或拉伤新形成的隧道,以免在透析过程中发生渗血,不会因在同一区域穿刺而造成动脉瘤,拔针后止血快。另外,钝针不会发生针刺伤。缺点是若去痂不妥,则易造成内瘘感染。钝针可用于扣眼穿刺法。

(三)套管针

套管针如图 2-6 所示。优点为软管顶端安全,平滑,管体柔软,生物相容性好,对血管和肢体损伤小,具有更优异的血流量,患者的舒适度更好,治疗过程中不易发生血肿,延长内瘘血管的使用寿命,可减少针刺伤的发生。缺点是操作较复杂、价格高。套管针可用于绳梯穿刺和扣眼穿刺初期皮下隧道的建立。

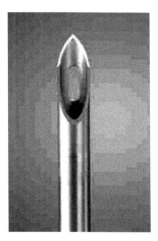

图 2-4　锐针

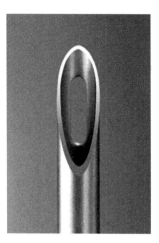

图 2-5　钝针

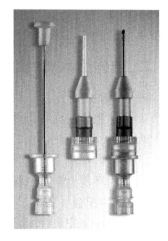

图 2-6　套管针

四、自体动静脉内瘘穿刺技术

理想的内瘘血管走行平直、粗细均匀、表浅易穿刺,自然血流量超过 500ml/min,内径大于等于 5mm,距皮深度小于 6mm,触诊有明显的震颤及搏动。

熟练、正确的穿刺技术是保护好内瘘,使内瘘能够长期使用的必要条件。

1. 穿刺前对瘘管进行评估

(1)望诊:观察内瘘侧肢体有无红肿热痛、皮肤破损等情况,若出现皮肤红肿感染时切忌进行动静脉穿刺。

(2)触诊:先了解内瘘吻合方式、吻合口的位置及仔细摸清血管的走向,并感觉内瘘的震颤强弱。

(3)听诊:若通过听诊器听到血流通过瘘管壁的粗糙吹风样血管杂音,则表示内瘘通畅;反之,则表示内瘘阻塞。如果听到有高尖的血管杂音,那么提示存在内瘘血管狭窄。

2. 选择正确的穿刺点

(1)动脉与静脉尽量避免穿刺于同一血管上,以减少血液再循环,提高透析质量。若在同一根血管上,近心端的作为静脉回路,远心端的作为动脉吸出用,动、静脉两针间距 6~10cm,动脉穿刺点距吻合口至少 3cm 以上。

(2)尽量避开吻合口、静脉瓣及动脉瘤穿刺。

(3)对于新内瘘的第一次穿刺,动脉穿刺点应远离吻合口。因吻合口血管壁相对薄而脆,且距吻合口越近血流冲击力越大,穿刺时容易发生血肿;首次穿刺可采用"零压力"式动脉穿刺,即穿刺动脉时穿刺针连接动脉管路,穿刺针进针见回血后打开血泵立即引血,可降低动脉发生血肿的概率。

3. 选择正确的穿刺方式

穿刺方法常用的有绳梯穿刺法、扣眼穿刺法以及区域穿刺法。根据患者血管情况确定穿刺方式。

(1)绳梯穿刺法(见图 2-7):指穿刺针眼均匀、有计划、有一定间隔地分布在内瘘血管上。绳梯穿刺法适用于内瘘成熟、血管扩张均匀、表浅、无明显狭窄、无硬化、无动脉瘤形成及可穿刺血管长度在 5cm 以上的患者。操作方法:穿刺部位距离动静脉内瘘瘘口 3cm 以上,每次穿刺点与上次穿刺点距离 1cm 以上,分别在前后上下交替循环使用穿刺部位。

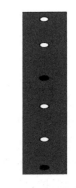

图 2-7　绳梯穿刺法

(2)扣眼穿刺法(见图 2-8):指同一位置,穿刺针以同一角度、同一深度送进血管的技术。扣眼穿刺法需要固定患者手臂姿势、固定护理人员穿刺。更适用于穿刺困难、体型肥胖、内瘘位置深、血管走行不清晰、内瘘充盈不佳,可穿刺距离短、范围小的患者。扣眼穿刺法最重要的是初期皮下隧道的形成,可采用扣眼钉建立隧道连续使用 6 次,使用扣眼钉建立隧道首次用锐针穿刺,而后用钝针穿刺;或可采用锐针穿刺 8~12 次,使隧道形成。如果有糖尿病、血管硬化明显等情况则可增加 12 次以上穿刺,便于钝针滑进内瘘血管。

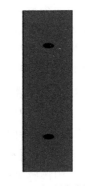

图 2-8　扣眼穿刺法

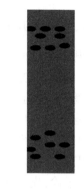

①穿刺前彻底去痂消毒：嘱患者透析当日用温水洗净内瘘侧手臂并擦干，用消毒棉签消毒穿刺点及周围皮肤，待干后敷眼药膏或多磺酸黏多糖乳膏（喜疗妥）并贴上创可贴以软化痂皮，穿刺前护士去痂时应注意不要损伤周围组织，取痂前消毒，彻底取痂后需再次消毒，待消毒液干燥后再进行穿刺。

②穿刺操作方法：穿刺前用无菌消毒棉签直接剔除痂皮（当去痂困难时用去痂工具，如刮勺等，严禁使用穿刺针、指甲剔除），消毒穿刺扣眼，保持同一角度和深度，手持钝针从穿刺点慢慢捻转往里轻轻推送，如有阻力，可调整方向，即可顺着皮下隧道滑入血管。

（3）区域穿刺法（见图2-9）：即在同一个固定点或区域内反复

图 2-9　区域穿刺法

穿刺。临床上会出现区域血管壁受损，血管弹性减弱，局部出现硬结或瘢痕形成，周围皮肤松弛或弹性下降，容易渗血，形成动脉瘤，而区域之外的血管容易出现狭窄，因此临床不推荐使用此法。

五、自体动静脉内瘘并发症的护理

(一)出血

（1）原因：①术后早期出血，常发生于局部麻醉穿刺点及手术切口处。②穿刺失败导致出血。③压迫止血方法不当或时间过短。④内瘘手臂外伤引起出血。⑤肝素用量过大导致出血。⑥迟发性出血，见于动脉瘤破裂出血、感染。

（2）临床表现：术后早期出血以渗血为主，可见吻合口周围皮下血肿。穿刺或止血时发生出血，一般可见穿刺点周围皮下血肿。如果出血严重，特别是新建内瘘，处理不及时往往可累及整个上臂，肿胀消退后可见大片瘀斑。

（3）防治及护理：①手术时操作要正规，手术结束后要密切观察有无渗血，确定无渗血后才可将患者送回病房。②提高穿刺水平，力争一次穿刺成功。新建内瘘避免过早使用，穿刺最好由经验丰富的护士进行。③止血力量适当，以不出血为准，最好指压止血。④注意内瘘侧手臂的保护，最好佩戴护腕，避免引起外伤。⑤合理使用抗凝剂。⑥避免反复在同一部位进行穿刺，以防动脉瘤发生。

(二)感染

（1）原因：①穿刺时未严格执行无菌操作，穿刺处皮肤消毒不严，穿刺针污染。②患者个人卫生习惯不良、手臂卫生不佳、内衣污染、甲沟炎并发感染等。③长期使用胶布，致使动静脉内瘘处皮肤过敏，发生破损、溃烂或皮疹，用不洁之手搔抓引起皮肤感染。④血液透析后穿刺处接触水引起感染。⑤血肿形成导致感染。

（2）临床表现：瘘管局部红、肿、热、痛，有时伴有内瘘阻塞。全身表现可见寒战、发热，严重者血培养呈阳性，发生败血症。

（3）防治及护理：①严格执行无菌操作，穿刺部位应严格消毒。②做好患者卫生宣教工作，嘱患者要保持内瘘侧手臂皮肤清洁、干燥，血液透析后当天穿刺处勿接触水。③使用防过敏胶布，严禁用不洁手搔抓内瘘侧皮肤。④提高穿刺水平，避免在血肿、感染、皮肤破损处穿刺。⑤内瘘感染严重时，应避免使用内瘘，改用临时性血管通路，全身使用抗生素。⑥一旦血培养证实是败血症，应立即使用大量有效的抗生素，直至血培养阴性2周。

(三)血流量不足

(1)原因:①反复局部或定点穿刺引起血管管壁纤维化,弹性减弱,形成硬结、瘢痕、管腔狭窄。②患者本身血管条件不佳,造成内瘘纤细,流量不足。③动静脉内瘘有部分血栓形成。④内瘘未成熟,过早使用。⑤肢体受冷致血管痉挛、动脉炎症、内膜增厚。

(2)临床表现:主要表现为当血流量增大时,可见血管明显塌陷,患者血管处有触电感,同时有大量泡沫析出,静脉滤网上血流忽上忽下,并伴动静脉压报警。

(3)防治及护理:严格执行正确的穿刺技术,切忌反复局部穿刺。嘱患者定时锻炼内瘘侧手臂,使血管扩张,内瘘成熟后应有计划地使用内瘘血管。

(4)监测动脉压:根据血液透析机和使用的血液管路种类的不同,动脉压监测可分为泵前与泵后两种。泵前动脉压监测主要反映动脉血管通路问题,而泵后动脉压监测则能较好地说明透析器凝血问题。目前多数透析中心(室)只监测静脉压,认为用其即可了解血管通路的血液流量是否充足,其实不然,如果机器设置的血泵转速过高,而患者血管通路的流量不足就不会引起静脉压报警,只有靠泵前动脉压监测才能较好地说明动脉血管通路问题。泵前动脉压监测反映了将患者血管通路动脉端的血液吸到血泵段管路所需的压力,泵前动脉压读数是负数,为使叙述明确,将例如 $-200mmHg$ 至 $-300mmHg$ 的变化定义为负值增高。

(四)血栓形成

(1)原因:常与内瘘使用不当有关,多发生在血管狭窄处。常见诱因有低血压、低温、高凝状态、压迫时间过长等。

(2)临床表现:部分阻塞血管时内瘘血管处疼痛,搏动、震颤及杂音减弱,抽出之血为暗红色,血流量不足。完全阻塞血管时,搏动、震颤及杂音完全消失。

(3)防治及护理:①避免过早使用内瘘,一般内瘘成熟至少需要1个月,最好在内瘘成形术后2～3个月后再使用。②提高穿刺成功率,力争一次成功,避免反复穿刺导致血肿形成。③根据患者情况,指导患者以食指及中指指腹压迫穿刺点,止血时要注意按压的力度,弹力绷带包扎不宜过紧。④避免超滤过多引起血容量不足、低血压。⑤做好患者宣教工作,告知内瘘侧手臂不能受压,尤其夜间睡眠时要注意。⑥高凝状态的患者可根据医嘱应用抗凝药物治疗。⑦内瘘侧手臂避免冷刺激。

(4)血栓形成处理:①判断血栓形成的程度:早期表现为搏动、震颤及杂音减弱,血管超声显示内瘘及管腔部分血栓形成;如果栓塞形成时间较长,动静脉搏动、震颤及杂音则完全消失,血管超声显示内瘘口及血管管腔完全堵塞、无血流通过。②评估动静脉内瘘闭塞的时间,观察患者的一般状况、生命体征及有无活动性出血,有无口服降压药、抗凝药;实验室检查,测血常规、凝血功能、电解质;生物电阻抗检测体内水分情况,了解干体重是否合理,分析内瘘闭塞的原因。③溶栓处理:可用多磺酸黏多糖乳膏(喜辽妥)在内瘘血管处加压按摩;使用生理盐水 20ml 加尿激酶 20 万单位或生理盐水 20ml 加尿激酶 20 万单位再加肝素 8mg,在血栓形成处前方 1～2cm 向血栓方向穿刺,穿刺成功后由微量泵持续泵入尿激酶每小时 3 万～5 万单位,溶栓的剂量根据患者的具体情况设定,一般每天不超过 80 万单位;并配合辅以远红外线治疗仪照射;微量泵结束前 30min 皮下注射低分子肝素 4000 单位;次日再次评估患者内瘘通畅情况,根据患者情况决定是否再次治疗。若上述方法无效,则应及时通知医生,尽早行内瘘取栓再通术或重建术。

(五)窃血综合征

(1)定义:窃血综合征是指动静脉内瘘成形术后动脉血较多地流向阻力低的静脉系统,导致肢体末端供血不足,出现苍白、麻木、发凉、疼痛、坏死等一系列缺血的表现。常见于患者本身存在血管循环障碍,如全身性动脉硬化及糖尿病患者。窃血综合征发生率较低,约1%的动静脉内瘘患者可出现此并发症。

(2)原因:①端侧吻合或侧侧吻合特别是伴糖尿病、动脉硬化或其他疾病引起的血管结构异常的患者,易于发生血管通路相关性窃血综合征,导致肢体末端缺血,在手术后数小时及数月出现。②既往多次行动静脉内瘘手术的患者往往远端静脉系统破坏严重,影响肢体远端供血,发生缺血坏死。③移植物人造血管由于管径粗、弹性差、吻合位置高,动脉血压力大,流向阻力低的近心端静脉血液多,因此发生窃血综合征的概率比自体动静脉内瘘高。

(3)临床表现:轻者出现手指末梢苍白、发凉、麻木等一系列缺血症状,患肢抬高时手指隐痛,严重时可出现指端溃疡,甚至坏死。

(4)处理:①缺血症状较轻者,定期适量活动患肢,以促进血液循环,并注意手部保暖,观察数周,如症状缓解则无须进一步治疗。②缺血症状较重者,须手术治疗:将桡动脉-头静脉侧侧吻合改为桡动脉-头静脉端端吻合,可改善症状。

(六)动脉瘤形成

(1)原因:①内瘘过早使用,静脉壁太薄。②血管比较表浅、反复在同一个部位进行穿刺或动脉穿刺离吻合口过近致血流冲力大。③穿刺损伤致血液外渗形成血肿,机化后与内瘘相通。

(2)临床表现:内瘘局部扩张明显,局部明显隆起或呈瘤状。严重扩张时可增加患者回心血量,增加心负担,影响心功能。

(3)防治及护理:①有计划地使用内瘘血管,提高穿刺水平,避免反复在同一区域穿刺。②小的血管瘤一般不需手术,可采用弹性绷带或护腕轻轻压迫,防止其继续扩大。如果血管瘤明显增大,影响了患者的活动,或有破裂的危险,可采用手术处理。

(七)血管狭窄

血管狭窄是指血管管壁纤维化、硬结、瘢痕形成、血管钙化、血栓形成等原因导致管壁增厚、血管炎症、管腔变窄的一类现象。它增加了血栓形成的危险,也是血管通路失功的主要原因。狭窄分为三种类型,Ⅰ型狭窄为吻合口附近的狭窄,狭窄位于吻合口或紧靠吻合口处;Ⅱ型狭窄为穿刺处狭窄:一是较短的穿刺处狭窄或两穿刺点之间的静脉狭窄,二是多处或较长的穿刺处狭窄;Ⅲ型狭窄为血管汇合处狭窄,主要指上臂内瘘血管汇合处狭窄,多见于肱动脉-头静脉内瘘,狭窄位于头静脉与腋静脉汇合处。而吻合口狭窄是导致动静脉内瘘血栓的主要原因之一。彩色多普勒超声可无创评估内瘘血管,在评估内瘘狭窄及闭塞中具有重要作用,它既可测量解剖学意义上的内瘘情况,也可显现血流动力学情况,是目前临床上最常用的方法。临床上护士应合理正确使用动静脉内瘘、避免区域穿刺、预防低血压、纠正钙磷代谢紊乱、加强自我管理、对动静脉内瘘血管定期检查以减少血管狭窄的发生,必要时根据内瘘情况可采用经皮静脉球囊扩张术或外科手术扩张。内瘘功能评估详见图2-10。

(八)手肿胀综合征

手肿胀综合征常发生于动静脉侧侧吻合时,由于部分动脉血流入吻合静脉的远端肢,手背处静脉压升高,静脉回流障碍,并干扰淋巴回流,相应的毛细血管压力也升高而产生肿胀。

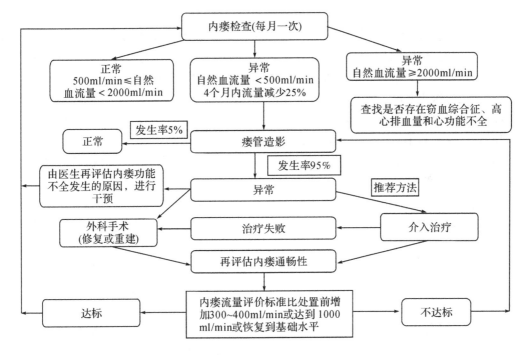

图 2-10　内瘘功能评估

主要的临床表现为手部发生冻疮样变化,色泽发暗,严重者可致坏死。早期可以通过抬高术侧肢体、握拳增加回流、减轻水肿,长期或严重的肿胀可通过手术结扎吻合静脉的远端侧肢体,必要时予重新制作内瘘。

(九)高输出量性心力衰竭

吻合口径大或高位内瘘,在合并贫血、高血压及其他器质性心脏病或慢性心功能不全等基础疾病时,容易引发心力衰竭,主要临床表现为心悸、呼吸困难、心绞痛、心律失常等。一般上臂动静脉内瘘吻合口直径应限制在 7mm 以下,同时应积极治疗基础疾病。一旦发生心力衰竭,可用弹力绷带加压包扎内瘘,必要时可采用外科手术缩小吻合口。

六、自体动静脉内瘘的健康宣教

(一)自体动静脉内瘘术前宣教

(1)术前心理护理:重视术前对患者的宣教及心理护理教育,建立良好的护患关系,取得患者的信任。术前向患者说明造瘘的目的、意义以及该手术对治疗有何帮助,消除患者焦虑不安、紧张恐惧的心理。

(2)术前告知:①仔细告知患者术前应该配合的具体事项,告知患者术前应注意内瘘侧手臂的保护,避免进行动静脉穿刺,避免抓伤、碰伤皮肤等,以防术后感染。②内瘘术前不宜使用肝素、华法林、波立维等抗凝剂,以防术中或术后出血。③术前清洁内瘘侧手臂皮肤,并剪短指甲。

(二)自体动静脉内瘘术后宣教

(1)术后嘱患者将内瘘侧肢体适当抬高 30°,以利于静脉回流,减少内瘘侧手臂的肿胀。术后 24h 患者可适当做握拳及腕关节运动,促进血液循环,减少内瘘侧手臂的肿胀。

（2）术后24h内密切观察病情。①监测患者生命体征是否改变，询问患者是否有胸闷、心悸。②观察内瘘侧手臂手指末梢血管充盈情况，如手指有无麻木、苍白、发冷、疼痛、活动受限等缺血情况，应警惕窃血综合征的发生。③随时观察伤口有无渗血、肿胀，内瘘血管有无震颤、可否闻及血管杂音。如血管震颤减弱甚至消失则怀疑血栓形成。当出现以上情况时，应立即报告医生及时处理。

（3）保持术侧肢体干燥、卫生，术后2～3d更换敷料一次，10～14d拆线，要严格执行无菌操作，包扎时敷料不宜过多、过紧，以触摸到搏动或震颤为准。

（4）内瘘侧肢体应避免测血压、静脉注射、输血、输液、抽血等操作，保持瘘管血流通畅，以免造成内瘘闭塞。

（5）内瘘术后要及时做好患者的宣教工作。①告知患者要保持内瘘侧手臂及伤口敷料的清洁、干燥，防止敷料潮湿，引起伤口感染。②防止造瘘侧手臂受压，造瘘侧手臂的衣袖要宽松，睡眠时避免侧卧于造瘘手臂侧。造瘘侧手臂不能持重物及佩戴过紧饰物。③教会患者自行判断内瘘是否通畅：每日触摸内瘘血管有无震颤，如扪及震颤则表示内瘘通畅；反之，则应马上通知医生进行处理。④在术后1周且伤口无感染、渗血，愈合良好的情况下进行握球等肌肉锻炼。每天用术侧手捏握皮球或橡皮圈数次，时间由短逐渐延长，每次由2～5min开始逐渐延长到每次5～15min；也可指导患者用健侧肢体轻轻压住内瘘侧手臂的上端，使静脉血管适度扩张充盈，每日2～3次，时间也是由短逐渐延长至10～15min。

（6）内瘘成熟前，一般不宜过早使用内瘘，以免引起血肿。如果患者病情突然加重，如发生急性心力衰竭、高钾血症、血肌酐升高等需提前血液透析时，可采用临时性血管通路。

（7）自体动静脉内瘘成熟：指内瘘透析时易于穿刺，穿刺时渗血风险最小，在整个透析过程中均能提供充足的血流，能满足每周3次以上的血液透析治疗。血流量不足定义为透析时泵控实际血流量达不到200ml/min。自体动静脉内瘘成熟判断方法：①物理检查。吻合口震颤良好；瘘体段静脉走行平直、表浅、易穿刺，粗细均匀，有足够可供穿刺的区域，瘘体血管壁弹性良好，可触及震颤，无搏动增强或减弱、消失。②测定自然血流量超过500ml/min，内径大于等于5mm，距皮深度小于6mm。

（8）自体动静脉内瘘穿刺时机：内瘘成熟的早晚取决于患者血管自身条件、手术情况及术后患者的配合情况，最好在手术8～12周以后开始穿刺使用自体动静脉内瘘，特殊情况也要至少1个月待内瘘成熟后开始穿刺。适当延长内瘘的首次穿刺时间，可延迟内瘘功能不良的发生。

（9）透析治疗结束拔针时应正确压迫穿刺点10～15min（钝针扣眼穿刺法的压迫时间适当缩短），压瘪血管内腔2/3，用力不宜过重，以可触摸到穿刺点近心端有血管搏动为宜，避免完全阻断血流，无出血即可解除。使用止血带压迫时松紧适度，10～15min后可适当放松或解除。

（三）自体动静脉内瘘的日常维护

（1）必须让患者了解内瘘维护的重要性。

（2）保持内瘘侧手臂皮肤的清洁，每次透析前必须用温水将造瘘侧手臂彻底清洗干净。

（3）透析结束当日穿刺部位避免接触水，并用无菌敷料覆盖4～8h以上，以防感染。透析24h后至下次透析前，每天两次用热毛巾敷内瘘处，将土豆切成薄片沿血管走行贴敷或涂抹多磺酸黏多糖乳膏（喜疗妥）等按摩穿刺点、瘢痕处皮肤，有利于消除瘢痕、促进愈合、软化血管、预防血栓形成。

(4)造瘘侧手臂避免受压,衣袖要宽松(将冬天的内衣、毛衣袖子用拉链缝合,既保暖又不影响治疗),不能佩戴过紧饰物;夜间睡觉不要将造瘘侧手臂垫于枕后,尽量避免侧卧于造瘘手臂侧;避免测血压、输液、静脉注射、抽血、提重物等。

(5)教会患者自我判断动静脉内瘘是否通畅的方法,即用非手术侧手触摸手术侧的吻合口,如扪及震颤说明通畅;或用听诊器听诊,若可听到血管粗糙的吹风样杂音则说明通畅。如果震颤、杂音消失,瘘管处有触痛或疼痛,应及时去医院就诊。同时告诉患者动静脉内瘘检查必须每日进行 3~4 次,这样才能早期发现问题。

(6)适当活动造瘘侧手臂,可借助握力圈等物品进行握拳锻炼。

(7)避免造瘘侧手臂外伤,最好经常佩戴护腕,以免引起大出血。护腕松紧度适宜,不能压迫动静脉内瘘导致内瘘闭塞。有动脉瘤的患者,应采用弹性绷带加以保护,避免继续扩张及意外破裂。

(8)内瘘侧肢体注意保暖,避免冷刺激导致的血管痉挛,内瘘血管较细或流量不足的患者尤其应注意避免冷刺激。

(9)防止透析中及透析后低血压。合理控制体重,避免因过多脱水而引起低血压,有低血压应及时纠正。

第四节 移植血管内瘘

动静脉移植血管是在动静脉间插入一段移植血管或人造血管制成的内瘘。它的建立为无法直接建立动静脉内瘘的尿毒症患者提供了理想的透析通路。目前将移植血管材料分为生物性和非生物性。生物性血管材料主要有自体大隐静脉、同种异体血管及异种血管等。除自体大隐静脉外,其他生物性血管均需经物理或化学方法处理去除抗原及消毒后方可使用,程序复杂。非生物性材料主要为人工血管材料聚四氟乙烯(PTFE)和聚醚-氨基甲酸酯(PEU)。PTFE 具有生物相容性好、通畅率高、容易穿刺及处理等优点,是非生物性材料的理想选择。目前自体大隐静脉血管移植、同种异体血管移植越来越少,主要以人造血管移植为主,以下着重介绍人造血管内瘘技术及护理。

一、移植血管内瘘的建立

(一)血管移植的部位

移植血管搭桥最常用的部位是非惯用上肢前臂,然后依次为惯用侧上肢前臂、非惯用侧上肢上臂、惯用侧上肢上臂及下肢大腿。

(二)常用配对动静脉

常用的配对动静脉有前臂桡动脉或桡动脉根部与头静脉或贵要静脉或正中静脉[直桥型(J 形)];肱动脉与头静脉或贵要静脉或正中静脉或肱静脉[襻型(U 形)]。现临床上大多应用襻型(U 形)。

(三)血管移植的方式

(1)直桥型(J 形)吻合:配对动静脉距离较远或远端静脉纤细时采用。移植血管两端通常与动静脉做端侧吻合或端端吻合。

（2）襻型（U形）吻合：在前臂或上臂动静脉处移植血管通过前臂U形隧道引出移植血管，两端分别与相互接近的动静脉做端侧或端端吻合。穿刺部位在襻型移植血管上。

（3）间插型和跳跃型吻合：动脉和静脉因血栓形成、狭窄、闭塞、感染或动脉瘤而节段性切除，中间用一段长度适当的移植血管，称为间插型吻合；保留病变部位，由移植血管在病变两端的正常部位搭桥，称为跳跃型吻合。

二、移植血管内瘘的护理常规

（一）术前护理、术中配合
同本章第三节中"自体动静脉内瘘的护理常规"的相关内容。

（二）术后护理
（1）由于人造血管费用较高，且患者通常没有自体血管可供选择和使用，因此保护好人造血管，预防感染非常重要。术后2～3d换药1次，保持伤口敷料干燥，换药时观察伤口情况，1～3d遵医嘱使用抗生素。

（2）由于人造血管属于异物，置入患者体内后会出现不同程度的反应，术侧肢体2周内常出现明显的血肿，此时可抬高术侧肢体，以减轻肿胀，约3～4周后肿胀消退，而在此之前一旦感染就得将移植血管全部去除，故至少在手术2～3周后才能使用，以便皮下隧道愈合，如过早使用，不仅穿刺困难，而且容易发生隧道内出血，易形成血肿及假性动脉瘤。所以掌握好合适的使用时间，对患者人造血管使用寿命的延长是十分重要的。但是随着技术的发展，目前有一种新型人造血管——即穿式（Acuseal）人造血管，移植后次日即可使用。

（3）其余护理同本章自体动静脉内瘘。

三、移植血管内瘘的穿刺技术

人造血管不同于自身血管，其损伤后修复慢，故对穿刺技术要求比较高。

（一）穿刺前准备
（1）洗手、清洁：患者透析前洗手，清洁人造血管侧手臂。

（2）穿刺前评估：充分暴露人造血管侧手臂，首先用手触摸人造血管功能，如脉搏、震颤，判断血管弹性和充盈度，摸清血管走向、深浅，如血管埋置较深，触摸手感不明显，可用听诊器听取血管杂音，以判断血管是否通畅，然后选择合适的穿刺点。

（3）判断血流方向：首次使用人造血管内瘘时，在B超下判断动、静脉的走向，并贴在病历上保存。襻型人造血管除了使用B超判断外也可在穿刺前听诊，杂音响的一侧为动脉，杂音弱的一侧为静脉；压迫人造血管的中点，检测受压点两边血管内的脉搏，震颤强者为动脉，震颤弱者为静脉；穿刺后压力大的一侧为动脉，反之为静脉；也可在患者接受的情况下在人造血管部位体表标识血管走向，以确保穿刺的成功率。

（二）穿刺要点
（1）严格无菌操作：戴无菌手套，铺无菌巾，常规消毒皮肤，进针前再次消毒皮肤。严格执行无菌操作技术规范，穿刺时不使用止血带。

（2）穿刺角度：穿刺角度以40°～45°比较合适，可使人造血管穿刺部位形成皮片效应，这种效应可于穿刺针拔出时发挥类似瓣膜的功能，以减少穿刺点出血。穿刺角度越大越容易留下圆形的穿刺孔，对人造血管损伤增大；而贴近皮肤平行进针，则会损伤人造血管外壁。

（3）穿刺针方向：动脉穿刺的方向可以顺血流方向也可逆血流方向，静脉穿刺方向穿刺人造血管始终顺血流方向及向心方向。由于人造血管价格昂贵，修复慢，使用寿命有限，故在穿刺时动脉可采用人造血管，静脉也可使用患者自身周围血管。

（4）穿刺点的选择：因人造血管无再生能力，穿刺点一般应轮流替换。U形人造血管内瘘在穿刺时，两穿刺点均在人造血管上，穿刺点在吻合口下不小于 3cm，两点距离不小于5cm。J形人造血管内瘘在穿刺时，在人造血管上取一穿刺点（距吻合口不小于 3cm）引血，穿刺方向最好是针尖对准动脉血流经人造血管的方向，以减少血液再循环率及假性动脉瘤的发生。采用绳梯式穿刺，每次穿刺部位距原穿刺点 1cm，如果反复在某一点上穿刺，可因纤维断裂而漏血、狭窄。对人造血管可制订显示穿刺点及穿刺日期的图表，有助于穿刺点的使用，避免在同部位重复穿刺。如果条件允许，最好由专人穿刺，这样可以提高穿刺成功率，从而延长血管的使用寿命。同时让患者参与对血管的管理。

（5）穿刺成功的标志：穿入人造血管时有明显的突破感，回血通畅，然后把穿刺针的角度放平再进 0.5cm，推少许肝素生理盐水，局部无肿痛，即为穿刺成功。如有回血但流量不佳，可能是针头进入人造血管的夹层，也有可能是针头贴在血管壁或者穿透了人造血管。

（三）人造血管使用后的止血方法

拔除穿刺针后，人工加压止血 15～20min。临床上主要采用指压，此方法对人造血管创伤最小，并且止血效果最好。指压方法是在拔针的同时在皮肤穿刺点上方 0.2～0.3cm 处进行指压（此处正好是血管进针点），压迫的力量为既能保持穿刺点两端有搏动或震颤，又能控制出血，以免压力过重导致人造血管闭塞，压力过轻引起皮下出血或血管穿刺处假性动脉瘤的形成。应做到拔针和按压动作协调，以减少血管的损伤。可让患者自己指压止血，如患者不能自行按压，则由医务人员协助压迫止血。长期采用抗凝治疗预防血栓形成的人造血管使用者，止血时间应适当延长。

四、移植血管内瘘常见并发症的护理

人造血管内瘘的并发症与自体动静脉内瘘基本相同，常见的有出血、感染、血流量不足、动脉瘤形成、手肿胀综合征、窃血综合征、高输出量性心力衰竭（以上并发症详见本章第三节中"自体动静脉内瘘并发症的护理"的相关内容）、血清肿、血栓形成及血管狭窄等，最常见的并发症是血管狭窄和血栓形成。以下着重介绍血清肿、血栓形成及血管狭窄。

（一）血清肿

血清肿是指血清性积液的局限性肿物，主要发生于人造血管吻合口处，其中攀型移植的发生率高达 90% 以上，表现为移植血管周围弥漫性肿胀。血清肿多在术后 1～3d 出现，持续数周可自行消退，但也有个别患者可持续数月。出现血清肿的患者一般无须做特殊处理，可在术后尽量抬高术侧肢体。对消退缓慢的患者，可采用远红外线或红光照射。术后一周肝素透析治疗可加重血清肿，此时应采用无肝素或枸橼酸钠抗凝。目前由于人造血管材质不断的改进，血清肿的发生率及发生程度有所改善。

（二）血栓形成

1.血栓形成原因

早期血栓形成与外科手术操作技术、过早使用、选择动静脉血管直径较小、移植血管皮下隧道中扭曲成角、血管内瘘损伤、吻合口狭窄有关。晚期主要与以下因素有关：血管内膜增生、吻合口硬化;同一部位反复穿刺,致使人造血管狭窄或静脉吻合口近心端相对狭窄,使血流不畅、血栓形成;透析后压迫时间过长,压迫力量过大等。

2. 血栓形成的预防及护理

(1)提高穿刺技术:可采用绳梯式穿刺法,穿刺点间应相距 1cm 或以上,有条件时最好专人进行穿刺,以提高人造血管的使用寿命。

(2)可根据医嘱服用华法林、双嘧达莫、阿司匹林等抗凝剂。

(3)指导患者自我护理:①每天触摸震颤。②定期监测抗凝指标。③注意个人卫生,保持局部清洁,防止感染。④人造血管手臂不提重物,不受压,不用绷带压迫,不测血压。⑤当局部出血发生血肿时应立即压迫、冷敷,第二天再以热敷并以多磺酸黏多糖乳膏(喜疗妥)按摩。⑥严密观察血压,发现低血压时应及时补充容量,严防发生长时间低血压,以确保内瘘的通畅。⑦当发现血管杂音偏低或消失时应立即来医院处理。

(三)血管狭窄

人造血管狭窄最主要为流出道和流入道狭窄。

1. 不伴血栓形成的狭窄的处理

(1)处理指征:狭窄超过内瘘内径的 50% 并且出现以下异常:①移植物内瘘血流量减少(<600ml/min)。②移植物内瘘静脉压升高等。

(2)处理方法:经皮血管腔内血管成形术(percutaneous transluminal angioplasty,PTA)或外科手术(移植物补片血管成形、移植物搭桥)。

(3)治疗与转归:狭窄经 PTA 或外科手术处理后,应监测治疗效果。合理的目标如下:①PTA:治疗后残存狭窄应低于 30%,用来监测狭窄的临床参数回到可接受的范围内。6个月时 50% 通路可以继续使用。②外科手术:治疗后用来监测狭窄的临床参数回到可接受的范围内。③如果 3 个月内需要 2 次以上 PTA,在病情允许情况下建议行外科手术处理。如果 PTA 失败,那么在以下情况可使用支架:手术无法到达的病变;有手术禁忌证;PTA 所致血管破裂。

2. 伴血栓形成的狭窄的处理

应尽快处理,推荐结合影像学评估内瘘,可采用尿激酶与肝素交替溶栓、经皮介入技术取栓或外科手术取栓并纠正血管狭窄。

五、移植血管内瘘的健康宣教

移植血管内瘘的健康宣教同本章第三节中"自体动静脉内瘘的健康宣教"的相关内容。

第三章

血液净化抗凝技术及护理

血液净化的抗凝治疗是指在评估患者凝血状态的基础上，个体化选择合适的抗凝剂和剂量，定期监测、评估和调整，以维持血液净化管路和滤器的流动状态，保证血液净化的顺利实施。因此，有效、适度的抗凝治疗不仅能减少透析器凝血和患者的失血，还能保证治疗的充分性。

血液净化治疗时使用抗凝血药物预防体外循环管路的凝血。如果抗凝血药物用量不够，那么循环管路将发生凝血，治疗效率降低，血液丢失；如果抗凝血药物过量，那么患者在血液净化治疗时及治疗后有出血的危险。由于每个患者对抗凝血药敏感性和代谢率不同，为达到有效和足量的抗凝，必须通过可靠反映抗凝程度的试验，根据试验结果，调整抗凝血药物的用量。下面以血液透析为例。

一、凝血试验

目前临床上常用的抗凝技术有普通肝素抗凝、间歇给药法、体外肝素化、无肝素抗凝、低分子肝素抗凝、局部枸橼酸钠抗凝等。患者在使用抗凝治疗前，需要监测凝血功能，了解凝血时间。常用的监测方法有以下 4 种：①全血部分凝血活酶时间（whole blood partial thromboplasin time，WBPTT），基础值为 60～85s。使用常规剂量肝素，在透析中其值应为基础值的 180%，在透析结束时为基础值的 140%。小剂量肝素透析中和透析结束时均应达到基础值的 140%。②活化凝血时间（active clotting time，ACT），基础值为 120～150s。使用常规剂量肝素，在透析中其值应为基础值的 180%，在透析结束时为基础值的 140%。小剂量肝素透析中和透析结束时均应达到基础值的 140%。③试管法凝血时间（Lee-White clotting time，LWCT），基础值为 4～8min。使用常规剂量肝素，在透析中其值应为 20～30min，在透析结束时应为 9～16min。小剂量肝素透析中和透析结束时均应达到 9～16min。④抗凝血因子 Xa 监测，低分子肝素（low molecular weight heparin，LMWH）抗凝时需监测该指标。使用 LMWH 后 30min 达到血浆药物峰浓度，半衰期一般为 4h。应用 LMWH 后的抗凝血因子 Xa 活性，建议无出血倾向的血液透析患者 100U/kg，伴有高度出血倾向的血液透析患者应减量。ACT 可用于普通肝素的监测和指导选择剂量，但并不适用于 LMWH。

二、循环血路观察

若出现血液呈深暗色、透析器出现黑色线条、动静脉壶和静脉空气捕捉器有泡沫及透析器动脉端出现血块等情况，此时静脉压和跨膜压进行性升高均提示体外循环可能发生凝血。此时，阻断血液入口，用生理盐水冲洗，便可判断整个体外循环血路有无凝血。

三、透析器及管路凝血程度

透析器凝血情况分级指标为：0 级——抗凝好，透析器无凝血或只有几丝；Ⅰ级——透析器有几缕凝血;Ⅱ级——透析器成束凝血;Ⅲ级——透析器凝血超过 1/3;Ⅳ级——透析器凝血超过 1/2;Ⅴ级——全部凝血。血液透析管路凝血情况分级指标为:0 级——抗凝好,血路管没有凝血;Ⅰ级——血路管有小血块;Ⅱ级——血路管有大血块;Ⅲ级——严重凝血,必须更换透析器管路。

第一节　抗凝剂的使用禁忌

一、肝素或低分子肝素

肝素或低分子肝素的使用禁忌如下:
(1)患者既往存在肝素或低分子肝素过敏史。
(2)患者既往曾被诊断过肝素相关性血小板减少症(heparin-induced thrombocytopenia,HIT)。
(3)合并明显出血性疾病。
(4)有条件的单位推荐检测患者血浆抗凝血酶Ⅲ活性,对于血浆抗凝血酶Ⅲ活性<50%的患者,不宜直接选择肝素或低分子肝素,应适当补充抗凝血酶Ⅲ制剂或新鲜血浆,使患者血浆抗凝血酶Ⅲ活性≥50%后再使用肝素或低分子肝素。

二、枸橼酸钠

枸橼酸钠的使用禁忌如下:
(1)枸橼酸钠抗凝剂过敏。
(2)合并严重肝功能障碍。
(3)低氧血症(动脉氧分压<60mmHg)和(或)组织灌注不足。
(4)代谢性碱中毒。
(5)高钠血症。

三、阿加曲班

合并明显肝功能障碍不宜选择阿加曲班。

四、抗血小板药物

存在血小板生成障碍或功能障碍的患者,不宜使用抗血小板药物;而血小板进行性减少、伴血小板活化或凝血功能亢进的患者,则应加强抗血小板治疗。

第二节　普通肝素抗凝技术及护理

一、肝素的配制及使用方法

(一)配制

临床上常用的肝素为每支 2ml 溶液中含肝素 12500U。目前在临床中往往将每支肝素按100mg(1mg相当于125U)计算配制。为了便于计算和使用,一般把肝素用生理盐水稀释成1ml溶液中含肝素500U(1：4肝素),或肝素浓度为250U/ml(1：2肝素)。肝素的配制很重要,必须由双人严格核对,配制后必须写明配制时间、剂量及配制者姓名。

(二)使用方法

1.肝素预冲法

肝素预冲法是任何抗凝方法的前提,是血路管透析器预冲的必要步骤。常规抗凝法的肝素预冲:先用生理盐水500ml＋肝素20mg预冲透析器和血路管,或用生理盐水充满透析器和血路管,然后加入1：4肝素2～3ml密闭式循环预冲5～10min,透析前用生理盐水将循环液快速冲净后再连接患者血管通路;一般无肝素抗凝法:先用生理盐水500ml＋肝素100mg预冲透析器和血路管,或用生理盐水充满透析器和血路管,加入1：4肝素12.5ml密闭式循环预冲5min,然后浸泡30～60min,透析前用生理盐水将透析器及管路中的肝素生理盐水快速冲净,再连接患者血管通路。

2.持续给药法

在肝素预冲法的基础上进行肝素持续给药,使血液中肝素浓度稳定,抗凝作用稳定。

(1)体内首剂肝素:首次肝素使用量一般为2000U(或50U/kg)或遵医嘱增减用量,应于血液透析开始前3～5min从静脉注入。

(2)维持肝素:肝素500～1000U/h从血液透析动脉管路上的肝素管路端由肝素泵持续输注。

(3)停用肝素:透析患者的肝素半衰期波动在30～120min,平均半衰期为50min,所以根据情况在透析结束前30～60min停止使用肝素。

3.间歇给药法

间歇给药时血液中肝素浓度波动大,抗凝活性波动也大。目前该方法临床上很少使用。

(1)首剂肝素:于血液透析前3～5min从静脉端一次推注肝素4000U(或100U/kg)。

(2)追加肝素:随访ACT,当ACT下降至正常的150%时(约于首次应用肝素2h后),给予肝素1000～2000U/h。以后每30min复查ACT。一般一次血液透析追加使用肝素2～3次。对于病情稳定的维持性血液透析患者,追加用药可采用0.5～1h推注肝素500～1500U的方法。

4.体外肝素化

体外肝素化即局部肝素抗凝,是指体外血液循环的局部肝素化,从动脉端经肝素泵持续注入肝素,相应的鱼精蛋白从静脉端用微量泵持续注入。

(1)透析前不使用肝素。

(2)透析开始的同时由血管通路的肝素泵持续注入肝素,维持透析器内的凝血时间在30min左右。

(3)静脉端用微量泵持续注入鱼精蛋白。

(4)按比例使用肝素与鱼精蛋白,一般使用的鱼精蛋白(mg)与肝素(1mg相当于125U)比例为1：1。

(5)反复测定血管通路动脉端与静脉端的凝血时间,根据结果调整剂量。

(6)透析结束后应推注鱼精蛋白10～15mg,4h后根据需要可重复使用一次。

二、并发症及其防治

(一)并发症

(1)自发性出血:出血是肝素临床应用中最主要的不良反应,通常表现为穿刺周围的皮下出血或口腔黏膜的出血、硬脑膜下出血、出血性心包炎、消化道出血等。

(2)血小板减少症:可能与来自IgG中的肝素依赖血小板聚集因子有关,该因子促进血小板聚集,造成血液透析患者血栓栓塞性疾病,引起血小板减少。

(3)过敏反应:发生率较低,表现为荨麻疹、皮疹、哮喘、心前区紧迫感等。

(4)高脂血症:使用肝素后,血中脂蛋白酶分解血中的中性脂肪,使血中游离脂肪酸增加,中性脂肪下降,胆固醇升高。

(5)其他:如脱发、骨质疏松、瘙痒、高血钾等。

(二)防治

正常人的肝素半衰期为(37 ± 8)min,尿毒症患者可延长$60\sim90$min,并且每个血液透析患者对肝素的敏感性和代谢有个体差异,故对高危出血患者不宜使用肝素;每个血液透析患者应定期监测血小板、血红蛋白等,一旦发现异常应立即停用肝素,并根据医嘱给予其他抗凝方法。对血液透析过程中突发出血的患者,应立即停用肝素,并给予肝素拮抗剂鱼精蛋白。在使用肝素后$2\sim3$h,鱼精蛋白(mg)与肝素(1mg相当于125U)的比例为1∶2;在使用肝素1h内,则鱼精蛋白与肝素采用1∶1的比例。同时观察患者有无过敏反应,如有异常立即停用。

三、护理要点

(一)血液透析前评估

(1)出血倾向或出血现象:透析前应了解患者的出凝血时间、血红蛋白。通过体检评估皮肤黏膜的出血情况,包括对眼底、痰液、大便、前一次透析穿刺部位的观察,女患者还应了解月经情况。对前一次血液透析使用肝素的抗凝情况进行分析。如果患者最近有出血现象或手术、外伤史,应通知医师并遵医嘱使用其他抗凝方法或抗凝剂。

(2)实施双人核对,保证用药的准确性,防止因肝素过量引起出血或剂量不足引起的血液凝固。

(二)血液透析中的观察和护理

(1)在血液透析过程中,应密切观察患者的血压、脉搏、心率,如发现患者生命体征改变、有新的出血倾向,应立即停用肝素,并加用鱼精蛋白中和肝素。也可改为无肝素或枸橼酸钠透析。

(2)保证肝素泵处于持续输注状态,观察肝素管路的夹子是否处于开放状态,防止因追加肝素未起作用而使管路、透析器凝血。

(3)严密观察透析管路及透析器内血液的颜色,血液色泽变深变暗、透析器中出现"黑线"、透析管路的静脉滤网中血液呈现泡沫或小凝块,均提示肝素用量不足、透析器及管路有凝血,需要追加肝素。

(4)严密观察透析机上的静脉压以及跨膜压。如静脉压及跨膜压高则提示堵塞出现在增加压力的后方(血泵后);如静脉压突然升高则提示静脉壶被血块堵塞;如突然出现动脉压、静脉压及跨膜压下降,而又非血流量不佳等原因引起,通常提示血液管路及透析器严重凝血,需立即更换管路、透析器或回血,并且查找原因。

(5)在血液透析过程中,应保证患者的血流量为250～350ml/min,一旦患者的血流量不佳(管路有抽吸现象),应及时处理,以防止管路凝血。

(6)血液透析结束前30～60min关闭肝素泵及肝素管路上的夹子,停止供给肝素。

(三)血液透析后护理

回血后应观察透析器及管路的凝血程度,并记录在透析记录单中,以便调整剂量;在透析器重复使用时,观察清洗后的透析器堵塞情况和测定血室容积都可以帮助判定肝素剂量是否合适,以便下次血液透析时调整肝素用量。

四、肝素抗凝后的宣教

由于肝素具有反跳作用及个体对肝素的敏感性的差异,透析结束仍然会有凝血障碍。应告诉患者避免碰撞、擦伤、摔倒等外伤,若不慎受外伤,可局部按压止血;出现皮下血肿,可用冰袋外敷,如出血量大,进行上述处理后,应立刻到医院就诊;血液透析后创伤性的检查和治疗应在4～6h后进行,血液透析后一般不建议肌内注射,以免引起臀部血肿;患者行拔牙术,一般需在透析1d后进行;告诉患者避免进食过烫、过硬食物,保持大便通畅,以免引起消化道出血;观察穿刺处是否有出血现象,当出现内瘘穿刺处出血不止时,可局部压迫止血。

第三节　无肝素抗凝技术及护理

血液透析过程中使用抗凝剂的目的是预防循环管路及透析器的凝血,但在高危出血或禁忌使用抗凝剂的患者中,通常采用无抗凝剂透析,也称无肝素透析。无肝素透析完全凝血的发生率约为5%。

一、应用指征

(1)活动性出血、有高危出血倾向的患者,如脑出血、消化道出血、外科手术后、大面积创伤,或行创伤性检查等。

(2)应用肝素有禁忌证者,如对肝素过敏、肝素引起血小板减少症等。

二、透析前的准备

(1)先用生理盐水500ml+肝素100mg预冲透析器和血路管,或用生理盐水充满透析器和血路管,加入1:4肝素12.5ml密闭式循环预冲5min,然后浸泡30～60min。在透析前用生理盐水将透析器及管路中的肝素生理盐水快速冲净,再连接患者血管通路。

(2)尽可能选择生物相容性好的合成膜,如聚丙烯腈膜、聚乙烯-乙烯醇(EVAL)膜透析器。

(3)有专人观察和护理。

三、方法和护理

(1)上机后在患者可耐受的情况下,尽可能设置高血流量,一般血流量应为250～

350ml/min。

(2)在透析过程中根据需要用生理盐水 100～200ml 冲洗管路和透析器,并做护理记录,及时调整超滤量。常规一般不主张该方法,但是在无法确定是否凝血时可采用此方法。

(3)无肝素法不能完全避免体外凝血,对严重贫血患者、血小板低下患者效果较好;无贫血、有高凝状态的患者凝血机会较大,故透析时间一般不超过 3h。为减少透析器凝血的风险,不应在动脉管路上输注血制品、脂肪乳剂等。

(4)在透析过程中严密观察静脉压及跨膜压,静脉压及跨膜压上升提示有凝血的可能;如两者压力持续上升,可用生理盐水冲洗,如确有凝血给予更换管路后继续治疗。

(5)在透析过程中应观察透析器颜色的变化,如透析器颜色变黑,说明有凝血的可能。

(6)为了便于观察,动静脉壶的液面在 2/3 处较为合理。若发现有血凝块附着于动静脉壶的壁上,不要敲拍,以防血凝块堵塞管路及透析器。同时可观察动静脉壶的张力,张力上升提示有凝血可能。

(7)认真观察透析器及管路的凝血情况并记录,如出现透析器及管路凝血应及时通知医生处理。

第四节　低分子肝素抗凝技术及护理

低分子肝素(LMWH)由标准肝素经化学或酶学方法降解分离后得到。肝素对凝血因子Ⅹa 的灭活仅需与抗凝血酶Ⅲ(ATⅢ)结合即能达到,而对凝血酶(因子Ⅱa)的灭活则需与 ATⅢ及因子Ⅱa 同时结合才能达到。随着肝素相对分子质量的下降,分子中糖基数减少,它与因子Ⅱa 的结合力下降,而与 ATⅢ的结合力有所增加。低分子肝素的抗栓作用主要与抑制凝血因子Ⅹa 的活性有关,而抗凝作用(引起出血)则与抑制凝血因子Ⅱa 活性有关。因此,低分子肝素保留了抗栓作用,而抗凝作用较弱,呈明显的抗栓与抗凝作用分离现象。低分子肝素半衰期较长,约为标准肝素的 2 倍,主要经肾排泄,在肾衰时半衰期延长,且不易被血液透析清除。

一、应用指征

(1)适用于中、高危出血倾向患者进行血液净化治疗时。
(2)血液净化患者在治疗期间防止体外循环发生凝血。
(3)预防普通外科手术或骨科手术的血栓栓塞性疾病。
(4)预防深部静脉血栓形成,治疗血栓栓塞性疾病。

二、低分子肝素抗凝方法

目前临床上应用的低分子肝素相对分子质量均为 4000～6000。不同的低分子肝素不可互相替代使用,并严禁肌内注射。在用于预防、治疗血栓栓塞性疾病时可皮下注射低分子肝素。临床常用的低分子肝素包括低分子肝素钙注射液(速碧林)、低分子肝素钠注射液(吉派林、克塞)、达肝素钠注射液(法安明)等。低分子肝素在血液透析抗凝中的用法:透析前一次性静脉注射 50～100U/kg 体重,根据抗凝效果增减剂量,一般不需要在血液透析过程中追加剂量。

三、低分子肝素抗凝法的护理要点

低分子肝素与普通肝素相比,具有出血危险性小、生物利用度高、半衰期长和使用方便等优点。因此,低分子肝素是一种安全、有效、更适宜长期使用的抗凝剂。目前血液净化技术中使用低分子肝素的范围越来越广,临床上对低分子肝素的使用也形成了一系列规范化操作。

(一)透析前的准备及查对

(1)严格执行查对制度,询问患者有无过敏史、出血史。

(2)血液净化前常规需对管路和滤器用肝素生理盐水进行预冲,以降低透析过程中因吸出不畅而造成管路和滤器的凝血。

(3)严格执行双人核对制度,使低分子肝素的应用剂量正确,确保透析治疗安全进行。

(二)透析中观察

(1)在透析治疗过程中,每30~60min监测动静脉压力、跨膜压,管路有无血凝块,透析器有无发黑等,及时发现,及时处理。

(2)定期监测血小板计数、抗凝血因子Ⅹa活性,根据监测结果适时调整。

(3)在临床上对易出现糖尿病并发症、高血压并发症的血液透析患者,选用抗凝剂应首选低分子肝素而不用普通肝素。

(三)透析后宣教

对使用低分子肝素抗凝的透析患者,应做好透析后宣传教育,要注意观察有无抗凝后继发出血,指导患者透析结束后正确按压穿刺点,生命体征平稳及穿刺点无出血方可离开透析中心,严防并发症发生。同时,嘱患者如出现任何出血现象或不适(如头痛、视物模糊、肢体活动障碍、口角歪斜等),均应立即与医师取得联系并积极治疗。

第五节　局部枸橼酸钠抗凝技术及护理

局部枸橼酸钠抗凝法是通过体外给予枸橼酸盐螯合钙,致使血中钙离子减少,阻止凝血酶原转化为凝血酶,达到抗凝目的,然后输注钙剂再逆转这一作用。由于局部枸橼酸钠抗凝法安全、有效、简便,尤其是克服了肝素全身抗凝所致的出血并发症,故引起了透析界对该项技术的极大兴趣。近年来,局部枸橼酸钠抗凝法临床应用日渐增多,技术也日趋完善,不仅应用于连续性肾脏替代治疗,许多学者稍加改良后,还应用于血液透析、血浆置换、免疫吸附等治疗中。

一、应用指征

由于局部枸橼酸钠仅有抗凝作用,故可应用于活动性出血或高危出血患者,也可用于因使用肝素引起血小板减少症、过敏反应等严重副作用者;与无肝素比较,局部枸橼酸钠抗凝时不需高血流量,因此存在血流动力学不稳定时也可应用此方法。

二、使用方法

临床上常用的是4%枸橼酸钠溶液(含枸橼酸根136mmol/L,含钠408mmol/L)。血液进入透析器时枸橼酸钠浓度维持在 2.5~5mmol/L,即可获得满意的体外抗凝效果。枸橼酸钠从血液透析管路的动脉端输入,使用时可用输液泵调整和控制输入速度。局部枸橼酸钠抗凝时透析液可采用无钙透析液或普通含钙透析液。用无钙透析液时,枸橼酸钠从血液透析管路的动脉端输入,如补充钙剂则从体外循环的静脉端输入;当采用普通含钙透析液时,枸橼酸钠从血液透析管路的动脉端输入,一般不需要补充钙剂。

(一)速度与剂量设定

(1)设定血液流速:建议设定为 100~200ml/min(开始治疗时血液流速可设置为 80~100ml/min,如患者生命体征稳定,可逐步增加血液流速到 200ml/min)。

(2)设定枸橼酸钠抗凝剂的初始剂量:枸橼酸钠抗凝剂速度为血液流速的 1.2~1.5 倍。

(3)设定补钙的速度:10%葡萄糖酸钙速度约为枸橼酸钠抗凝剂速度的6.1%;10%氯化钙速度约为枸橼酸钠抗凝剂速度的2%。血液流速与枸橼酸钠和钙剂速度的设定见表 3-1。

表 3-1　血液流速与枸橼酸钠和钙剂速度的设定

血液流速 (ml/min)	枸橼酸钠抗凝剂速度 (ml/h)	10%葡萄糖酸钙速度 (ml/h)	10%氯化钙速度 (ml/h)
100	120~150	7.3~9.2	2.4~3.0
120	144~180	8.8~11.0	2.9~3.6
150	180~225	11.0~13.7	3.6~4.5
180	216~270	13.1~16.5	4.3~5.4

注:以上均是初始用量,不能作为恒定量用

(4)监测离子钙浓度及频率:①监测离子钙浓度,保持"体外循环内低体内正常"的钙离子浓度,即体外:静脉标本(滤器后补钙前)钙离子浓度维持在 0.2~0.4mmol/L;体内:动脉标本(外周血或动脉血)的钙离子浓度维持在 1.0~1.2mmol/L。②监测频率,初次使用者建议开始每半小时监测一次,稳定患者 1h 监测一次,随时掌握患者情况。枸橼酸钠抗凝剂输注速度调整见表 3-2,钙输注速度调整见表 3-3。

表 3-2　枸橼酸钠抗凝剂输注速度调整

滤器后钙离子浓度	枸橼酸钠抗凝剂输注速度调整
<0.2mmol/L	↓5ml/h
0.20~0.40mmol/L	不变
0.41~0.50mmol/L	↑5ml/h
>0.50mmol/L	↑10ml/h

表 3-3　钙输注速度调整

外周钙离子浓度(体内)	10%氯化钙的速度调整	10%葡萄糖酸钙的速度调整
>1.45mmol/L	↓2ml/h	↓6.1ml/h
1.21~1.45mmol/L	↓1ml/h	↓3.1ml/h
1.0~1.2mmol/L	不变	不变
0.9~1.0mmol/L	↑1ml/h	↑3.1ml/h

三、枸橼酸抗凝的护理

(1)治疗前做好患者的宣教及心理护理。解释局部枸橼酸钠抗凝法在透析中可能的并发症及有效的处理方法,取得患者的理解与配合。

(2)准备输液泵,治疗前将枸橼酸钠连接在透析管路的动脉端泵前。

(3)管路连接后启动血泵,使血流量逐渐上升,并同时启动枸橼酸钠输注泵,根据枸橼酸浓度调整枸橼酸钠输注速度,依据透析器及透析管路凝血情况、静脉压、跨膜压及患者临床情况调整枸橼酸钠输注速度。

(4)在治疗过程中,应密切观察患者的生命体征、血路及动静脉压,并做好记录,密切观察血路和透析器是否有凝血现象。一旦发现透析器或管路颜色变深,或静脉压较前大幅度升高,应立即调整枸橼酸钠输注速度。

(5)在治疗中防止低钙血症的发生,应密切观察、询问患者有无唇周、四肢发麻以及肌肉抽搐、痉挛等低钙症状。一旦发生低血钙症状,可在透析管路的静脉端推注钙剂或中心静脉输注钙剂,如经过处理症状仍未改善,可减速或停止枸橼酸钠的输注。

(6)在使用枸橼酸钠抗凝时,应适当增加脱水量,防止容量负荷增加。

四、并发症及其防治

1.低钙血症

低钙血症的发生率为 5%～10%,患者可出现四肢痉挛、手足抽搐、腹痛等低钙症状,或心电监护显示心率减慢及 QT 间期延长。应在减慢或暂停枸橼酸钠输注的同时,遵医嘱在透析管路的静脉端或中心静脉缓慢推注或微量泵输注 10% 葡萄糖酸钙或 5% 氯化钙 10～20ml。

2.高钠血症

高钠血症多由于短时间内大量输入枸橼酸钠而造成。早期主要症状为口渴、软弱无力、恶心呕吐、体温增高,晚期则出现脑细胞失水的临床表现,如烦躁、易激惹或精神淡漠乃至昏迷。应及时调整或暂停枸橼酸钠输入,控制体温,必要时遵医嘱进行补液治疗,降低血钠水平。

3.代谢性碱中毒

枸橼酸钠进入体内后,参与三羧酸循环,最终生成碳酸氢根,1mmol 枸橼酸代谢生成 3mmol 碳酸氢根。代谢性碱中毒大多发生在肝功能不全的患者,但一般程度较轻。严重者可出现呼吸浅而慢,神经肌肉兴奋性增高,甚至出现意识障碍乃至昏迷。因此,根据透析中患者情况可适当降低透析液中碳酸盐浓度,避免代谢性碱中毒的发生。

4.容量负荷过重

容量负荷过重常见于枸橼酸钠浓度较低时,为了达到抗凝效果,给药量增加,但没增加超滤量,增加了心脏的负担。因此,枸橼酸钠输入时应计入输液量,应增加超滤量。

5.枸橼酸蓄积

枸橼酸蓄积临床表现为总钙增加,而游离钙不变或降低,代谢性酸中毒无法纠正。其原因为枸橼酸负荷超过肝脏代谢及透析清除能力。治疗方法为降低或停止枸橼酸治疗 10～30min,然后按照之前 70% 的速度开始。注意是否在使用枸橼酸抗凝的同时忽略了大量输血带来的枸橼酸负荷增加。

6.凝血

正确使用枸橼酸钠抗凝技术,严密观察血路管及透析器血液颜色变暗、静脉压升高、TMP 升高等体外凝血情况,加强枸橼酸抗凝效果的监测,防止凝血的发生。

第四章

血液透析技术及护理

第一节 定义及概述

血液透析(hemodialysis,HD)是血液净化技术的一种,其实质是将患者的血液引流至体外循环,通过透析处理,排除血液中的毒素及代谢产物,并能同时纠正水电解质及酸碱平衡紊乱的过程。目前我们把广泛应用于维持性血液透析患者的普通血液透析称为标准血液透析,以区别于需要其他特殊设备实施的血液透析方式。

第二节 适应证和相对禁忌证

一、血液透析的适应证

透析疗法是治疗急慢性肾衰竭和其他一些严重疾病的重要方法,常见疾病的透析指征如下:

(1)终末期肾病。透析指征:非糖尿病肾病肾小球滤过率(GFR)<10ml/(min·1.73m^2);糖尿病肾病 GFR<15ml/(min·1.73m^2)。

当有下列情况时,可酌情提前开始透析:严重并发症,药物治疗不能有效控制者,如容量过多,包括顽固性高血压、急性心力衰竭;高钾血症,K$^+$浓度≥6.5mmol/L;代谢性酸中毒,CO_2结合力(carbon dioxide combining power,CO_2-CP)≤13mmol/L,纠正无效;高磷血症;贫血,体重明显下降和营养状况恶化,尤其是伴有严重的尿毒症症状,如恶心、呕吐、乏力等。

(2)急性药物或毒物中毒。

(3)急性肾损伤。

(4)严重的水、电解质及酸碱平衡紊乱。

(5)其他,如严重高热、低体温等。

二、血液透析的相对禁忌证

(1)老年高危患者,不合作的婴幼儿或精神病患者。

(2)严重心肌病变或心律失常不能耐受体外循环。

(3)大手术后 3d 内,或严重活动性出血。

(4)恶性肿瘤晚期导致肾衰竭。

(5)低血压或休克。

(6)脑血管意外。

第三节　血液透析设备

一、透析器

透析器由内部透析膜及外部支撑结构组成,用来代替肾功能。透析膜是透析器的主要部分,它将血液和透析液分开。在透析时,血液和透析液在膜的两侧反向流动,水和溶质则通过半透膜孔进行交换。透析器的性能决定透析治疗的效果,是制定血液透析方案的一个重要参考因素。

1.透析器的类型

透析器的特性由设计特性和工作特性两部分组成。设计特性包括透析器的构形、血室及透析液室的预冲量、膜的类型及生物相容性。工作特性包括不同溶质和水的转运率。透析器有以下几种分类方法。

(1)根据结构形状的不同,透析器分为管型、平板型和空心纤维型。目前最常用的透析器为空心纤维型,早期使用的平板型、管型透析器已基本淘汰。空心纤维型透析器由8000~12000根空心纤维构成,纤维内径200~300μm,壁厚5~40μm,空心纤维捆扎成束,放入成形的透析器外壳内,外壳与透析膜之间进行密封处理。血液在空心纤维内流过,透析液在纤维外面以相反方向流动。

(2)根据膜材料的不同,透析器分为3类。①天然纤维素膜透析器,包括铜仿膜、铜氨膜及醋酸纤维素膜透析器等。纤维素表面有游离羟基,可与血液成分反应,生物相容性差。经铜氨处理后纤维表面更光滑,生物相容性提高。②改良或替代纤维素膜透析器,包括血仿膜、双醋酸纤维素膜及三醋酸纤维素膜等。血仿膜是一种替代的铜仿膜,有较好的生物相容性。③合成膜透析器,包括聚丙烯腈(PAN)、聚甲基丙烯酸甲酯(PMMA)、聚砜、聚碳酸酯、聚乙烯-乙烯醇(EVAL)和聚酰胺等,它们有较高的转运系数和超滤系数,生物相容性较好。

(3)根据超滤系数的不同,透析器分2类。①低通量透析器。通常超滤系数≤15ml/(h·mmHg·m^2)。②高通量透析器。超滤系数>20ml/(h·mmHg·m^2),对中分子量物质有相当高的清除率,能清除大分子量的β_2微球蛋白和其他大分子物质。

2.透析器的选择

透析器的选择是决定血液透析方案的一个基本因素。选择透析器主要考虑以下几个方面。

(1)膜材料:目前常用的透析器主要有3种透析膜,包括天然纤维素膜、改良或替代纤维素膜和合成膜。但要注意以下几点:①纤维素膜和合成膜都有高通量和低通量之分。②不应把所有纤维素膜都认为是一样的,同样也不应把所有合成膜都看作是相同的。③各种纤维素膜之间或各种合成膜之间生物相容性可以不同。

(2)透析膜的生物相容性:透析膜作为一种异体物质,可导致患者产生一系列反应。反应包括两方面的内容,一方面是血-膜反应,补体活化后释放过敏毒素,产生一系列的临床和亚临床表现;另一方面是透析器消毒用的消毒剂,如环氧乙烷,它对人体直接产生毒性作用。广义上讲,透析膜的生物相容性是指建立体外循环对患者直接引起的一系列反应,其中血-膜反应是决定生物相容性的最重要方面。另外,膜的形式和通透程度可促使产生或预防热原反应,透析液的温度、成分和抗凝剂种类直接影响患者的血流动力学和膜介导反应的严重程度,交换率和交换方法(弥散和对流)也影响患者的血流动力学稳定。狭义上讲,生物相容性指血液和透析膜间的相互作用,若反应轻微,患者可耐受时,此膜材料为生物相容;若反应严重,影响患者的健康或对患者有害时,则此膜材料为生物不相容。

(3)清除率:清除率和超滤率是评价透析器质量的关键指标,是决定透析方案的主要因素。目前常用小分子物质(相对分子质量<350,如尿素和肌酐)、中分子物质(相对分子质量为350～5000,如维生素 B_{12})、小分子蛋白(相对分子质量为 $8×10^3～25×10^3$,如 $β_2$ 微球蛋白的相对分子质量为 $11.8×10^3$)作为评价透析器清除率的指标。不同膜的清除率见表 4-1。

表 4-1　常用透析膜的清除率

膜	尿素清除率[ml/(s·1.73m²)] 括号内为 ml/(min·1.73m²)数值
铜仿膜	0.84～3.27(50～196)
血仿膜	1.34～3.24(80～194)
铜氨膜	1.77～3.24(106～194)
皂化纤维素酯膜	2.77～2.96(166～178)
醋酸纤维素膜	2.14～3.24(128～194)
聚丙烯腈(PAN)膜	2.47～3.14(148～188)
聚砜膜	2.50～3.21(150～193)
聚乙烯-乙烯醇(EVAL)膜	2.87～2.96(172～178)
聚甲基丙烯酸甲酯(PMMA)膜	2.82～3.24(169～194)
聚醚砜膜	1.40～3.30(84～198)

(4)透析器的超滤系数:早期使用的是低通量透析器,即超滤系数低的透析器;随着透析技术的不断发展和透析液纯度的提高,高通量透析器(即超滤系数大的透析器)在临床中使用越来越多,给患者带来很多益处。

(5)透析器的表面积、血室容积:透析器的表面积与透析器的清除率和超滤系数有关,然而透析器的表面积大小与尿素清除率并不总成正比。表面积大的透析器尿素清除率比表面积虽小但膜孔较多的透析器要低。透析器的血室容积为 30～160ml,但血室容积仅是总体外循环的一部分,总的体外循环血量通常为 160～270ml。

(6)特殊透析器:①双腔血液透析滤器(paired hemodiafiltration,PHF),由置换液过滤器与血液透析滤器串联而成。短的是置换液过滤器,用于过滤置换液,改进了传统置换液补入血路混合方式;长的是血液透析滤器,用于清除血液中毒素。两段中空纤维均采用高通量聚醚砜膜,其高超滤系数满足高容量对流,有助于进一步纯化置换液,治疗舒适、耐受性好,优化 $β_2$ 微球蛋白的筛选,降低慢性炎症发生率,更好地控制贫血,减少对促红细胞生成素(EPO)的需求,提高治疗品质。②双腔透析器(型号为 Supra HFR),由超滤器和透析器连接而成,上段超滤器采用 Syclear O₂ 膜,白蛋白筛选系数为 0.2,下段采用低通量聚醚砜膜。治疗时需与一次性超滤液灌流器一起形成再输入血液透析滤过(hemodiafiltration reinfusion,HFR),即超滤液吸附后再回输至低通量透析器进行透析,达到清除部分蛋白结合毒素和水溶性小分子的目的,同时保留了对人体有益的白蛋白等营养物质。双腔透析器可用于清除慢性肾衰竭患者蛋白结合毒素、风湿免疫、多发性骨髓瘤、系统性红斑狼疮等疾病免疫复合物衍生物。

(7)透析器使用的注意点:①透析器使用时要进行预冲处理,一般用生理盐水或肝素生理盐水 50～100ml/min 冲洗血室,密闭式跨膜循环预冲 5～10min 后用生理盐水 200～300ml/min 将管路透析器内的循环液快速冲净。如怀疑过敏者增加冲洗量。如果过敏反应严重,应换用其他膜材料的透析器,可使用超纯透析液。②首次诱导透析的患者,应选用膜面积小、低效率的透析器,防止失衡反应。③难以药物控制的高血压患者、透析间期体重增加较多、心血管系统稳定性好的患者可选用高通量透析器。④对于小儿患者,根据年龄和体重选用相应的透析器。⑤对于有出血倾向的透析患者,可选用 EVAL 膜以减少肝素用量。

二、水处理系统

要求尽可能清除透析用水中对人体有害的物质、影响透析液电解质浓度的物质、对透析机造成损害的物质,包括不溶性颗粒、可溶性有机物、可溶性无机物、重金属和微量元素、细菌和致热原。

(一)水处理的常用步骤

1. 砂滤

砂滤的目的是滤过可见的杂物及悬浮在水中的胶体物质,如泥土、细菌和金属复合物等。砂滤一般采用多层过滤,砂滤罐从上至下滤过,清洗时水流由下而上反向冲洗,基石起分散水流的作用。滤过功能的好坏取决于进水量的大小和砂的质量与数量,使用寿命则取决于进水的水质和反冲的频率与时间。一般通过观察砂滤前后压力的变化来判断阻塞程度,以改变反冲频率和时间,并决定是否需要更换砂滤。

2. 活性炭吸附

活性炭主要吸附残余氯和各种胶体颗粒,这两种物质对患者危害很大,残余氯反渗膜也无法完全清除,必须通过活性炭吸附。常用的活性炭为颗粒状,有较大的表面积,吸附能力很强。活性炭的吸附能力与它的体积及水质有关,定期冲洗能改善其吸附能力。由于细菌和藻类易在活性炭中繁殖,故必须定期反冲。活性炭要定期更换。

3. 软化

水的软化是为了防止透析患者在透析过程中因水中含有高于正常浓度的钙、镁离子而发生"硬水综合征"。同时也为了防止在下游设备中有碳酸钙生成,堵塞反渗膜和其他设备。通常用钠型阳离子交换树脂,将钠离子与水中的阳离子交换,吸附钙、镁离子,释放钠离子。软化功能与树脂的质和量有关,不同品种的树脂质量差别很大。实际有效面积决定软化能力,它通常不到树脂总面积的 40%。树脂的量应与设计的供水量相适应。树脂饱和后可通过再生过程,用饱和盐水将吸附的钙、镁离子重新置换出来,恢复软化能力。

4. 砂芯滤过

一些颗粒较大的细菌可能通过活性炭流入下游,故通常在用活性炭吸附后加上一个砂芯以滤除之。不同的水处理使用的砂芯规格不同,一般都用能滤除直径在 $5\mu m$ 以上颗粒的砂芯。若这些颗粒不清除会对反渗膜造成不可逆的损害。

5. 反渗(双级)

目前大多数使用的是膜式反渗机。反渗膜对水分子的通透性极高,而对带电离子、胶体物质和微生物的通透性极低。因此,它是水处理的最后屏障,是水处理系统不可缺少的重要组成部分。反渗机的原理是利用高压将水分从供水侧通过膜逆渗透压梯度压入产水侧,供水中的各种离子无法通过反渗膜,因而从废水管道排出。反渗膜能清除 98% 以上的无机溶质和 99% 相对分子质量>300 的有机溶质与细菌,但无法清除化合态氯胺。反渗膜的功能受下列因素的影响:跨膜压、膜的有效面积、膜通透性、供水的水温。反渗膜功能对水温的依赖性很大,15.5℃ 以下的冷水很难处理,而 36.7℃ 以上的热水又会损害反渗膜,一般要求水温为 25℃,冬天水温降低则产水量明显下降。

(二)水处理系统的配置

配置水处理系统主要考虑两方面因素:一是用水量大小,它决定水处理系统的规格和产水量;二是当地水质,它决定采用哪几种方法组成水处理系统。

1.计算用水量

①透析用水量的计算。最大透析机台数×透析机冲洗消毒流量即为透析用水量。②额外用水量的估计,包括配制透析液和消毒液、复用透析器和管路等的用水量。冬季水温降低,产水量减少,所以医疗单位在考虑配置水处理机的同时应注意气候对产水的影响,防止冬季产水不足影响治疗,而一般厂商标注的反渗机的产水量为水温 25℃ 时的标准,所以采购水处理机时应将(透析用水量+额外用水量)乘以 1.6。

2.水质

根据不同地区水质情况,采取不同的净化方式组合。国外的自来水杂质少,软化程度高,配置水处理系统只需活性炭和反渗机。国内一般地区需配置砂滤、炭滤、软化、反渗机等。水质更差的地区应采用双罐并联或串联的方式,若水里含泥土和杂质较多,则应再增加一个砂滤罐。

3.水压

常用水源是自来水,但是自来水的水压如果不能达到要求,通常在水处理机前加个增压泵,将水压提高到 $300\sim500\text{kPa}(2250\sim3750\text{mmHg})$。通过砂滤、炭滤、软化后水压均有下降,在进入反渗机之前水压不得低于 $200\text{kPa}(1500\text{mmHg})$。自来水的供应管道应有两路,防止供水意外而影响产水或者增加自来水箱稳定水源。

4.输送管道系统

水处理系统生产出的反渗水经过管道系统输送到透析机旁,供透析机使用。管道系统的设计及安装一定要非常严格,目前普遍使用不锈钢或者高分子材料。高分子材料价格低、安装方便。为防止细菌和内毒素的污染,要求设计为一个密闭的循环系统,尽量减少旁路引起的水滞留。

目前国内常用水处理系统的配置如下:自来水—加压泵—粗滤芯—砂滤—炭滤—软化—精密滤芯—反渗(双级)—输送管路。

(三)透析用水的检测标准

透析用水来自自来水,血液透析患者每周透析使用数百升透析液,如果透析用水处理不好,水中所含杂物和微量元素可以通过透析膜进入血液,引起并发症。水质不良会导致各种临床表现(见表 4-2)。

表 4-2　水质对血液透析患者的影响

污染物质	浓度(mg/L)	毒性作用及症状
铝	6.0×10^{-2}	透析脑病
钙或镁	88	常出现恶心呕吐、肌无力
硫酸盐	200	恶心呕吐、代谢性酸中毒
氟化物	1.0	骨软化、骨质疏松及其他骨病
硝酸盐	21	高铁血红蛋白血症

续表

污染物质	浓度（mg/L）	毒性作用及症状
钠	300	血钠过高、高血压、肺水肿、呕吐、头痛
铜	4.9×10^{-1}	恶心、头痛、肝损害、溶血
锌	2.0×10^{-1}	贫血、恶心呕吐、发热
致热原	—	畏寒、发热、低血压、休克
氯胺	2.5×10^{-1}	溶血、贫血

1. 化学污染物浓度要求

理想的透析用水必须符合一定的标准，参考中华人民共和国医药行业标准《血液透析及相关治疗用水》（YY 0572—2015），透析用水中污染物的浓度应不超出表4-3、表4-4所列数值。

2. 透析用水微生物要求

①透析用水的细菌总数应不超过 100cfu/ml。干预水平应建立在系统微生物动力学知识之上，通常干预水平是最大允许水平的50%。②透析用水中的内毒素浓度不超过0.25EU/ml。必须建立干预水平，通常是最大允许水平的50%。

3. 水质的监测

①砂滤的监测。砂滤前后压力差的变化反映砂滤阻塞的程度。②炭滤的监测。检测活性炭吸附效果的主要方法是监测水中的氯含量，总氯浓度和游离氯浓度之差反映氯胺的含量。经常测定自来水的氯含量有助于了解当地不同时期自来水的氯含量的变化。如出现下列情况要加强测定水质：自来水中的氯含量增高；炭滤使用时间较长；患者出现难以解释的贫血加重，并且贫血人数多。

4. 软化的监测

软化水的监测主要指测定水中钙、镁离子的含量或测定水的硬度。目前用专用指示剂作定性分析，可精确了解树脂的交换能力和再生能力。

表4-3　透析用水中化学污染物和透析溶液中电解质的最高允许浓度

污染物	最高允许浓度（mg/L）
血液透析中已证明有毒性的污染物	
铝	0.01
总氯	0.1
铜	0.1
氟化物	0.2
铅	0.005
硝酸盐（氮）	2
硫酸盐	100
锌	0.1
透析溶液中的电解质	
钙	2（0.05mmol/L）
镁	4（0.15mmol/L）
钾	8（0.2mmol/L）
钠	70（3.0mmol/L）

表4-4　透析用水中微量元素的最高允许浓度

污染物	最高允许浓度（mg/L）
锑	0.006
砷	0.005
钡	0.1
铍	0.0004
镉	0.001
铬	0.014
汞	0.0002
硒	0.09
银	0.005
铊	0.002

5.反渗情况的监测

反渗水的水质通常由电导率来反映。在一般情况下,反渗膜的阻塞引起产水量减少,水质不会改变。如电导率增高,则很可能是软水旁路阀被打开,或者是反渗膜破损。

(四)水处理系统的进展

血液透析中心是一个系统,系统内各环节就像一根完整的链条,任何环节的疏漏都会导致整个系统失去作用。在传统的血液透析中心,反渗机及其输送水管路系统就是最薄弱的环节。应用国际领先的一体化热消毒技术,可带动血液透析机同时进行热消毒,做到全血液透析系统热消毒。循环式热消毒模式的优点为采用无死腔热水储水箱,配合交联聚乙烯(PEX)管路及专业热绝缘材料,保证有效高温,达到消毒作用。PEX 管路热稳定性极佳,无需化学制剂黏合,无需焊接,无焊接造成的微创面,微生物不易附着,不锈不腐,抗老化,寿命达 50 年。

国际上血液透析用水的流行趋势是采用双级反渗系统,目的是进一步提高透析用水的安全性,减少血液透析的相关并发症,获得长期高质量的血液透析。无论在化学品质还是生物学品质方面,带热消毒双级反渗系统都是最新的发展方向。

三、透析液

(一)透析液供给系统

透析液供给系统可分成三类。

(1)传统的单机独立供液:单机独立供液系统的透析机都有透析液的配比系统,其透析液混合过程需每个透析单元准备 A 浓缩液、B 浓缩液或 BiCart 干粉与反渗水在每台机器内进行。其优点是可以通过改变浓缩液的成分、改变配制比例来控制透析液中离子浓度,有利于实现个体化透析处方;单台机器各有配比系统,如发生故障不影响整个透析室的正常运转。缺点是每台机器造价偏高。

(2)中央浓缩液供应系统(central concentrate delivery system,CCDS):仍适用于具备配液功能的单独透析机,在水处理间/配液间分别输送 A 浓缩液、B 浓缩液和反渗水到透析机,由透析机配液系统完成三者混合,成为一种可以直接使用的透析液,可以根据患者需要改变透析液浓度和比例进行个体化透析。其优点是节省劳力,只要加强管理,保证超纯透析用水和输送系统无污染,基本不会发生群体不良事件。

(3)中央透析液供应系统(central dialysate delivery system,CDDS):适用于没有透析液配比系统的透析机。中央透析液供应就是将透析液配比系统与透析机分离,由中心供液系统供给多台透析机使用。其优点是可减少机器成本、节省工作时间及工作人员的劳力。缺点是由于透析液成分固定,无法进行个体化透析;对配比系统的可靠性及安全性要求高;若有急诊临时透析需将中央透析液供应系统全都打开。

(二)透析液的配比

透析液一般由透析液配制装置将浓缩透析液与透析用水按一定的比例混合而成。不同厂家生产的透析机要求的透析液比例也不同。透析机一般有两个浓缩泵,分别是酸性浓缩泵和碳酸氢盐浓缩泵。一般使用陶瓷比例泵、计量比例泵、硅油比例泵,陶瓷比例泵耐磨且排量精确可调,可准确控制混合比例。一般将反渗水与含有钾、钠、氯、钙、镁等离子的酸性浓缩液混合,使 pH 在 2.7 以下,再与碳酸氢钠浓缩液混合,使 pH 在 7.2 左右。由于碳酸氢盐浓缩液不稳定,易分解成水和二氧化碳,故应在透析前临时配制,存放的容器应密闭,避免加热。新型透析机采用碳酸氢钠粉剂溶解装置,由机器直接将粉剂溶解、稀释到所需浓度,这样无需人工配制,也保证了碳酸氢钠的浓度,但碳酸氢钠粉剂必须精制、易溶解,并应选择供静脉用的粉剂。其缺点是价格昂贵。

不同类型的机器浓缩液的配方稍有不同,是按不同的比例进行配比的。浓缩液比例泵的转速决定浓缩液的抽吸量,因此透析液的浓度是由浓缩液比例泵的转速来调节的。现代血液透析机大多有钠离子调节系统,可根据临床需要调节浓缩液比例泵的转速来改变透析液钠离子浓度,达到个体化透析的目的。有两种调节方法,即手工与自动调节。手工调节即在透析的任何时候调节;自动调节则是在透析前将钠离子的浓度及改变的方式、时间、范围都设置好,然后在透析中自动调节。值得注意的是,一旦比例泵失灵,不要随意调节透析液的比例,请工程师维修后必须进行透析液的电解质测试,测试结果在正常的范围内才能进行透析。

(三)透析液的监控

(1)电导率:透析液的浓度是通过对透析液的电导率的监测获得的。电导率代表被测物的导电能力,表示透析液中各种离子的总量。由于钠离子占其中离子的绝大部分,因此透析液的电导率主要反应钠离子的浓度,正常范围为 $13.8 \sim 14.2 \mathrm{mS/cm}$。钠浓度过高时易口渴、心力衰竭;钠浓度过低引起肌肉痉挛、低血压。

(2)温度:透析液的温度监控与电导率监控类似。通过透析液管道上的热敏电阻探头测定透析液的实际温度,传送到微处理器与设置值进行比较后,再对加热器进行反馈调节。透析液的正常温度为 $36.5 \sim 38 ℃$,若温度过高会引起溶血,若温度过低患者会发冷、寒战。

(3)pH:透析液的 pH 受透析液成分的影响。pH 的测定意义与电导率相同。理想的pH 应该为 $7.1 \sim 7.3$,因为透析液 pH 的高低与透析患者酸中毒的纠正没有直接关系,而与透析液中碳酸氢根含量有关。如果 $pH > 7.3$,将会引起碳酸钙沉淀,堵塞透析机管道。

(4)旁路阀:这是透析液供给系统十分重要的控制装置。在正常情况下将配制好的透析液通过该阀送往透析器,一旦透析液的电导率发生异常、血液管路检测到空气、透析器发生漏血报警,旁路阀立即关闭通往透析器的通道,提醒排除故障,确保患者的安全。

(5)漏血报警探测:一般运用红外线探测出口透析液中是否有血液,如果透析器膜破裂,血漏出到透析液,漏血探测器即刻报警,停止血泵,阻止透析液流入透析器。如果确定漏血,必须更换透析器。

(6)透析液成分和浓度:在血液透析过程中,血液隔着透析膜与透析液中的溶质进行交换,达到清除代谢产物并纠正水电解质和酸碱平衡紊乱的目的。血液与透析液之间溶质的移动,除与透析膜的特性与结构有关外,尚与透析液的成分及浓度有关。为了达到透析效果,维持机体内环境的稳定,透析液应具备下列条件:①能充分清除体内的代谢废物,如尿素、肌酐、尿酸和其他有毒物质。②能维持机体电解质和酸碱平衡,如钾、钠、钙、镁、碳酸盐。③能保留机体所需的物质,如葡萄糖、氨基酸等。④能维持一定的渗透压,与血浆相等。⑤使用、配制方便,各种成分之间不产生化学反应,不产生沉淀。

血液透析常用的碳酸氢盐透析液的成分和浓度见表 4-5。透析液成分与人体内环境相似,主要有钾、钠、钙和镁四种阳离子,氯和碱基两种阴离子,部分透析液含有葡萄糖。

人体内的钠主要存在于细胞外液,它对维持血浆渗透压和血容量起重要作用。透析液中的钠离子浓度是决定透析液渗透压的主要因素,对透析患者心血管系统稳定性起重要作用。常用透析液的钠离子浓度为 135～145mmol/L。少数患者用低钠(钠离子浓度<130mmol/L)或高钠(钠离子浓度>145mmol/L)透析液。①低钠透析。低钠透析的目的是纠正患者的高血压,要使透析液中的钠离子浓度低于血浆,使钠弥散丢失,以清除透析期间蓄积在体内的盐和水。低钠透析时患者无口渴感,透析间期体重增加不多。血液透析时部分溶质被清除,血浆渗透压下降,液体从细胞外转移到细胞内,使血容量减少,易发生低血压、肌肉痉挛等不良反应。

表 4-5　常用碳酸氢盐透析液的成分和浓度

成分	浓度
Na^+	135～145mmol/L
K^+	0～3.0mmol/L
Ca^{2+}	1.25、1.5、1.75mmol/L
Mg^{2+}	0.5～0.75mmol/L
Cl^-	100～115mmol/L
Ac^-	0～4mmol/L
HCO_3^-	30～40mmol/L
葡萄糖	0～25g/L
pH	7.1～7.3

大面积、高通量透析技术使溶质清除更快。增加血浆晶体渗透压可大大改善血流动力学的稳定性,最简便可靠的方法就是增加透析液的钠离子浓度。②高钠透析。这种透析的目的是减少失衡综合征的发生。心血管系统不稳定者、老年或小儿患者对高钠透析比低钠透析有更大的耐受性。使用高钠透析可减少透析间期低血压、肌肉痉挛的发生;但也有一定的不利影响,如明显的口渴、体重增加过多等。③可调钠透析。在透析开始至结束的过程中,透析液钠离子浓度呈现从高到低或从低到高的动态变化,以保持透析中血钠的高水平,有利于细胞内水分向细胞外转移,维持血容量稳定。可调钠透析可明显减少肌肉痉挛、低血压、失衡综合征的发生,更有利于稳定心血管功能。

健康人体内钾的含量大约为 50mmol/kg 体重,2％分布于细胞外液,98％分布于细胞内液。通常透析液钾离子浓度为 0～3mmol/L。细胞内外钾的转移受许多因素的影响,调节这些因素可改变透析中钾的清除率。这些因素包括血浆氢离子浓度、血浆张力、血糖和胰岛素浓度等。透析时血清钾浓度的改变对血流动力学有重要的影响,包括两个方面,一是低钾血症对血管平滑肌细胞膜上的钠钾泵的影响,它增加骨骼肌、皮肤和冠状动脉血管床的阻力,并提高血管床对内源性加压素的敏感性,从而引起血压升高;另一个则是低钾血症可加强高钙血症引起的心肌收缩作用。

透析液中的钙离子浓度对透析患者维持机体钙的动态平衡起重要的作用。一般透析液中的钙离子浓度为 1.25、1.5、1.75mmol/L。目前常用透析液钙离子浓度一般为 1.25mmol/L 或 1.5mmol/L;当患者有高钙血症时,透析液钙离子浓度调至 1.25mmol/L;当患者有低钙血症时,透析液钙离子浓度调至 1.75mmol/L。钙离子对神经、肌肉的兴奋传导具有生理学活性作用。体内缺钙会引起手足抽搐和骨营养不良。现大多将大剂量的含钙结合剂和大剂量骨化三醇(罗盖全)与低钙透析液结合使用,以控制高磷血症,纠正继发性甲状旁腺功能亢进,同时避免发生高钙血症。

正常血镁浓度为 0.8～1.2mmol/L,肾衰患者血镁浓度增高,但一般不超过 1.75mmol/L。用含镁药物时可引起血镁浓度明显升高。高镁血症可抑制甲状旁腺分泌。透析液镁浓度一般为 0.5～0.75mmol/L。

氯离子是透析液的主要阴离子之一,透析液氯离子浓度与细胞外液相似,一般为 $100\sim115$mmol/L。

按葡萄糖浓度的不同,透析液分为两种:含糖透析液和无糖透析液。初始血液透析时,透析液中加入葡萄糖主要是为了提高透析液的渗透压,增加超滤,在一定程度上避免低血压、神经功能紊乱和血浆渗透压改变,避免低血糖症状的发生。但含糖透析液比较容易被细菌污染,有利于细菌生长。由于容量超滤的广泛应用,现透析液中糖浓度一般为 $2\sim5$g/L,或不含葡萄糖。然而,使用无糖透析液时患者在透析过程中可能发生低血糖,所以在临床上糖尿病患者应注意监测血糖。

尿毒症患者有代谢性酸中毒,血中的碳酸氢根减少,需要由透析液来补充。根据碱基的不同,透析液可分为3种,即醋酸盐透析液、乳酸盐透析液和碳酸氢盐透析液。乳酸盐透析液目前已基本不使用。醋酸盐透析液由于易引起血流动力学不稳定,产生低氧血症及失衡综合征,目前临床也很少使用。现重点介绍碳酸氢盐透析液。

碳酸氢盐为正常血浆中的缓冲碱,可直接进入血中补充血浆碳酸氢根的不足,纠正酸中毒作用快。碳酸氢盐透析液能使患者耐受较多超滤而不发生低血压,尤其对心血管功能不稳定的老年患者、糖尿病患者和病情危重患者较为安全。碳酸氢盐浓度为 $30\sim40$mmol/L,符合患者的生理要求。碳酸氢盐透析液配制较麻烦,必须将酸性和碱性浓缩液分开,避免形成碳酸钙和碳酸镁沉淀。碳酸氢盐不断释放二氧化碳气体,使碳酸氢盐浓度逐渐降低;碳酸氢盐透析液易被污染,细菌比较容易生长。因此,碳酸氢盐最好以固体形式保存,现配现用。

(四)透析液的配制

不同的透析机型号使用的透析液配方有所不同。不同的浓缩液可满足不同患者的要求。碳酸氢盐透析液分为 A 和 B 两液。

(1)A 浓缩液的配制:最早期取氯化钠 218.68g、氯化钾 5.54g、氯化钙(含 2 个水分子)10.08g、氯化镁(含 6 个水分子)7.54g、冰醋酸 4.69g,加蒸馏水 1L。目前使用的有成品的 A 浓缩液和成品的 A 透析干粉,配制前按说明书加反渗水进行配比。

(2)B 浓缩液的配制:最早期将 588g 碳酸氢钠放入搅拌桶内,加反渗水至 7000ml,拧紧盖子,轻轻晃荡,几分钟后,碳酸氢钠完全溶解即可使用。目前使用的有 BiCart 干粉、成品的 B 浓缩液和成品的 B 透析干粉,也可集中配制。一般按照当天上午或下午透析的人次所需的剂量放入搅拌桶内,加上反渗水配制成所需的浓度,等透析液混匀后进行过滤,分别装入无毒的容器内,标识清晰,也可通过管道进行中心供液。在配制透析液时须注意以下几点:①配制 B 浓缩液的搅拌桶应标识清晰。②搅拌桶的材料为无毒的,搅拌桶每次用完后要冲洗干净,并保持干燥,防止细菌生长。③存放透析液的桶用完消毒后一定要用反渗水或蒸馏水冲洗干净,并且晾干。④存放透析液的桶及搅拌桶定期用 0.3% 过氧乙酸或氧化酸性电位水消毒,每月做细菌培养一次。⑤冬天碳酸氢钠溶解度差,不能盲目加温,以免影响 pH 值;B 浓缩液必须每日配制。

(五)透析液的质量控制

透析液细菌培养应每月一次,透析液的内毒素培养至少每 3 个月一次。必须建立干预水平,通常是最大允许水平的 50%。每台透析机的透析液的细菌素、内毒素检测至少每年一次。

四、透析机的基本结构

虽然市场上透析机品牌多,但基本构造可分为两大类,一类是经典的血液透析机(也称个人机),另一类是无透析液配比装置的血液透析机(也称多人机)。传统的血液透析机是一个较为复杂的机电化设备,由体外循环系统、透析液配比供给系统、微电脑监控系统组成。无透析液配比装置的血液透析机相对来说是一个较为简单的机电化设备,由体外循环系统、微电脑监控系统组成。目前透析机的自动化程度不断提高,市场上已有自动预冲、自动补液、自动回血功能的机器。在透析过程中,透析机接受操作人员的指令,负责控制和监测各种参数,以保证整个透析系统及透析过程安全、持续、有效进行。

第四节 血液透析常见并发症及处理

血液透析并发症根据其发生的时间分为即刻并发症和远期并发症。前者是指并发症发生在透析过程中,发生快,病情重,需立即治疗;后者是指并发症发生在透析相当长一段时间后,起病缓慢,但病情重、危害大,需加强预防。

一、即刻并发症

(一)低血压

透析中低血压(in the dialysis hypotension,IDH)是指患者在血液透析过程中收缩压下降大于 20mmHg,或平均动脉压下降 10mmHg 以上,且伴有临床症状。低血压是血液透析过程中常见的急性并发症之一,发生率为 25%～50%。

1.透析相关的低血压

(1)有效血容量减少:最为常见。其中发生于透析开始后 1h 内的血压下降称透析早期低血压,主要原因是体外循环血流量增加,血管收缩反应低下,引起有效血容量不足,多见于年老体弱、心血管不稳定的透析诱导期患者。透析中、晚期低血压,多见于超滤过多(低于干体重)、过快(大于毛细血管再充盈率),有效循环血量减少,导致血压下降。

(2)渗透压降低:在透析中当溶质清除过快时,血浆渗透压迅速下降,驱使水分向组织间和细胞内转移,也可导致有效血容量减少而发生低血压。

(3)透析膜生物相容性较差:可产生一系列扩血管炎性因子,诱发低血压。

(4)醋酸盐透析液不耐受:患者可因血管扩张,外周阻力降低而导致心排血量下降,引起低血压。

(5)致热原反应等。

2.患者自身因素相关的低血压

(1)自主神经系统功能紊乱:多为压力感受器反射弧缺陷,导致心血管代偿机制障碍,血压不稳定。

(2)内分泌因素:如心钠素、前列腺素代谢失衡及激素功能障碍。

(3)使用降压药物:如血管紧张素转换酶抑制剂(angiotensin converting enzyme inhibitor,ACEI),特别是透析前服用降压药物,降低了机体由容量减少引发的缩血管反应,容易发生透析中低血压和透析后体位性低血压。

（4）尿毒症所致的心肌疾病、心包炎、心功能不全、心律不齐等。

（5）透析过程中进餐：进餐可使迷走神经兴奋，分泌大量消化液，胃肠血管扩张，血液分布于消化系统，导致有效循环血量减少，引起低血压。

（6）严重感染、重度贫血、低蛋白血症、严重创伤、出血、剧痛等。

3.临床表现

少部分患者发生低血压时无任何症状，但大多数患者早期可出现一些特殊症状，如打哈欠、便意感、背后酸痛等，需细心观察并及早处理。低血压典型症状是恶心、呕吐、冷汗、肌肉痉挛等，重者常表现为呼吸困难、面色苍白、头晕、焦虑、黑蒙、心率加快、一过性意识丧失，甚至昏迷。

4.处理

透析患者发生低血压时，应迅速将患者采取头低足高位，将超滤率调为零，立即快速静脉输入生理盐水 100～200ml，并同时通知医生。如停止超滤、扩容后低血压仍不能缓解，可遵医嘱给予高渗葡萄糖液、血浆和白蛋白，以提高血浆渗透压。上述处理后仍不好转，应立即使用升压药物，并应积极寻找有无其他诱发原因，以便采取相应的抢救措施。如患者出现神志不清、呕吐，应立即让其平卧，头侧向一边，防止窒息。

5.预防

对于首次透析患者要解除思想顾虑和惧怕心理，主张诱导透析。对于容量相关因素导致的透析低血压患者，应限制透析间期钠盐和水的摄入量，控制透析间期体重增加不超过3%～5%，重新评估干体重，适当延长每次透析时间（如每次透析延长 30min）等。与血管功能障碍有关的透析低血压患者，应调整降压药物的剂量和给药时间，如透析前停服降压药物，改为透析后用药；避免透析中进食，可以让患者在透析前后进食，特别是透析前一餐可以充足进食；改变治疗模式（如采用低温、可调钠透析，序贯透析或血液滤过）；在透析方案上应尽量使用生物相容性好的透析膜，主张碳酸氢盐透析。严重低蛋白血症者，透析中可输入血浆、白蛋白和其他胶体液以维持其血浆渗透压。积极处理患者心血管并发症和感染。口服选择性 α_1 受体激动剂盐酸米多君（midodrine）可以减少透析过程中低血压的发生。

为防止低血容量引起低血压，需选择预冲量小的透析器和动静脉管路，必要时应用白蛋白生理盐水预冲液全预冲上机。

（二）失衡综合征

失衡综合征指在透析中、后期或结束后不久出现的与透析有关的以神经系统症状为主的一组综合征，发生率为 3.4%～20.0%。易发生于：①初次或诱导透析或透析间期过长的慢性肾衰竭患者；②急性肾衰竭、透析前尿素氮和肌酐较高者；③使用大面积高效透析器、血流量大、超滤过快、透析时间长者。

1.原因

（1）血脑屏障学说：大多数学者认为其与脑水肿有关。在透析过程中血液中溶质急剧下降，而脑组织及脑脊液中尿素氮和肌酐等物质浓度下降较慢，血浆渗透压相对于脑细胞而言呈低渗状态，水从外周转入脑细胞中，引起脑水肿。

（2）低氧血症致脑缺氧。

（3）弥散学说：透析时酸中毒纠正过快，二氧化碳比碳酸氢根较易透过血脑屏障而使脑脊液的 pH 下降，导致脑脊液及脑组织反常性酸中毒等。

2.临床表现

早期表现为恶心、呕吐、不安及头痛等,进一步发展为定向力障碍、嗜睡、行为异常等。严重者表现为抽搐、精神失常、惊厥、扑翼样震颤、癫痫样发作、木僵、昏迷,甚至死亡。

3.处理

(1)轻者予吸氧,减慢血流速度,遵医嘱静脉注射高渗溶液、20％甘露醇静脉滴注,可酌情予镇静剂,缩短透析治疗时间。

(2)抽搐、昏迷者要保持呼吸道通畅,给予相应处理。

(3)症状严重者应立即停止透析,并根据病情采取必要的抢救措施。

4.预防

首次透析:诱导透析时间≤2～3h,血流量不超过200ml/min,透析液流量可相应调小,并应用膜面积较小、清除率较低的透析器,避免在诱导透析时使用低钠透析。维持性透析者:采用钠浓度曲线序贯透析可降低失衡综合征的发生率。另外,规律和充分透析、增加透析频率、缩短每次透析时间等对预防失衡综合征有益。

(三)肌肉痉挛

在透析治疗中,肌肉痉挛发生率约20％,一般发生在透析中、后期,并常与低血压有关,但极少数患者发生肌肉痉挛时,先前无低血压倾向。

1.原因

透析中低血压、低血容量、超滤速度过快及应用低钠透析液治疗等导致肌肉血流灌注降低,引起肌肉痉挛。电解质紊乱和酸碱失衡也可引起肌肉痉挛,如低镁血症、低钙血症、低钾血症等。

2.临床表现

肌肉痛性痉挛多发生在透析的中后期,尤以老年人多见。肌肉痉挛性疼痛为主,好发于下肢,如足部、腓肠肌,少数以腹部表现突出。一般持续约10min,患者焦虑难忍。

3.处理

根据医嘱采取降低超滤速度,输入生理盐水100～200ml、10％葡萄糖酸钙、10％氯化钠或高渗葡萄糖可使症状缓解。对痉挛肌肉采用外力按摩也有一定的疗效。

4.预防

针对可能的诱发因素,采取预防措施。

(1)防止发生透析低血压及透析间期体重增加过多,每次透析间期体重增加不超过干体重的3％～5％。

(2)适当提高透析液钠离子浓度,采用高钠透析或者可调钠透析。

(3)积极纠正低镁血症、低钙血症和低钾血症等电解质紊乱。

(4)鼓励患者加强肌肉锻炼。

(四)透析器反应

透析器反应既往又名"首次使用综合征",主要是应用新透析器及管路时在短时间内出现的过敏反应,多发生在透析开始数分钟至1h。但也见于透析器复用患者,故目前统称为透析器反应,包括过敏型(A型)和非特异型(B型)两种。

1.A型透析器反应

(1)病因:可能与透析器膜材料、管路和透析器的消毒剂(环氧乙烷)、肝素过敏、透析液污染、血管紧张素转换酶抑制剂(ACEI)应用者、高敏人群等有关。

(2)临床表现:临床中较少见,<5次/10000透析例次。常发生在透析开始的5~30min内,包括焦虑不安、皮肤瘙痒、荨麻疹、咳嗽、流涕、打喷嚏、腹部绞痛、腹肌痉挛和(或)腹泻、血管性水肿,甚至呼吸困难、休克及死亡。

(3)处理:立即终止血液透析,夹住透析管路,丢弃透析管路和透析器中血液,并积极对症处理,包括吸氧,使用肾上腺素、抗组胺药和激素。病情严重者给予心肺功能支持。

(4)预防:透析前应按透析器说明书,规范预充透析器及透析管路。对于已发生过透析器反应的患者,应避免使用同样膜材料和消毒方法的透析器,可选用γ射线或蒸汽灭菌的生物相容性好的透析器。高危人群透析前可遵医嘱使用抗组胺药,并停用ACEI类药物。

2. B型透析器反应

(1)病因:认为是补体激活所致,与应用新的透析器及生物相容性差的透析器有关。

(2)临床表现:较常见,一般在透析开始后20~60min出现,主要表现为胸痛伴或不伴背痛,少数伴有不同程度的恶心、呕吐、皮肤瘙痒和难以表达的不适感。

(3)处理:B型透析器反应多较轻,明确病因,排除心等器质性疾病,给予吸氧及对症处理即可,勿需终止透析。

(4)预防:使用生物相容性更好的透析器,应用肝素生理盐水密闭式跨膜循环进行规范预冲,然后将循环液快速排净,从而减少透析器反应发生。

(五)心律失常

心律失常发生率约为50%,是猝死的主要原因之一。

1. 病因

导致透析中心律失常的主要病因仍是电解质异常或酸碱平衡紊乱,如高血钾、低血钾、低碳酸血症等,透析前服用降压药物,尤其是透析患者因纠正心力衰竭常服用洋地黄制剂,在同时伴发低钾血症的时候最易引起心律失常。ACEI类药物的服用可引起高钾血症而致心律失常。患者并发的心肌病变、冠心病、心力衰竭、心包炎、严重贫血等也易诱发心律失常。透析中超滤量过大,血流动力学不稳定,各种血管活性物质的产生也易导致心律失常。

2. 临床表现

临床上可出现各种类型的心律失常,以心房扑动、心房颤动最为常见,室性心律失常以频发室性期前收缩为主,严重者可有心室颤动。临床症状常无特异性,可伴心悸、头晕、黑蒙、晕厥,严重时可发生阿-斯综合征,甚至猝死。

3. 处理

轻症患者可以减小血流量,给予吸氧、心电监护,安抚患者减轻紧张情绪,伴有低血压患者可以适当补充生理盐水,急查电解质、血气分析,纠正电解质、酸碱平衡紊乱。重症患者可根据心律失常的类型给予不同的抗心律失常药物,必要时可遵医嘱终止透析。

4. 预防

①去除病因,纠正电解质紊乱和酸碱平衡失调,改善贫血和营养不良。②避免过快、过量超滤,防止血流动力学变化太大造成低血压,反复发生严重心律失常者应改行腹膜透析。③应用合适的抗心律失常药物,快速性心律失常选用β受体阻滞剂、利多卡因、胺碘酮等;缓慢性心律失常常选用阿托品、异丙肾上腺素。高血钾引起的心律失常应紧急透析,给予5%碳酸氢钠或乳酸钠、氯化钙、胰岛素加葡萄糖等。严重心律失常如室上速、心室颤动可应用

利多卡因和胺碘酮、普罗帕酮等。药物治疗无效者可采用电复律或安装心脏起搏器。

(六)空气栓塞

空气栓塞指在透析过程中空气进入人体引起的血管栓塞，是透析治疗中的严重并发症，常有致命性危险。

1. 常见原因

①透析管路泵前补液完毕，未及时夹住管道，致使空气被吸入血流。②透析器或体外循环血液管路破裂、漏气。③预冲透析器和体外循环血液管路时未排尽空气。④内瘘穿刺针周围漏气，管道连接不严，接头处松动。⑤透析机除气设备失灵，如肝素注射器漏气或空气捕捉器破损。⑥透析结束时回血不慎，将空气输入血中。

2. 临床表现

空气进入体内后导致的严重程度与进入人体内空气的量、速度及栓塞的部位有关。若少量空气呈微小泡沫缓慢进入血液，则可溶解入血或由肺呼出，不发生任何症状。随着空气进入人体的量的不同，轻者可出现阵发性剧咳、气急、胸闷、胸部有压迫感、发绀，严重者可出现抽搐、昏迷甚至死亡。

3. 处理

一旦发生空气栓塞应立即夹住静脉端透析管路，停止血液透析，通知医生，同时抬高下肢，使患者取头低足高左侧卧位，使空气进入右心室顶端，不进入肺动脉入口。当出现严重心排血障碍时，应考虑行右心室穿刺抽气。急诊处理过程中，切忌行心按摩，以免空气进入肺血管床和左心室而引起全身动脉栓塞。心肺支持，包括吸纯氧，采用面罩或气管插管，有条件的可在高压氧舱内加压给氧。必要时应用激素或呼吸兴奋剂。

4. 预防

空气栓塞是威胁患者生命的严重并发症之一，治疗较困难，一旦发生，死亡率极高，应以预防为主。①上机前正确安装血路管及透析器，并严格进行规范预冲，排尽血路管及透析器气泡。注意检查血路管及透析器是否破裂。②慎用泵前补液，特殊情况需补液的可用点滴输液报警器或输液泵进行补液，加强巡视，严防空气进入血液循环系统。③操作人员要严格按照操作规程，进行密闭式回血，忌用空气回血，不可违规先打开空气监测阀。④随时注意静脉壶的液面在3/4处，避免液面过低。⑤定期检测透析机空气报警装置的性能，确保安全运行。

(七)溶血

透析时发生急性溶血是严重的急性并发症之一。

1. 病因

①透析用水或透析液温度过高。②血泵和管道内红细胞机械损伤。③透析液钠离子浓度过低。④残留的消毒剂未冲洗干净。⑤透析用水中的氧化剂和还原剂(如氯胺、铜、硝酸盐)引起红细胞脆性增加。⑥血液透析中异型输血。⑦透析液成分异常。

2. 临床表现

患者常感气急、烦躁、胸部紧压感、腰背痛，可伴有发冷、发热、低血压、心律失常、血红蛋白尿、呼吸困难等，严重者昏迷。实验室检查发现血细胞比容下降，血离心后血浆呈淡粉色，并伴有高钾血症，静脉回路血液颜色变黑或呈紫红色。

3. 处理

一旦透析时发生溶血应立即关闭血泵，停止透析，夹住静脉管道，丢弃体外循环血液。

给予患者吸入高浓度氧,并输入新鲜血。对症治疗高钾血症、低血压、脑水肿等。在纠正溶血原因后,严重高钾血症者可重新开始透析治疗。

4.预防

主要预防步骤包括:①透析器及透析管路在上机前要用肝素生理盐水密闭式跨膜循环预充,并将循环液快速排净,以清除残留的消毒剂和有害颗粒。②透析用水要使用反渗装置处理,并定期维护。③透析机需装有高温监视装置并确保安全运行。④严密监视透析液的浓度及质量。⑤严格查对制度,杜绝异型输血。

二、远期并发症

随着血液净化技术的不断发展,维持性透析患者长期生存率及生活质量不断提高。但是,血液透析所致的远期并发症在透析数年后相继出现,诸如心血管系统疾病、继发性甲状旁腺功能亢进、透析相关性淀粉样变、慢性炎症反应、透析性骨病等。这些远期并发症是影响患者长期生存率及生活质量的危险因素,因此透析患者早期发现及时防治远期并发症显得尤为重要。

(一)心血管系统疾病

在血液透析的远期并发症中,心血管系统疾患所占的比例最高,危害性最大,因心血管系统并发症致死的人数占所有透析患者死亡的50%,是血液透析患者最常见的死亡原因。

1.高血压

高血压是心、脑血管并发症最重要的独立危险因素。据统计,有近80%的尿毒症患者伴有高血压,尤其在肾小球肾炎、原发血管病变或糖尿病肾病透析患者中高血压发病率高达90%～100%。

(1)病因:尿毒症患者血压持续增高的主要因素与其心排血量和外周血管阻力增加等密切相关,包括:①水、钠潴留导致容量负荷增加。②肾素血管紧张素系统(rennin angiotensin system,RAS)激活,其血浆肾素活性显著增高。③细胞内游离钙增加与甲状旁腺激素水平增高。④自主神经系统病变导致交感神经系统功能紊乱等。

(2)临床表现:可分为透析中和透析间期高血压。透析过程中平均动脉压(mean arterial pressure,MAP)较透析前升高≥15mmHg,界定为透析中高血压;透析间期高血压是患者在透析充分的状态下收缩压(SBP)≥140mmHg和(或)舒张压(DBP)≥90mmHg。主要表现为头痛、焦躁不安或无明显症状。

(3)防治措施:①保持理想的干体重。对维持性血液透析患者应加强饮食指导,限制水、钠摄入。及时评估干体重,纠正容量负荷过度,使每次透析达到准确的干体重,如此可使65%～80%的患者高血压得到控制。②合理使用降压药。可选用血管紧张素系统抑制剂(rennin angiotensin system inhibitor,RASI),如 ACEI、血管紧张素Ⅱ受体阻滞剂(angiotensin 2 receptor blocker,ARB)、钙通道阻滞剂(calcium channel blocker,CCB)、β受体阻滞剂等单药或联合治疗。用药原则:联合用药,增加疗效,减少不良反应;对减少或减轻并发症有益;选用长效制剂,每日服用一次,提高依从性;尽量选择不被透析清除的药物。一般不建议透析前服用降压药以防透析中发生低血压。③对难治性高血压,应积极寻找原因对症治疗,如患者对饮食控制和服药的依从性;降压药的剂量、给药时间及药物之间相互作用;同时存在肾动脉狭窄、甲状腺功能亢进症或甲状旁腺功能亢进、高钙血症等。④减少高胆固醇类及脂肪类饮食摄入,并适当运动。⑤改变透析模式,可降低透析液钠浓度,选做HF、HDF、CRRT治疗模式。

2. 左心功能不全

(1)病因:综合因素所致,包括高血压、水钠潴留、贫血、动静脉瘘、动脉粥样硬化、尿毒症毒素蓄积、营养不良和低蛋白血症等。

(2)临床表现:由于左室顺应性明显降低,当容量负荷加重时极易引起肺充血和急性肺水肿;相反,当水钠丢失和容量减少时,又易使心排血量锐减,引起冠状动脉灌注不足,诱发心绞痛或心肌梗死。

(3)防治措施:充分透析可改善心肌收缩功能,而合理的脱水对维持透析患者理想的干体重尤为重要。应选用碳酸氢盐透析。此外,要积极控制高血压、纠正贫血和进行营养支持。

3. 心包炎

心包炎是慢性肾衰竭晚期的常见并发症,按其发生时间与透析治疗开始先后的关系分为早期心包炎和迟发性心包炎两大类。

(1)病因:发病机制尚未完全肯定,可能与以下因素有关:①尿毒症毒素蓄积。②水钠潴留。③病毒感染。④免疫异常。⑤营养不良。⑥血小板功能异常、凝血机制障碍以及抗凝过度等。

(2)临床表现:①早期心包炎(尿毒症心包炎),多见于透析治疗开始前或治疗后不久(2周内)尚未充分透析的尿毒症患者,表现为心前区不适、闷痛,以立位或前倾位较明显;心包摩擦音几乎存在于所有心包炎患者,但常在2～4d内消失。对于在透析过程中经常出现低血压的尿毒症性心包炎患者,应考虑大量心包积液的存在。心电图检查结果无特异性,房性心律失常为常见的心律改变,X线检查可见心影扩大,超声心动图对诊断心包积液有较大价值。②迟发性心包炎(透析相关性心包炎),是指透析治疗开始后(2周～2个月后)才出现的心包炎或心包积液。患者常无明显临床症状,心包摩擦音发生率较低,血液透析时易有难以解释的低血压。可以通过超声心动图诊断心包积液的存在。当发展至缩窄性心包炎时,主要表现为右心功能不全,极易误诊为充血性心力衰竭。③大量心包积液持续不消或反复发生者,极易发生急性心包填塞。如血透过程中突然出现烦躁不安、呼吸困难、发绀、大汗淋漓,伴收缩压下降甚至休克,应高度怀疑心包填塞。

(3)防治措施:首先要鉴别是早期心包炎还是迟发性心包炎,因两者在治疗方法的选择上有所不同。前者以加强透析为主,一旦确立尿毒症心包炎的诊断应立即给予透析,通常采用每日透析或血液滤过,并减少肝素用量或无肝素透析或采用体外肝素化,以防心包血性渗出。迟发性心包炎亦需加强透析,每周3～6次,但单纯加强透析难以使积液消失。此时可改用腹膜透析或血液滤过或连续性血液滤过。对缩窄性心包炎应尽早进行心包剥离及部分心包切除术。

4. 冠状动脉疾病

血液透析患者直接死于冠状动脉疾病者占10%。

(1)病因:动脉粥样硬化是造成冠状动脉疾病的主要原因。

(2)临床表现:在初始透析者中有50%以上存在冠状动脉疾病,且一旦发生肌性心肌梗死,一年死亡率高达60%,临床表现往往不典型,易被漏诊或误诊,因此透析患者出现胸痛应引起高度重视,及时进行相应的检查。

(3)防治措施:主要预防措施包括控制高血压、高脂血症,纠正贫血,防治甲状腺功能亢进症,控制钠摄入,保持透析间期体重稳定,透析中避免过多、过快超滤水分。心绞痛或心肌梗死的治疗原则与非透析人群相同。

5.心内膜炎

慢性肾衰竭患者继发心内膜炎者占5%。

(1)病因:终末期肾病患者易发生心瓣膜退行性病变,这是感染性心内膜炎的一个主要危险因素。易感因素包括尿毒症本身引起免疫力低下、免疫抑制剂的应用、创伤性治疗手段引起血管内膜损伤和心内膜损伤等。细菌主要来源于血管通路。据报道,致病菌中70%为金黄色葡萄球菌,其次为表皮葡萄球菌。

(2)临床表现:细菌性心内膜炎的诊断通常比较困难,症状和体征均缺乏特异性。发热不明显或偶有发热,但对长期或反复发热者,应该想到细菌性心内膜炎;关节痛、低位背痛和肌痛初期发热比较常见。依靠心杂音来诊断心内膜炎特异性较差,这是因为尿毒症引起的贫血、心瓣膜钙化、高血压及动静脉内瘘等都可产生或改变心杂音。但经常进行心听诊尤为必要,对近期出现的杂音应高度怀疑心内膜炎的发生。超声心动图和彩色多普勒检查发现瓣膜反流和赘生物以及血培养阳性是细菌性心内膜炎可靠的诊断证据,其他如血白细胞计数升高、血沉加快、血清 C-反应蛋白阳性和脾肿大等有助于诊断。

(3)防治措施:治疗上根据细菌培养及药物敏感试验选择合适的抗生素,剂量要足,疗程要长,一般应达6周。有进行性瓣膜损伤或进行性心力衰竭或有复发性血管栓塞者,可考虑心瓣膜置换术。

6.心律失常

(1)病因:尿毒症患者发生心律失常的危险性明显增加,这些因素包括尿毒症心肌病变、缺血性心脏病、心包炎、电解质或酸碱代谢异常、系统性疾病(如心肌淀粉样变、贫血、药物中毒)等。急性发生的严重心律失常多因高钾血症、低钾血症、病毒感染、心肌钙化或洋地黄类药物中毒等引起。另一方面,透析时超滤量过大、血流动力学不稳定、各种血管活性物质的产生也与其发生有关。

(2)临床表现:心律失常可表现为房性、室上性、室性心律失常,室颤可诱发心脏骤停,甚至猝死。

(3)防治措施:避免过快、过量超滤。应戒烟和停止饮用咖啡,纠正诱发因素,如贫血、电解质紊乱、酸中毒,避免低血压及低氧血症。药物治疗与非透析患者基本相同,但一些药物剂量要相应调整。药物治疗无效者可采用电复律或安装心脏起搏器等措施。

7.脂质代谢紊乱

(1)病因:脂质代谢紊乱与患者体内载脂蛋白代谢异常有关,使脂蛋白的构成上发生改变,上述脂质代谢紊乱的主要原因除尿毒症本身导致肝内脂蛋白酶活力下降,使甘油三酯合成增加和清除减少外,血液透析中长期大量肝素抗凝加重高脂血症,醋酸盐在肝内代谢转化为胆固醇和脂肪酸,以及某些药物如β受体阻滞剂等的长期应用亦对脂代谢产生影响。

(2)临床表现:患者血中的极低密度脂蛋白及其中的甘油三酯含量增加,而高密度脂蛋白及所含的胆固醇减少。

(3)防治措施:患者的体重应控制在标准范围内,体重指数控制在 $18.5 \sim 23.9 kg/m^2$。

治疗上以饮食疗法为主,多进食富含纤维素的食物,提倡低脂肪、低胆固醇、低糖饮食,每日按规定摄入热量,戒烟、忌酗酒并鼓励患者进行适度体育活动,血液透析中减少肝素用量,尽量采用碳酸氢盐透析等有助于减缓高脂血症发生。必要时给予他汀类药物治疗。

(二)透析相关性淀粉样变

透析相关性淀粉样变(dialysis related amyloidosis,DRA)首先在患腕管综合征的透析患者中被发现,后来被证明在关节、骨骼及内脏器官中都可发生,是长期透析患者的一种全身性并发症。这种淀粉样变的基本成分是 β_2 微球蛋白(β_2 microglobulin,β_2-MG),特征是 β_2-MG 组成的淀粉样丝在关节周围组织及消化道和心等部位组织中形成或沉淀,引起关节和关节周围组织的病变及器官损害。健康人 β_2-MG 的合成量约为每日 150~200mg,约 95% 的 β_2-MG 经肾代谢,因此一旦肾损害,血中 β_2-MG 浓度会高达正常值的 10~60 倍。

1. 病因

①长期 β_2-MG 的积累是 β_2-MG 相关性淀粉样变形成的必要因素,尿毒症患者血中 β_2-MG 水平受多种因素的影响,但主要见于长期血液透析患者,且透析的时间越长发病率越高。②透析膜对 β_2-MG 相关性淀粉样变的形成有一定影响,选用高通量生物相容性较好的透析膜的患者,能够延缓 β_2-MG 相关性淀粉样变的形成。③血液净化模式的选择及透析液纯度对 β_2-MG 的清除也相关。④β_2-MG 的结构改变以及某些促使淀粉样纤维形成和沉积的因素。

2. 临床表现

DRA 最常见的临床表现是腕管综合征、淀粉样骨关节病、破坏性脊柱关节病、囊性骨损害及内脏淀粉样物质沉淀等并发症。透析相关性淀粉样变分为三期:Ⅰ期——初发的轻症期,以腕管综合征、四肢多发性关节炎为主体(透析开始 0~10 年)。Ⅱ期——中等病期,为腕管综合征的复发,出现明显的骨囊肿(透析 5~18 年)。Ⅲ期——重症期,不仅在手关节出现骨囊肿,股骨头也出现骨囊肿,发生病理性骨折,由于破坏性脊椎关节病而发生四肢麻痹、关节挛缩。内脏器官淀粉样物质沉积一般发生在透析 10 年以上的患者,多数病变较轻,主要病变部位在血管壁,往往缺乏明显的临床表现,偶见有肺动脉高压引起的心力衰竭、胃肠道出血、肠穿孔、梗死或慢性腹泻、巨舌及舌结节等。透析治疗超过 15 年者,几乎百分之百会出现症状。

3. 防治措施

针对 β_2-MG 相关性淀粉样变形成的有关危险因素采取措施,对减轻和缓解 β_2-MG 相关性淀粉样变的形成可能有一定作用。

(1)增加 β_2-MG 的清除:加快 β_2-MG 的清除是治疗和预防透析相关性淀粉样变的关键。在现有的常用透析方式中,首先要选用高通量且生物相容性好的透析膜,对于 β_2-MG 清除效果以 HDF 最好。β_2-MG 的透析清除量与透析时间呈正相关,延长透析时间可清除更多的 β_2-MG。

(2)避免 β_2-MG 的释放:在各种血液透析治疗方式中,选择超纯透析液也至关重要,即使使用普通的透析器,也能显著降低腕管综合征的发生。预防和积极治疗各种感染(尤其是病毒感染),纠正代谢性酸中毒等。

(3)β_2-MG 相关性淀粉样变引起的骨疼痛多选用对乙酰氨基酚(paracetamol)或右丙氧芬(dextropropoxyphene),非甾体类抗炎药易致胃肠道出血,不宜长期使用。

(4)腕管综合征:多为透析相关性淀粉样变的早期临床表现,在透析时间长的高磷患者中发病率高。腕管综合征主要是由 β_2-MG 淀粉样物质沉积在腕管内的腱鞘、滑膜、屈肌腱或屈肌韧带,造成腕管腔相对狭小,正中神经在腕管内受嵌压引起手部疼痛、感觉异常、手指麻木和功能障碍的一组症状和体征。其能引起严重的不可逆性肌肉损害,应尽早行外科治疗或选择合适的透析方式(每日透析或 HDF)。在等候移植的患者中应优先选择有 β_2-MG 相关性淀粉样变的患者行肾移植,成功的肾移植可迅速改善其关节表现,阻滞 β_2-MG 相关性淀粉样变的进展,从根本上解除 β_2-MG 相关性淀粉样变形成的原因。

(三)继发性甲状旁腺功能亢进病变

继发性甲状旁腺功能亢进症(secondary hyperparathyroidism,SHPT)是指由 CKD 导致的甲状旁腺组织继发性增生/腺瘤形成及血清甲状旁腺激素(parathyroid hormone,PTH)水平升高。钙磷代谢异常、活性维生素 D 缺乏、甲状旁腺细胞钙敏感受体表达减少及骨对 PTH 的抵抗等均是其促发因素。临床上可出现神经、消化道、心血管和骨骼等各系统的病变。而其中肾性骨病几乎累及每个终末期肾衰竭患者,严重威胁长期透析患者的生活质量和存活率。

1. 发病机制

SHPT 是造成高转运骨病的主要原因。在正常生理情况下甲状旁腺细胞很少分裂,处于静息状态。CKD 时因为低钙血症、高磷血症、活性维生素 D 缺乏及其受体减少、钙敏感受体表达下调、甲状旁腺素作用抵抗等因素刺激,甲状旁腺细胞功能亢进并出现明显的增生,导致 PTH 过度合成和分泌,进而引起骨骼病变、软组织和血管钙化等。血 PTH 值升高在 CKD 早期即可出现,而甲状旁腺腺体增大在 CKD 后期较为明显,这些改变是下列多种因素共同作用的结果。

(1)钙代谢紊乱:无论是在生理还是在病理情况下,细胞外钙离子都是快速调节 PTH 分泌的重要因素。血钙下降可在数分钟内刺激甲状旁腺细胞释放储存于分泌泡中的 PTH,同时抑制 PTH 泡内降解,促进降解片段的再利用;数小时或者数天后刺激 PTH mRNA 表达,该作用可能是新近发现的 PTH 基因上游(3.5kb)处负性钙反应元件介导,低钙血症同时还可通过转录后调节机制使 PTH mRNA 的降解显著减少;数周或数月后低钙血症还能促进甲状旁腺组织 DNA 复制、细胞分裂及组织增生,进一步导致 PTH 合成增多,释放增加。CKD 患者由于磷潴留、活性维生素 D 缺乏、胃肠道钙吸收减少等因素,低钙血症极易发生。低钙血症可导致骨组织钙盐沉着不足,使骨样组织不能转变为骨组织,可发生低转化性骨病。

(2)磷代谢异常:许多研究证明磷潴留在 CKD 继发甲状旁腺功能亢进发生发展过程中起重要作用。食物中的磷主要在小肠吸收,90%经肾排泄,因此肾脏对血磷的稳定发挥着重要作用。肾脏病变时 GFR 下降、肾小球功能减退等因素极易造成磷潴留,进而刺激 PTH 合成及释放。异常升高的 PTH 可显著减少肾近端小管刷状缘 II 型 Na-Pi 转运子的含量,抑制磷的吸收,促进尿磷排泄,使血磷趋于正常。因此在慢性肾功能减退初期维持血钙磷的正常是以 PTH 代偿性升高为代价的,只有当 $GFR < 20 \sim 25 ml/(min \cdot 1.73m^2)$ 时临床上才真正出现血磷升高和血钙下降。以往大多数观点认为磷潴留主要通过降低血钙、抑制活性维生素 D 合成、引起骨骼抵抗等途径,间接促进 PTH 合成和释放。然而,近来的研究证实血磷升高可直接刺激 PTH 合成,并参与甲状旁腺组织的增生。低磷能直接抑制有丝分裂

原的作用,从而影响细胞增生。

(3)维生素D代谢异常:活性维生素D是机体调节PTH分泌和甲状腺增生的另一个重要物质。肾是25-羟化维生素D转化为活性$1,25-(OH)_2D_3$的关键部位。近来研究表明,CKD患者由于营养不良、维生素D摄入不足,25-羟化维生素D转化到α_1-羟化酶部位的能力进行性降低以及肾α_1-羟化酶功能异常,致使肾$1,25-(OH)_2D_3$合成明显减少,并在肾功能减退初期,即内生肌酐清除率降至$65ml/(min \cdot 1.73m^2)$时就已出现。另外,在CKD伴继发甲状旁腺功能亢进患者中,甲状旁腺细胞胞核内特异性受体的数目也明显减少,$1,25-(OH)_2D_3$本身对甲状旁腺细胞中VDR基因表达的上调作用显著受损。总之,维生素D及其受体合成与功能的异常均参与了尿毒症时$1,25-(OH)_2D_3$抵抗作用,进而加重甲状旁腺功能亢进及甲状旁腺增生。

(4)PTH清除减少及PTH反应抵抗:CKD时PTH代谢清除显著下降,造成血中PTH及其降解片段大量潴留,共同参与甲状旁腺功能亢进和PTH作用异常。由于维生素D代谢异常、磷潴留、酸中毒、尿毒症毒素、PTH受体下调等众多因素,CKD患者在疾病早期即可出现PTH反应抵抗,表现为肾排磷减少、$1,25-(OH)_2D_3$合成下降以及骨钙动员减少等,从而加重低钙高磷血症,进一步刺激PTH分泌增加。有研究发现尿毒症时PTH诱发的PTH受体下调可能引起骨骼对PTH的抵抗,但在甲状旁腺切除后,骨骼PTH受体水平不能恢复到正常,提示在尿毒症时可能有其他因素调节PTH受体表达。

(5)甲状旁腺自主性增生:CKD患者中,由于PTH反应下降等诸多异常,导致正常机制失代偿,往往伴有甲状旁腺体积增大,细胞增殖明显伴分泌活跃,其严重程度与透析年限相平行。

(6)成纤维细胞生长因子-23(FGF-23)合成增加:FGF-23是新近发现的最重要的调磷因子之一,可通过增加尿磷的排泄直接影响血清中磷的水平,参与钙磷代谢。FGF-23的基本生理功能是抑制肾小管对磷的重吸收,抑制肾α_1-羟化酶的活性,减少活性维生素D的合成,从而降低血磷。目前虽然认为FGF-23的表达可能与甲状旁腺增生的发病有关,但未在甲状旁腺功能亢进患者切除的甲状旁腺中见到FGF-23的表达。甲状旁腺切除后,血清FGF-23水平缓慢下降,但没到正常水平。原发性甲状旁腺功能亢进、肾功能正常患者的血FGF-23水平仍处于正常范围,因此甲状旁腺功能亢进与FGF-23的直接关系仍存在争议。

2.临床表现

肾性骨病在CKD早期仅表现为血生化检查结果异常和某些早期的非特异性组织学改变,症状和体征出现较晚,隐匿且为非特异性。然而,随着病程进展,各种致病因素的长期作用,终末期肾病患者几乎100%发生肾性骨营养不良。

(1)肌肉骨骼症状:包括骨痛和骨折、肌病、关节炎和关节周炎、自发性肌腱破裂、骨骼畸形和生长发育迟缓。

(2)皮肤瘙痒:皮肤瘙痒是晚期CKD患者最常见的并发症,充分透析后往往可以好转,但也有部分患者瘙痒极其顽固,各种治疗方法无效,多见于血PTH过高、高钙血症、高钙磷乘积(大于70)或代谢性钙化者,甲状旁腺切除可使症状缓解或消失,因此临床上遇见难治性瘙痒应警惕继发性重度甲状旁腺功能亢进。

(3)转移性或骨外钙化:转移性或骨外钙化有2种主要类型:①软组织,如心、肺和肾,非结晶型钙磷沉积。②羟磷灰石沉积,类似于正常的钙化组织,多见于血管、瓣膜、关节和眼组织。CKD患者转移性或骨外钙化很常见,可发生于有病变的组织,称为营养不良性钙化,或可发生在正常组织、内脏和非内脏，包括皮肤、软骨、心、肺、血管等。近年来，血管和心瓣膜钙化已引起人们的很大关注，它们与终末期肾病患者发生心血管病密切相关。

（4）与甲状旁腺功能亢进有关的其他尿毒症临床表现：尿毒症时许多临床表现均与PTH密切相关，包括心传导阻滞、心肌病、高血压、血管粥样硬化、肺血管钙化、肺功能减退等，纠正继发性甲状旁腺功能亢进或应用钙离子拮抗剂阻断 PTH 介导的细胞内钙中毒可以完全或部分改善上述异常。

3.防治措施

建议 CKD 5 D 期患者的全段甲状旁腺激素（intact parathyroid hormone，iPTH）目标值维持在正常值上限的 2～9 倍。CKD 患者 SHPT 的治疗，可以先控制高磷血症以及维持血钙浓度达标。通过控制血磷和血钙后，如果 iPTH 仍然没有达到目标值，则可以采用活性维生素 D 及其类似物以及拟钙剂等药物治疗，iPTH 严重升高且不能通过上述措施控制者，需要采用甲状旁腺手术治疗。

（1）控制高磷血症，维持血钙水平达标：结合肾脏病预后质量倡议（Kidney Disease Outcomes Quality Initiative，K/DOQI）指南建议降低升高的血清磷水平，维持血清磷在 1.13～1.78mmol/L。国际肾脏病组织"肾脏病：改善全球预后"（Kidney Disease：Improving Global Outcomes，KDIGO）指南建议血清磷维持在正常范围（0.87～1.45mmol/L）。①饮食控制——限制磷的摄入。建议限制饮食磷摄入（800～1000mg/d）；建议选择磷吸收低、磷/蛋白质比值低的食物，限制摄入含有大量磷酸盐添加剂的食物。②透析治疗方案调整。常规 HD 治疗的患者，建议使用钙离子浓度为 1.25～1.5mmol/L 的透析液；可以增加透析频率和透析时间，以更有效地清除血磷。③药物治疗。维持钙磷代谢平衡的药物治疗主要是磷结合剂的使用。目前所使用的磷结合剂主要包括：①含钙磷结合剂，如碳酸钙、乙酸钙等；②非含钙磷结合剂，如司维拉姆（盐酸司维拉姆和碳酸司维拉姆）及碳酸镧，新型的磷结合剂不含铝和钙，可以避免高钙血症的低转运骨病的发生；③含铝磷结合剂，会导致患者体内铝超负荷，引起相关的脑病综合征和骨软化，目前临床已不常规使用。磷结合剂的选择应基于以下因素：血钙及 PTH 水平、是否存在无动力性骨病和/或血管钙化、药物的作用效果及其不良反应。

（2）合理使用活性维生素 D 及其类似物：活性维生素 D 及其类似物是目前治疗 SHPT 的常用药物，近年来已有多项研究表明使用活性维生素 D 及其类似物能改善 CKD 患者维生素 D 缺乏、纠正 SHPT，并能降低患者死亡率、改善患者预后。但是，活性维生素 D 及其类似物又会升高血钙、血磷水平，所以使用时要注意监测血钙、血磷等指标。使用指征如下：在目标范围内 iPTH 有明显上升趋势者，建议开始使用小剂量活性维生素 D 及其类似物。如果 iPTH 在目标范围内快速增加或者降低，应开始或调整活性维生素 D 治疗，以避免iPTH 超出目标范围。

定期复查 iPTH、血钙、血磷水平，及时对活性维生素 D 及其类似物进行剂量调整。

（3）拟钙剂的使用：拟钙剂是一种可以模拟钙作用于组织的制剂，通过变构激活人类器官组织中的钙敏感受体，从而增加细胞内钙并能减少 PTH 释放。该类药物不会增加肠道对钙、磷的吸收。结合 KDIGO 指南，对于 CKD 5 D 期患者的 SHPT，在使用传统治疗方法（纠正低血钙，控制高血磷以及使用维生素 D 及其类似物治疗）无法将 iPTH 控制在目标范围时，建议可选择性使用拟钙剂。目前临床上在使用的拟钙剂有西那卡塞。西那卡塞的不良反应主要有胃肠道反应、低钙血症、上呼吸道感染，因此临床用药时建议应从小剂量开始。由于该药物可以增加低血钙的风险，参考药品说明中的注意事项，建议给药初期每周测定一次血钙，维持期可2周测定一次血钙。根据KDIGO指南，仍然建议在iPTH水平低于正常上限2倍时，减量或停用拟钙剂。

（4）甲状旁腺切除术：难治性SHPT指药物治疗无效，主要指活性维生素D药物治疗抵抗，持续高磷或高钙血症，持续高PTH，甲状旁腺增大明显，通常需要行甲状旁腺切除术（parathyroidectomy，PTX）。PTX可以降低PTH、血钙和血磷水平，缓解骨痛、肌无力、皮肤瘙痒、身高缩短等临床症状，增加骨密度，减少骨折风险，改善患者生存质量。

1）甲状旁腺切除指征。①CKD 3～5D期合并药物治疗无效的严重甲状腺功能亢进，建议行甲状旁腺切除术。②当出现下列情况时建议择期行甲状旁腺切除术：iPTH持续大于800pg/ml；药物治疗无效的持续性高钙和/或高磷血症；具备至少一枚甲状旁腺增大的影像学证据，如高频彩色超声显示甲状旁腺增大，直径大于1cm并且有丰富的血流；有严重的骨痛、皮肤瘙痒、骨骼畸形、肌无力等临床表现；以往对活性维生素D及其类似物治疗抵抗。

2）甲状旁腺切除术方式。甲状旁腺切除术方式主要有三种：甲状旁腺全切除＋自体移植术（PTH＋AT）、甲状旁腺次全切除术（sPTX）和甲状旁腺全切除术（tPTX）。

甲状旁腺功能亢进患者手术后，由于PTH快速下降，肠道钙吸收减少，但是骨骼仍处于高转运状态，大量吸收钙、磷，以增加骨矿物质成分，经常会发生骨吸收饥饿症候群，出现严重低血钙（<1.8mmol/L）、手足麻木、抽搐、心律失常或支气管痉挛发生窒息等，故术后应严密监测血钙浓度。术后至少3周监测血钙浓度，根据血钙浓度调整补钙方案，保持血钙>1.8mmol/L（7.2mg/dl）；在监测血钙浓度的同时也需要监测血磷浓度，通常开放饮食保持血磷>1.0mmol/L（3.2mg/dl），避免长期低磷血症对骨病的影响。

三、感染

感染是导致终末期肾病透析患者死亡的第二位病因（约占死亡病例的25%），仅次于心血管疾病（约占50%）。因此，对感染进行积极预防与护理尤为重要。

（一）感染途径

透析过程中消毒隔离操作不严密、透析液污染、中心静脉置管护理不当或导管留置过久均可导致感染。

（二）易感原因

1.免疫功能低下

原发病与免疫系统相关，如肾小球疾病、IgA肾病、抗基底膜性肾炎、狼疮性肾炎等均与T淋巴细胞与B淋巴细胞缺陷、巨噬细胞功能障碍，以及多种免疫功能异常有关。

2.血液透析过程中发生的变化

①生物相容性较差的透析膜（如铜仿膜、醋酸纤维膜）可激活补体C3a、C5a，刺激巨噬细胞产生白细胞介素-1。②生物相容性差的透析膜，透析15～30min可引起一过性白细胞减少，白细胞的趋化、聚集和黏附力降低。③透析患者T细胞亚群发生变化，OKT3、OKT4及OKT4/OKT8值均较正常人低。

3.输血

以往患者因重度贫血需频繁输血，也是造成病毒感染的重要因素。目前随着促红细胞生成素(EPO)的使用,血液透析患者重度贫血的发生率大大下降,临床上血制品的使用也逐渐减少。

(三)感染类型

1. 细菌感染

透析患者较为多见的细菌感染有泌尿系统感染、呼吸道感染、腹腔感染及结核,且感染后易引起菌血症、亚急性细菌性心内膜炎等。

2. 病毒感染

①肝炎病毒:常易发生的是乙型肝炎和丙型肝炎,主要与输入血制品、接触已感染的患者或工作人员有关。②人类免疫缺陷病毒(human immunodeficiency virus,HIV):输血或交叉感染而发生获得性免疫缺陷综合征(acquired immunodeficiency syndrome,AIS),西方国家血液透析患者感染率为 0.8%,我国的发生率也逐年增高,应当引起重视。③其他:如梅毒、巨细胞病毒、单核细胞增多症也有一定的发病率。

(四)防治措施

(1)严格执行消毒隔离制度和无菌技术操作。

(2)维持性血液透析患者每 3～6 个月检测常规四项、肝功能及肝炎全套,并将乙型肝炎、丙型肝炎、梅毒及艾滋病患者分机分区进行隔离透析,有条件的透析中心最好设立观察区域或专机对窗口期患者进行透析治疗,且增加常规四项的检测频率。

(3)乙型肝炎病毒抗原、丙型肝炎病毒抗体标志物阳性、梅毒螺旋体抗体标志物阳性、HIV 携带者或艾滋病患者禁止复用透析器。对可能通过血液传播的传染病患者也不能复用透析器。

(4)被血液污染的器械、物品应及时用消毒液擦拭。

(5)建议对 HBsAg、HBsAb 及 HBcAb 均阴性的患者接种乙肝疫苗。

(6)对贫血患者,应鼓励其进食高蛋白饮食,充分血液透析,应用促红细胞生成素(EPO),减少输血。

四、慢性炎症反应

透析患者的炎症反应,尤其是慢性炎症反应,最近几年来得到世界肾医学界的重视。Stenvinkel 等提出营养不良、炎症、动脉粥样硬化综合征(malnutrition-inflammation-atherosclerosis syndrome,MIA)与患者的心血管疾病和高死亡率显著相关,三者形成了恶性循环,其中炎症起到了起始和驱动作用。

1. 基本概念

目前,已得到公认的慢性炎症反应最常见的标志物是 C-反应蛋白(C-reactive protein,CRP)。CRP 是炎症反应的直接产物,可能由细胞炎症因子白细胞介素-6(IL-6)直接刺激肝脏合成。研究发现,透析患者 CRP 的平均值较正常人高 8～10 倍。CRP 及其他炎症反应物如纤维素原或脂蛋白,能加速患者血管硬化。最近的医学研究发现,CRP 与透析患者生存质量及预后密切相关,因此 CRP 浓度可作为判断透析患者预后的指标之一。

2. 慢性炎症反应对透析患者的影响

CRP 对透析患者的影响是多方面的,现已发现:①血红蛋白、白蛋白及营养指标下降。随着 CRP 值的上升,透析患者的营养指标呈下降趋势,白蛋白、血红蛋白、血中肌酐浓度及蛋白质同化指标均有不同程度下降。伴随 CRP 值的上升,白细胞中的中性粒细胞数目会上升,但淋巴细胞数目会下降。②CRP 值的升高与重度血管硬化及冠状动脉疾病的高发相关。

3. 透析患者发生慢性炎症反应的可能原因

(1)由患者本身的肾疾病进展及尿毒症毒素累积所引起。即使患者尚未开始透析治疗,但随着肾功能的恶化,慢性炎症的指标包括细胞因子、CRP 值都会上升。

(2)由透析治疗相关因素所引起,特别是血液透析治疗使用了含致热原、内毒素超标的透析液、生物组织相容性差的透析膜等都会引起炎症反应。

(3)因长期使用中心静脉导管或人工血管进行血液透析治疗所引起。使用此类血管代用品,较一般血管通路透析的患者,有高达 0.5~1 倍的死亡相对危险性。事实上,这些代用品可能引起潜在的败血症及炎症反应,造成营养及蛋白质合成不足,以致死亡率上升。特别是无功能的人工血管残留物,更易引起潜在的感染及葡萄糖球菌败血症的发生。患者的白蛋白浓度常小于 35g/L,且 CRP 值往往大于 25mg/L。曾有研究报告显示,如果将有潜在感染的人工血管残留物去除,那么患者的血红蛋白及白蛋白均明显上升,而 CRP 值及铁蛋白浓度明显下降。

(4)氧化反应导致的氧化应激(oxidative stress)经常发生在透析患者身上。患者体内的晚期糖基化终末化产物(advanced glycation end products,AGEs)、晚期蛋白氧化产物(advanced oxidation protein products,AOPPs)生成增加,刺激 IL-6、肿瘤坏死因子 α(tumor necrosis factor α,TNF-α)等炎症因子产生,进一步使肝脏合成 CRP 增加。另外,氧化应激也使 $β_2$-MG 变成类淀粉沉淀,使患者易患感染、贫血、营养不良、动脉硬化等并发症。事实上,氧化应激与炎症反应可能互为因果,共同作用而影响患者透析质量。

4. 防治措施

(1)选择高效透析器和合适的透析方式及透析时间,达到充分透析,最大限度地清除尿毒症毒素。

(2)使用生物相容性好的透析器及超纯透析液可以减少炎症反应发生,从而降低 CRP 值。

(3)切除有潜在感染的残留人工血管,尽量避免长期使用中心静脉导管及人工血管透析治疗,都可以减少炎症反应的发生,从而降低 CRP 值。

(4)给予 ACEI 类药物以减少血管的收缩,降低 IL-6 浓度及增强一氧化氮(NO)的扩张血管的生物活性。患者使用 ACEI 类药物要注意预防高钾血症。另外,给予他汀类降脂药也有助于减轻炎症反应。

第五节　血液透析患者的干体重管理

一、干体重的定义

干体重(dry weight,DW)又称理想体重或目标体重,指的是血液透析患者在体液稳定状态下体内既无水、钠潴留,又无脱水现象时的体重,即透析后患者体内水恢复正常容量状态,达到细胞内外既无容量负荷增加,也无容量负荷过低。

二、正确评估干体重的临床意义

干体重是衡量透析充分性的指标之一。血液透析患者体液容量超负荷可导致多种心血管疾病的发生，如高血压、急性肺水肿、充血性心力衰竭等，是导致患者发生心血管事件的重要因素，直接影响患者的生活质量和预后。临床上，干体重常根据经验来判断，带有一定的主观性，往往导致患者出现高血容量或低血容量。前者可能导致容量依赖性高血压、右心室肥厚和心功能衰竭；而后者与透析过程低血压、肌肉痉挛、脏器缺血等并发症密切相关，如发现不及时会出现休克甚至直接导致患者死亡。另有部分患者因长期脱水量偏大导致心肌梗死、脑梗死等缺血性疾病的发生。因此合理评估患者容量状态、准确设定干体重对改善透析患者的生存质量、减少并发症的发生、降低住院率和死亡率有着极为重要的意义。

三、干体重的评估方法

(一)临床评估法

临床评估法是临床工作中最常用的评估干体重的方法，主要根据透析患者的症状、体征来进行评估，评估内容主要包括体重变化、血压变化、肺部听诊有无异常、是否存在水肿及体腔积液(胸水、腹水、心包积液)等。容量超负荷的表现主要有水肿、血压升高、颈静脉怒张、肝大、肺部听诊呼吸音降低、有湿啰音等；而低容量状态则表现为口渴、皮肤黏膜干燥及弹性减退、眼眶凹陷、透析后低血压、肌肉痉挛等。若患者均没有上述表现，则可认为处于容量平衡状态。该方法简便、易行，对仪器要求低。但此方法受评估者主观影响较大，准确性不高，还受患者原发疾病、饮食、营养状况等影响，而且是定性非定量指标。更重要的是，以临床表现来判断体液是否超负荷不敏感，往往只有当水负荷显著增高后患者才表现为水肿。因此，临床评估法是一种比较粗略的评估方法，需与其他方法联合应用。

(二)放射学评估法

患者容量负荷过重时，可出现肺部充血水肿，肺门血管宽度(vessel pulmonary width，VPW)和心横径(thoracic diameter，TD)增大，奇静脉增宽，胸腔积液等改变。TD 和 VPW 是估计干体重的有用指标。据此，临床上常用 X 胸片心胸比来估计血透者的干体重，通常认为达到干体重时，男性的心胸比为 50%，女性的心胸比为 50%～55%。此法简便易行，具有一定的应用价值；但无时效性，不能预测透析过程中患者体液的变化和决定脱水量，且受左心室肥厚、心包积液、横位心、摄片时的吸气程度、胸廓径测量部位等影响，特异性、敏感性均不十分理想，可靠性差。

(三)中心静脉压测定法

中心静脉压(central venous pressure，CVP)是监测循环血量和心功能变化的重要指标，反映右心前负荷。CVP 可反映机体的容量情况，其正常值范围为 $5\sim12cmH_2O$，排除器质性心病变后，当 $CVP<5cmH_2O$ 时，考虑有效血容量不足，当 $CVP>12cmH_2O$ 时，考虑存在容量超负荷。近年来研究发现通过监测 CVP 后指导超滤量，患者透析过程中低血压发生率、肌肉痉挛发生率、透析间期心力衰竭发生率显著减少，是评估干体重的一项重要指标。CVP 与血容量相关性较好，敏感性较高。部分血液透析患者留有颈内静脉置管，为 CVP 监测提供了方便。对该类患者，特别是危重及卧床不能测量体重患者可以优先考虑该方法。但是此法为有创性操作，对于没有中心静脉置管的患者开展较困难。CVP 除受血容量影响外尚受胸腔内压、心功能、外周血管张力等因素影响,从而影响其特异性。

(四)生物电阻抗分析法

生物电阻抗频谱分析技术(bio-impedance electrical spectroscopy,BIS)作为近年来出现的一种用于评价干体重的新方法,因其测定的体液容量与"金标准"同位素测定值间相关性良好,且无创、价廉、重复性好、易于使用、即刻显示结果,对不同体液状况指示作用强,在评价血液透析患者干体重这一领域占有重要地位,是近年来研究较多的一种评估人体干体重的客观指标。

人体可看作由细胞、细胞外液和细胞外固体成分构成。主要成分为磷脂的细胞膜被认为是不导电或极微弱导电的,而细胞内、外液则是导电介质,因此 BIS 是通过测量身体对电流的阻抗来估计体液容量,低频(1～5kHz)电流不能通过细胞膜只能通过细胞外液,可以测得细胞外液容量(extra-cellular water,ECW),而高频(100～800kHz)电流能通过细胞膜进入细胞内,可测得总体液容量(total body water,TBW),TBW 与 ECW 之差即为细胞内液容积(intracellular water,ICW)。生物电阻抗评价透析患者干体重是通过分别测定正常人群及透析患者的体液状况,以正常人群为对照加以判定。一般认为,当患者 ECW 等参数达正常人水平时,该患者已达干体重状态。BIS 根据电流频率可分为多频和单频。单频生物电阻抗在使用高频率时只能测定 TBW,而多频生物电阻抗既能测定 TBW 又能测定 ECW。多频生物电阻抗的另一优点是,透析结束即刻就可测定,因为此时细胞内外水的移动少,可忽略不计,无须等待血管内外达到平衡状态。

Plum 等和 Fisch 等研究发现,血液透析患者主要表现为细胞外液体潴留,透析超滤的水分主要来自细胞外液,对细胞内液无明显影响。对于 HD 患者,控制 ECW 对于控制血压是尤为重要的。有研究指出,血液透析高血压患者中 80%～90% 与容量相关,因此应用多频生物电阻抗测量仪来评估 HD 患者的干体重,对改善透析患者的高血压或低血压状态以及降低透析患者心血管疾病的发病率和死亡率具有重要的临床意义。

(五)超声测量下腔静脉直径

下腔静脉是一条依从性较好的血管,其直径随血容量变化而变化,与右心房压(mean right atrial pressure,mRAP)和中心静脉压(CVP)有良好的相关性,而 mRAP 和 CVP 是判断心功能和容量状态的极好参数。超声检查测定下腔静脉直径(inferior vena cava diameter,IVCD)被认为是评估容量状态的良好方法,该法无创、快速、简便。通常认为正常容量状态下静脉直径(vena cava diameter,VCD)值(IVCD/体表面积)范围为 8～11.5mm/m²,若 VCD>11.5mm/m² 提示存在容量超负荷,反之,若 VCD<8mm/m²,则认为存在低血容量状态。需注意的是,下腔静脉直径测定有一定局限性,透析后由于液体由组织间隙向血管内转移尚未结束,立刻测量下腔静脉直径可能低估血容量,因此一般推荐在透析后 2h 测量。心包积液、心力衰竭时下腔静脉直径增大,此时 VCD 不能用来反映患者的干体重。

(六)持续血容量监测

持续血容量监测是通过超声测量血液流速来监测血细胞比容或总蛋白含量的变化,间接评估血容量变化。在线血容量监测是指透析过程中监测相对血容量(relative blood volume,RBV)的变化。相对血容量是指当前血容量与透析起始血容量之比。透析中血液的血细胞比容、白蛋白浓度的变化与血容量变化成反比。因此,通过实时监测透析时血液中的血细胞比容和白蛋白浓度就可以了解血容量情况,从而判断干体重。血液透析过程中

RBV 变化存在较大的个体间和个体内差异。RBV 与透析中低血压的发生密切相关,血容量监测对预测和防止低血压具有一定作用,此外对判断干体重的高低也有辅助作用。在线血容量监测存在其局限性,不同个体、不同的原发病,血浆再充盈率都不同。另外,每个人对血容量下降的耐受也不相同,同时其测定结果还受到进食、体位变化的影响。因此,在线血容量监测评估干体重,需要反复多次观察,并结合患者的个体情况,作个体化分析,在透析过程中不断调整以达到最好效果。

(七)生物化学标志物测定法

(1)心房利钠肽(atrial natriuretic peptide,ANP)为含 28 个氨基酸的肽类激素,主要由心房肌产生、储存、释放,当心房壁受到牵拉、容量超负荷时分泌增加。因此,ANP 水平升高提示容量超负荷。

(2)环鸟苷酸(cyclic guanosine monophosphate,cGMP)是 ANP 的第二信使,能可靠地反映 ANP 的释放,它的测定较 X 线胸片或 ANP 能更敏感地反映体液过度负荷状态。cGMP 在室温下稳定,更容易用放免的方法测定。这些指标最大的局限性在于不能发现容量缺失,正常血容量和低血容量状态时没有差别;而且一般的临床实验室不能常规开展测定工作。此外,cGMP 由肾分泌,其浓度还受残余肾功能影响,cGMP 能通过透析膜,受年龄、运动、心功能不全、血管加压素等影响。因此,应用价值有限。

(3)脑钠肽(brain natriuretic peptide,BNP)主要由心室肌细胞分泌,在高血容量患者中血浓度增加,与容量负荷导致的心功能障碍有较好的相关性,可以预测透析患者右心室肥大和心功能障碍,预计透析患者的总死亡率。较之 ANP 和 cGMP,用 BNP 评估的干体重准确性更高,但是也存在相似的问题,使其临床应用价值受到影响。

(八)同位素检测法

静脉注射或口服已知量的放射性示踪剂,应用 γ 示踪技术,测定示踪剂稀释后的浓度,根据稀释法原理,可计算出示踪剂的被稀释倍数,推算出相应的容量。临床上利用不同的示踪剂,可以得到不同体液分布空间的容量。目前常用的示踪剂有:

(1)重水(D_2O)测定总体液容量(TBW)。

(2)溴化钠(NaBr)测定细胞外液容积(ECW)。

(3)^{131}I-人血清白蛋白(^{131}I-HSA)或 ^{113}In-转铁蛋白(^{113}In-transferrin)测定血浆容量(plasm volume,PV)。

(4)^{51}Cr 或 ^{99m}Tc 标记红细胞测定红细胞容量(RBC volume,RV);最近有人提出用 ^{53}Cr 来标记红细胞,以避免对儿童的放射性损害。

同位素检测法是客观评价细胞外液体容量的最准确方法,被用作检验其他测定方法可信度的金标准。有研究表明,在多频生物电阻抗技术与同位素检测法两种方法之间存在着很高的关联性。该检测方法结合使用多频生物电阻抗技术和临床评价已经成为目前评价干体重最有效的方法。但是同位素检测价格昂贵、耗时久。目前,同位素测定只适于科学研究而不适用于患者干体重的临床常规评价。

四、干体重的管理

(一)干体重的变化

患者在血液透析时干体重是会发生变化的,一般发生在透析诱导期后、残肾功能减退时、饮食变化、季节变化、长期不充分透析以及并发其他疾病时。其影响因素还包括患者的透析间期体重增加过多、心理因素、自身心血管病变、糖尿病、营养状况等。

(二)如何达到理想干体重

结合各种干体重评价指标及医院的实际情况为患者进行定期干体重评估,及时作出相应的调整。容量过低的患者及时调整(增加)干体重;容量过多的患者可以通过控制水盐摄入、低温透析、合适的超滤率及血液透析治疗时间、健康教育以增加患者的依从性、提高毛细血管再充盈率、改变透析方式来达到理想的干体重。

1.增加透析频率及延长透析时间和选择合适的透析模式

每日透析是迄今为止最符合生理学特点的透析模式。短时每日透析已成为国外许多血液透析中心较为普遍的透析方式。一项系统研究表明,无论是增加透析频率抑或是透析时间均可明显改善血压控制,血流动力学稳定,缓慢调节液体平衡,减少体内毒素水平的波动,患者可自由进食和饮水,营养状况改善,减少促红细胞生成素的用量。但是由于这种方式的经济和技术原因限制了临床的进一步应用。对于在较短的透析时间内很难达到理想干体重、透析过程中有低血压倾向的患者可以延长透析时间、增加透析频率,尽可能采用短期日间连续性血液滤过(ARRT)这种对心血管系统较为稳定的模式。

2.高-低钠序贯血液透析

透析液中钠浓度的增加有利于提高血浆渗透压,从而使水分更容易从细胞内转移至组织间隙及血管床,对需要较大超滤量的患者可以提高其耐受性。有学者通过线性钠模式加线性超滤模式证实透析中发生低血压的例次明显减少。

3.低温透析

对于自主神经功能正常的患者,使用低温透析液(35～36℃)来代替通常的透析液温度(37℃),可以通过增加外周血管阻力及改善心收缩功能使其更好地耐受超滤。对透析间期体重增加较多和透析耐受性差的患者,序贯治疗可使患者耐受性增加,从而达到超滤目标值。

4.加强患者的健康教育

(1)认知指导:研究表明,患者对疾病的认知程度低及心理状态差是引起透析间期体重增加过多的重要因素。让患者对自己的病情有充分的了解,介绍透析知识、干体重的意义、为什么要限制饮水、体重增加过多对机体的影响、监测体重及控制体重增加的重要性等有关知识。让患者描述自己的液体摄入情况,讲解液体摄入过多与高血压、左心室肥厚、充血性心力衰竭等心血管并发症的关系。改变个体不良的健康行为,尤其是饮食习惯的改变通常是十分困难的。认识控制液体摄入的重要性,从而提高患者的依从性,以坚强的意志力控制水的摄入量。

(2)心理干预:由于疾病及经济等方面给患者及其家庭带来很大压力,使大部分患者存在不同程度的心理问题,严重影响了患者的生活质量。在透析的同时给予健康教育和科学的心理疏导尤其重要。患者心理健康水平低与其缺乏相应的知识有关。护理人员通过心理健康教育帮助他们获得有关知识,改变以往不正确的想法。通过发放与透析有关的宣传材料及保健刊物,定期举办教育讲座,病友的现身说教来提高患者的心理健康水平和对疾病的认知水平。

(3)科学饮食、适当锻炼:为限制水盐摄入控制透析间期体重增加,控制血压,保护残肾功能,KDOQI 建议每日摄入盐<5g(钠<85mmol/L)。血透患者的营养状况直接影响患者的生活质量和生存率。因此,在严格控制液体摄入量的同时要密切关注患者的营养状况。一般患者蛋白质的摄入量为 1.2g/(kg·d),其中优质蛋白应在 50%以上。为了达到理想干体重,血透患者在透析期间应注意以下方面:①每天在固定时间、同样的条件、同样的磅秤测量体重。②控制水分的摄入,每日摄入水分应根据尿量多少及失液量计算。测量每日尿量,水分摄入的总量是前一日尿量再加 500ml。两次透析间期体重增加不宜超过干体重的 3%～5%。饮食宜清淡,不吃腌制品等太咸的东西;控制稀饭面条等含水分多的食物的摄入。此外,护理人员可教会患者一些减轻口渴的小技巧:口渴时用冰块含服或冰水漱口;把每日的饮水总量装在一个杯子里,忌大口饮水,选择用小杯饮水,用吸管饮水。加强体育锻炼增加排出量,比如散步、打太极拳、社会活动等。通过适量运动增加不显性失水(呼吸道及皮肤的水分的蒸发以及汗液的排出量)。

　　5.提高胶体渗透压

　　由于某种原因造成血浆中白蛋白减少时,血浆的胶体渗透压就会降低,从而影响透析中水分的超滤,血透过程中通过输注白蛋白或血浆可以提高渗透压从而达到脱水的目的。此外,护士在宣教时应关注患者饮食中蛋白质的摄入量。

　　总之,干体重的管理方法并不复杂,但涉及范围较广,细节较多,所以其效果也是因人而异。国内外有不少文献就提高患者依从性的问题进行研究,其结论也各不相同。如何将患者的管理落到实处,如何提高患者的依从性亦将继续成为研究的热点。

第六节　血液透析患者的饮食营养管理

　　随着血液透析技术的发展,越来越多的终末期肾病患者进行肾替代治疗,延长了生存时间。文献表明,终末期肾病患者的营养状况直接影响透析患者的生活质量和生存率,蛋白质-营养不良是预测维持性透析患者合并症和死亡率的最重要指标之一。虽然引起透析患者营养不良的原因错综复杂,包括饮食营养摄入减少、尿毒症代谢紊乱、炎症状态等,干预的方式也多种多样,但是饮食营养管理仍然是最基础、最经济的干预方式。因此,如何通过方便有效的饮食营养管理改善维持性血液透析患者的营养状况,提高该群体的生存率和生活质量,是医务人员关注的重点。

一、血液透析患者营养不良及其原因

(一)血液透析患者营养不良及其影响

1.血液透析患者营养不良的发生率高

　　血液透析患者营养不良的发生率不同的文献报道不同,但都显示其高发性,且大量报道表明营养不良是提示患者预后差的强烈指标。国外文献报道,维持性血液透析患者营养不良的发生率至少在 12%～40%,65 岁以上的老年患者发生率更高,达 51%;国内早期的一项前瞻性研究表明,56 例透析患者在平均 14.5 个月时间里营养不良发生率高达 53.6%,其中轻中度者占 33.9%,重度达 14.3%,明显高于西方国家文献报道。

2.营养不良的临床表现

　　当膳食摄入不能满足人体需要时,产生蛋白质-能量营养不良(protein-energy malnutrition,

PEM),其临床表现不一,主要取决于蛋白质能量缺乏的严重程度、持续时间、年龄、诱因和伴随疾病等。透析患者营养状况判断起来比较复杂,必须运用多种方法综合评定。

从临床特点来看,透析龄长者营养不良发生率显著高于透析龄短者;年龄大者营养不良问题较年龄小者更为突出,对于老年患者应及早预防;糖尿病患者营养不良发生率显著高于非糖尿病患者。

3. 营养不良影响预后

许多研究表明,血液透析患者营养不良与患者的其他并发症发生率和死亡率增高有关。血清白蛋白浓度为 $35 \sim 40 g/L$ 的患者的死亡危险是 $40 \sim 45 g/L$ 患者的 2 倍,$30 \sim 35 g/L$ 患者的死亡危险是 $40 \sim 45 g/L$ 患者的 5 倍,$25 \sim 30 g/L$ 患者的危险系数急剧增高达 $15 \sim 18$ 倍,由此可见,白蛋白越低,其死亡的危险系数越高。营养不良不仅增加患者死亡风险,而且降低机体防御能力,从而诱发和加重感染等。

(二)血液透析患者发生营养不良的原因

1. 尿毒症本身的因素

(1)代谢及内分泌紊乱:维持性血液透析患者普遍存在代谢紊乱,如甲状旁腺激素及酸中毒可增加蛋白质的分解和消耗,减少蛋白质的合成。代谢及内分泌紊乱主要表现在以下几个方面:①代谢性酸中毒。②生长激素-胰岛素样生长因子轴紊乱。③胰岛素代谢异常。④氨基酸、矿物质代谢异常。

(2)营养物质摄入减少:①透析前已经存在营养不良。部分患者透析前经历长期低蛋白饮食,加之尿毒症患者体内毒素蓄积,导致长期食欲减退、恶心、呕吐或腹泻等胃肠道症状,而消化道出血、贫血、口腔溃疡等并发症亦可引起患者食欲下降,导致摄入量不足,使机体蛋白质和脂肪进一步消耗,营养状况恶化。饮食摄入量低于机体需要量,久而久之,导致渐进性营养缺乏。②药物因素。血液透析患者服用某些药物,如口服铁剂、含铝或含钙的磷结合剂、抗生素,对胃肠道产生刺激影响食欲。③社会心理因素。近期研究显示,心理状态亦可影响患者的营养摄入。焦虑、忧郁、恐惧、悲哀等不良情绪可引起交感神经兴奋,抑制胃肠蠕动和消化液的分泌,从而使患者食欲降低,进食减少,甚至厌食。

(3)营养物质的消耗。尿毒症及透析患者免疫功能降低,经常发生各种感染等并发症,造成高分解代谢,增加了体内营养物质的消耗。同时,感染使食物摄入量减少,体内蛋白质、脂肪储存量减少,引起负氮平衡,进一步使营养状况恶化。

(4)血清瘦素水平增高:近年来研究发现,瘦素(leptin,LP)与营养有着密切关系。慢性肾衰竭以及血液透析患者血清瘦素水平明显高于正常人群,而瘦素水平增高可能是导致血液透析患者营养不良的发病机制之一,LP 是肥胖(obesity)基因的蛋白产物,由 167 个氨基酸组成,相对分子质量为 16000,主要存在于啮齿动物及人体内,完全由脂肪细胞特别是皮下脂肪细胞分泌并释放入血,在生理功能上与食欲及能量代谢密切相关。LP 的主要功能在于通过调节食物摄入和能量代谢来调节体重和体内脂肪含量。下丘脑、脉络丛、肝、肺、肾等部位都有 LP 的受体。LP 通过脉络丛受体转运至脑脊液中。在下丘脑,LP 与其受体结合,减少了能促进食欲的神经肽 Y 的生物合成,使食欲下降,食物摄入减少。LP 还能增加交感神经系统的活性,使外周去甲肾上腺素的释放增加,机体能量消耗增加,导致机体体重和体内脂肪含量减少,研究表明,血液透析患者血浆 LP 水平明显高于正常对照组,且 LP 水平与机体脂肪含量呈明显负相关。Kirsten 等发现,血清 LP 水平与蛋白分解率有相关性,说明血液透析患者血浆 LP 水平与营养有密切联系,LP 可能是导致透析患者营养不良的原因之一。但目前的研究还不能完全证明两者之间的因果关系,需要进一步研究探讨。

2.血液透析治疗相关的因素

(1)透析不充分:透析不充分是维持性血液透析患者发生营养不良的另一可能原因。美国透析研究协作组(National Cooperative Dialysis Study,NCDS)研究指出,血液透析患者的营养状况与透析充分性明显相关。透析不充分可以降低蛋白质摄入,导致营养不良,营养不良又可影响透析的充分性。有资料表明,血液透析患者的尿素清除指数(effective dialysis time/volume of distribution of urea,Kt/V)<1.0,蛋白分解率(protein catabolic rate,PCR)<1.0g/(kg·d),时间平均尿素浓度(time-average concentration of urea,TACurea)>50mg/dl 营养不良发生率显著提高,患者并发症和死亡率增高;反之,若尿素清除指数(Kt/V)≥1.2,PCR>1.0g/(kg·d),则患者食欲好转,营养状况好,并发症少,死亡率低。充分透析可以彻底清除毒素,减轻消化道症状,改善食欲,纠正代谢性酸中毒及电解质紊乱,减少蛋白质分解。

(2)透析中营养成分的丢失:血液透析过程均有营养成分的丢失,是造成营养不良的原因之一。每次血液透析丢失氨基酸和肽类 10～30g,且多种维生素和微量元素丢失。

(3)炎症反应:透析膜和透析用水及透析液等都与机体炎症反应密切相关。透析膜的生物不相容性或透析用水及透析液被污染,均可导致机体的炎症反应,激活并释放炎症因子,炎症因子可抑制肝脏对蛋白的合成,同时增加蛋白分解。

(4)血液透析并发症:部分患者的血液透析治疗易引起疲劳、恶心、呕吐等问题,可使患者的食欲下降,进食减少。

二、血液透析患者营养状况的评价

对透析患者营养状况做出正确的评价至关重要,评价的结论决定了采取干预的最佳时机和方法,也是衡量干预效果的主要方面。透析患者的营养状况评价主要分为四方面:膳食调查、营养状况的体格检查、实验室检查和主观综合性营养评价。这四方面内容是一个完整的体系,分析时必须有机结合,才可以提高营养评估的敏感性和准确性。另外,在饮食营养管理过程中需要动态监测和评价患者的营养状况。

(一)膳食调查

对尿毒症患者进行膳食调查是临床上常用的一种评价营养状况的方法。膳食调查是通过对特定人群在一定时期内膳食摄入情况的调查,以了解该人群的膳食习惯、膳食结构,以及营养素的摄入情况。饮食调查应该在病情稳定的时期进行,因为有急性并发症时患者的饮食情况会有所改变,此时的饮食不具有代表性,不能正确反映患者日常的饮食状况。临床常用的膳食调查方法主要包括以下几种:询问法、饮食日记法、食物频数法等。

1.询问法

询问法是根据询问调查对象的膳食情况,对食物摄入量进行计算和评价的一种方法。询问法是比较常用的调查方法之一。此方法适合个体及特殊人群的调查,包括膳食史和 24h 膳食回顾。由于个体记忆和表达能力不同,可能会导致食物遗忘而使摄入量偏低。

2.饮食日记法

一般采用 3 日或 7 日饮食日记。被调查者及时记录每天摄入的食物品种和数量、制作方法等。对于透析患者,应包括透析日和非透析日。该方法克服了记忆误差,但是要求应答者有文化,合作性好,才能得到相对准确的结果。

3.食物频数法

食物频数法是指在各种食物都比较充裕的条件下,根据每日、每周甚至一年所食各种食物的次数或种类来评价膳食营养状况。在实际使用中分为定性、定量和半定量的食物频数法。食物频数法常用于研究既往膳食习惯与某些慢性病的关系。食物频数法的优点是能够迅速获得平时食物摄入的种类和摄入量,反映长期营养素摄取方式。其缺点是不能计算各种营养素的摄入量。

(二)体格检查

人体测量包括身高、体重、上臂围、皮褶厚度、腰围及握力等。

1.人体测量

(1)上臂围(mid-arm circumference,MAC):被测者上臂自然下垂,一般采用肩峰到鹰嘴连线的中点作为测量点,用无伸缩性材料制成的软尺测其周长,刻度需读至0.1cm。

(2)皮褶厚度:由于体重的不同,不同部位的皮下脂肪厚度也会成比例地变化,一般与总体脂肪之间存在良好的相关性。目前测量部位有肱三头肌皮褶厚度(triceps skin fold,TSF)、肩胛下皮褶厚度等。临床中常测量TSF,其方法如下:被测者上臂自然下垂,测量者立于被测者后方,在上臂被测中点即肩峰至尺骨鹰嘴处的中点上2cm处,以左手拇指将皮肤连同皮下组织拈起,皮褶厚度计与上臂垂直,测量拇指下1cm左右处皮褶厚度。测量时宜选择血液透析患者无内瘘侧肢体,且在血液透析后达到干体重的状态下测量更为准确。评价标准:正常参考值男性平均为8.3mm,女性平均为15.3mm。实测值大于正常值的90%属于营养正常;实测值为正常值的80%～90%属于轻度体脂消耗;实测值为正常值的60%～80%属于中度体脂消耗;实测值小于正常值的60%属于重度体脂消耗。结合上臂围的测量,皮褶厚度可以作为长期监测患者营养状况的有效方法之一。

(3)上臂肌围(mid-arm muscle circumference,MAMC):可间接反映体内蛋白质存贮情况,其值可以通过上臂围和肱三头肌皮褶厚度公式计算出来。目前我国血液透析患者的人体测量尚无统一的标准,MAMC正常参考值男性平均为25.3cm,女性平均为23.2cm。实测值大于正常值的90%属于营养正常;实测值为正常值的80%～90%属于轻度肌蛋白消耗;实测值为正常值的60%～80%属于中度肌蛋白消耗;实测值小于正常值的60%属于重度肌蛋白消耗。如能将结果与患者以前的测量结果进行自身比较,可更准确敏感地反映其营养状况。计算公式:上臂肌围(cm)=上臂围(cm)-3.14×肱三头肌皮褶厚度(cm)。

(4)生物电阻抗(bioelectric impedance,BEI):该方法是通过测量脂肪组织和脂肪组织间的导电性差异,评价营养状况。使用这种方法,可以测定患者的无脂肪机体质量[所谓瘦组织(lean body mass,LBM)]、脂肪含量以及总体水的含量。生物电阻抗对人体成分分析是一种发展中的测量方法,由单频电阻抗法发展至多频电阻抗法,功能信息更丰富,精确性更高,其测量结果与其他评价方法所得的结果相关性好,且有广泛的应用前景。

(5)握力体重指数:握力测量是评价受试者肌肉最大静力情况,主要反映前臂和手部的肌肉力量,因其与其他肌群的力量有关,所以也是反映肌肉总体力量的一个指标,并可间接反映机体营养状况。测量值为电子握力计峰值数据。

测量方法:测试者两脚自然分开成直立姿势,两臂下垂。一手持握力计全力握紧,计下握力计指针的刻度。用有力(利)的手握 2～3 次,取最好成绩。

评分标准见表 4-6。

表 4-6　标称年龄段内男女握力水平级数表

年龄	男性(kg)			女性(kg)		
	Weak	Normal	Strong	Weak	Normal	Strong
10～11	<12.6	12.6～22.4	>22.4	<11.8	11.8～21.6	>21.6
12～13	<19.4	19.4～31.2	>31.2	<14.6	14.6～24.4	>24.4
14～15	<28.5	28.5～44.3	>44.3	<15.5	15.5～27.3	>27.3
16～17	<32.6	32.6～52.4	>52.4	<17.2	17.2～29.0	>29.0
18～19	<35.7	35.7～55.5	>55.5	<19.2	19.2～31.0	>31.0
20～24	<36.8	36.8～56.6	>56.6	<21.5	21.5～35.3	>35.3
25～29	<37.7	37.7～57.5	>57.5	<25.6	25.6～41.4	>41.4
30～34	<36.0	36.0～55.8	>55.8	<21.5	21.5～35.3	>35.3
35～39	<35.8	35.8～55.6	>55.6	<20.3	20.3～34.1	>34.1
40～44	<35.5	35.5～55.3	>55.3	<18.9	18.9～32.7	>32.7
45～49	<34.7	34.7～54.5	>54.5	<18.6	18.6～32.4	>32.4
50～54	<32.9	32.9～50.7	>50.7	<18.1	18.1～31.9	>31.9
55～59	<30.7	30.7～48.5	>48.5	<17.7	17.7～31.5	>31.5
60～64	<30.2	30.2～48.0	>48.0	<17.2	17.2～31.0	>31.0
65～69	<28.2	28.2～44.0	>44.0	<15.4	15.4～27.2	>27.2
70～99	<21.3	21.3～35.1	>35.1	<14.7	14.7～24.5	>24.5

2. 体重测量

体重是营养评价中最简单、最直接、最可靠的指标,在历史上沿用已久,目前为主要的营养评定指标之一。体重是脂肪组织、瘦组织和矿物质之和。体重的改变是与机体能量与蛋白质的平衡改变相关的,故体重可以从总体上反映人体营养状况。测定患者随时间变化的体重是最为简单而有效的人体测量方法。维持性血液透析患者的体重测量具有特殊性。这里引入"干体重"的概念,即身体内既无多余的水分潴留也无缺水的体重。干体重应定期测定并力求准确,除外衣服的增减,记录干体重的变化。干体重下降标志着营养状况下降。

(1)标准体重:标准体重也称理想体重,我国常用 Broca 改良公式计算标准体重。其评价标准为:在标准体重的±10%为正常体重,低于标准体重10%～20%为瘦弱,低于标准体重20%为严重瘦弱,超过标准体重10%～20%为超重,超过标准体重20%为肥胖。计算公式:标准体重(kg)=身长(cm)-105。

(2)体重指数(body mass index,BMI):BMI 被认为是反映蛋白质-热量营养不良以及肥胖症的可靠指标。它用身高和体重计算而来:BMI=体重/身高^2(kg/m^2)。BMI 评价标准:正常值为18.5～24.9kg/m^2,低于正常值提示不同程度营养不良,17～18.4kg/m^2 为轻度消瘦,16～16.9kg/m^2 为中度消瘦,<16kg/m^2 为重度消瘦,25～27.9kg/m^2 为超重,≥28kg/m^2 为肥胖。

(3)平时体重百分率:平时体重百分率反映现实的营养状况水平,提示前一段时间营养

摄入是否足够,为下一段时间是否需要纠正营养状况做参考。评价标准:平时体重百分率
85%～95%存在轻度热能营养不良,75%～85%存在中度热能营养不良,75%以下存在重度
热能营养不良。计算公式:平时体重百分率(%)＝现测实际体重(kg)/平时体重(kg)
×100。

(4)体重变化率(损失率):体重变化率是一个变化指标,根据不同时期的两次实际体重
进行计算,评价在某一时段内热量的摄入是否充足。体重变化率多用以评价前一段时间营
养指导的效果和为以后一段时间的营养指导提供依据。评价标准:体重损失率在1周内超
过2%、在1个月内超过5%、在3个月内超过7.5%、在6个月内超过10%,均说明患者存
在热量不足的营养不良。计算公式:体重损失率(%)＝[平时体重(kg)－实测体重(kg)]/
平时体重(kg)×100。

(三)实验室检查

1.蛋白质代谢指标

(1)血清尿素氮与肌酐的比值(BUN/Scr):在透析患者中,BUN与Scr不仅表示透析质
量,还分别反映肌肉蛋白的分解量和近期蛋白质的摄入量。BUN主要由以下因素决定:蛋
白质分解速度及肾的尿素清除率。蛋白质分解速度在代谢稳定的患者与蛋白质的摄入量相
同。而Scr的水平主要与肌肉产生肌酐的量和肾的肌酐清除率有关。影响BUN/Scr的因
素较多,年老体弱、妇女儿童肌酐的产生量较少,BUN/Scr有所升高;当尿量低于1500ml/d
时,尿素清除率与肌酐清除率的下降不成比例,BUN升高较为明显,BUN/Scr比值升高;发
生并发症或激素治疗会加强分解代谢而使BUN/Scr比值升高;饮食蛋白含量改变后2～3
周,血BUN才会稳定;由于透析器对尿素的清除率大于对肌酐的清除率,所以血液透析会
改变这种比例。

(2)蛋白分解率(PCR):PCR可以通过尿素清除量、透析前及透析后血浆BUN计算得
出。标准蛋白分解率(normalized protein catabolic rate,nPCR)即单位体重的PCR,已被广
泛用于评价患者的饮食蛋白摄入。计算公式如下:

$$PCR=9.35g+0.29Vt$$
$$nPCR=PCR/(Vt/0.58)$$
$$G=(CO_2-Ct)\times Vt/\theta+Vu\times Cu/\theta$$

式中:Vt——干体重×0.58;

　　　Vu——透析间期的总尿量;

　　　G——尿素净生成率(mg/min);

　　　CO_2——第二次透析前BUN(mg/dl);

　　　Ct——第一次透析后BUN(mg/dl);

　　　θ——透析间期时间(min);

　　　Cu——θ期间全部尿中平均BUN浓度。

标准蛋白分解率(nPCR)已经被广泛用于评价患者的饮食蛋白质摄入。病情稳定的透
析患者,蛋白质摄入量与体内蛋白质分解代谢量应保持平衡,因此蛋白质摄入量可以由蛋白
质分解率反映出来;若蛋白质摄入量不足则nPCR降低,反之则升高。nPCR低于0.8g/(kg
·d)提示营养不良,一般要求血液透析患者的蛋白摄入量大于1.1g/(kg·d),即nPCR应
大于1.1g/(kg·d)。

（3）氮平衡（nitrogen balance，NB）与尿素氮表现率（urea nitrogen appearance，UNA）：NB 是评价机体蛋白质营养状况的常用指标，即氮摄入量与氮排出量之差。尿素氮是蛋白质的主要代谢产物，故学者提出用 UNA 计算总氮排出量，通过细致的饮食日记计算得到氮的摄入量，即可计算氮平衡。若氮的摄入量大于排出量为正氮平衡，若氮的摄入量小于排出量为负氮平衡，摄入量等于排出量则维持氮平衡状态，表示摄入的蛋白质量可满足基本要求。UNA 的计算公式为

$$UNA(g/d)＝尿尿素氮(g/d)＋体内尿素氮的变化(g/d)$$
$$体内尿素氮变化＝(BUN_f×BW_f－BUN_i×BW_i)×0.6$$

式中：i——第一天测定结果；

　　f——第二天测定结果；

　　BUN——血尿素氮（g/L）；

　　BW——体重（kg）；

　　0.6——人体水分占体重的比例。

UNA 增高表明氮摄入增加或净分解增加或两者同时存在；同样，UNA 减少表明蛋白质合成增加或摄入减少。但这仅适用于代谢稳定的患者和处于或接近氮平衡的患者，因为，如果患者分解代谢非常明显，UNA 会升高。NB 的计算公式：氮平衡＝氮入量－（UNA＋粪氮）。

粪氮一般按 2g 计算，头发、皮肤、指甲等丢失的氮很少，忽略不计，其值＜－1 为负氮平衡，＞＋1 为正氮平衡，－1～＋1 为氮平衡。

2. 生化指标

（1）血清蛋白：血清蛋白水平可以反映机体蛋白质营养状况。最常用的生化指标包括白蛋白（albumin，ALB）、转铁蛋白（transferrin，TFN）、前白蛋白（prealbumin，PA）等。

1）白蛋白：血清白蛋白是肝脏合成的主要蛋白质，半衰期为 18～20d。透析患者血清白蛋白水平与死亡率相关。K/DOQI 指南示透析患者白蛋白浓度的目标值为 40g/L。白蛋白浓度的下降可能发生在营养不良几个月之后，因此它不是评价营养不良的早期指标。

2）前白蛋白：前白蛋白生物储存量小，半衰期短，为 2d 左右，是反映营养不良的早期指标。若前白蛋白＜0.3g/L，提示存在营养不良。

3）转铁蛋白：转铁蛋白在肝脏合成，半衰期为 8～9d。若血清转铁蛋白浓度低于 0.2g/L，提示营养不良。但应注意，转铁蛋白会受到铁剂及重组人类促红细胞生成素的影响。

（2）胰岛素样生长因子-Ⅰ（IGF-Ⅰ）：IGF-Ⅰ可由许多组织合成，但以肝脏为主。血液透析患者血清 IGF-Ⅰ＜300μg/L 提示营养不良，IGF-Ⅰ＜200μg/L 提示重度营养不良。

（3）血清胆固醇（serum cholesterol）：胆固醇与 ALB 一样能反映体内蛋白质状况，其值下降到＜3.9mmol/L（150mg/dl）提示蛋白质及能量摄入不足。低胆固醇的透析患者并发症发病率及死亡率均高。但是高胆固醇血症是引起心血管意外的危险因素。因此，饮食指导应注意胆固醇的摄入，因人而异。

（四）主观综合性营养评价

主观综合性营养评价（subjective global nutritional assessment，SGA）是 Detsky 等于 1987 年提出的临床营养评价方法。K/DOQI 推荐其用于血液透析患者的营养评估。经过多次改进，已有多种版本，目前主要有传统 SGA 评价和改良 SGA 评价两种方法。传统 SGA 评价法主要根据患者病史及体检等 6 个方面的情况对营养状况进行综合判断，具体包

括体重下降程度、饮食变化、消化道症状、生理功能状态、皮下脂肪和肌肉消耗程度。每个方面又分为 3 个等级：A. 营养良好；B. 轻～中度营养不良；C. 严重营养不良。SGA 方法的主要特点是简单、可靠、可重复性强，不需要复杂的实验室方法，医生和护士评价吻合率达 90％以上。1999 年，Kalantar Zadeh 等提出了改良 SGA 评价法（又称 MQ-SGA 评价法或 DMS 评价法），它是在传统 SGA 评价法的基础上，根据维持性血液透析患者的疾病特点对各个评估部分进行具体量化，使之成为一种适用于维持性血液透析患者的营养评估方法。与传统 SGA 评价法相比较，改良 SGA 评价法的可操作性与可重复性更强，更为敏感、可靠。改良 SGA 评价指标主要包括 7 个方面：体重下降程度、饮食变化、消化道症状、生理功能状态、并发症、皮下脂肪和肌肉消耗程度，每部分分值均为 1 分（正常）～5 分（严重），总分介于 7 分（营养正常）～35 分（严重营养不良）。改良 SGA 评价法是维持性血液透析患者营养不良早期筛选的一种较好方法，定期 SGA 评估结合血清白蛋白等其他营养指标的定期监测可较全面、动态地反映透析患者的营养状况。SGA 营养评定法详见表 4-7，改良 SGA 营养评定法详见表 4-8。

表 4-7　SGA 营养评定法

问　　题	评价标准
①您目前体重_____ kg ②与 6 个月前的体重相比有变化吗？ ③近 2 周体重有变化吗？ 不变—增加—降低	①6 月内体重变化： A. 体重变化<5％，或由 B 级正逐步改善 B. 持续减少 5％～10％，或正由 C 级逐步改善 C. 持续减少>10％ ②2 周内体重变化： A. 无变化，达到平日体重或恢复到 5％以内 B. 稳定，但低于理想或平日体重；部分恢复但不完全 C. 降低
进食情况	评价标准
①您的食欲？好—不好—正常—非常好 ②您的进食量有何变化？ 不变—增加—减少 这种情况持续多长时间？ ③您的进食类型有变化吗？ 无变化—半流食—全流食—无法进食	①您的进食量： A. 好；无变化，或轻度、短期变化 B. 正常下限但有减少；差，但正逐渐增加 C. 差，并仍减少；差，无变化 ②摄食变化的时间： A. <2 周，变化少 B. >2 周，轻中度低于理想摄食量 C. >2 周，无法进食，有饥饿感
近 2 周以来您经常出现下列问题吗？消化道症状	评价标准
①没有食欲：从不—很少—每天—每周 1～2 次—每周 2～3 次 ② 腹泻：从不—很少—每天—每周 1～2 次—每周 2～3 次 ③ 恶心：从不—很少—每天—每周 1～2 次—每周 2～3 次 ④ 呕吐：不—很少—每天—每周 1～2 次—每周 2～3 次	A. 少有或间断 B. 有部分症状，>2 周；严重，持续的症状，但在改善 C. 部分或所有症状，频繁或每天，>2 周

续表

您现在还能像往常那样做以下事情吗?	评价标准
①散步:没有—稍减少—明显减少—增多 ②工作:没有—稍减少—明显减少—增多 ③室内活动:没有—稍减少—明显减少—增多 ④以上活动在过去的2周内有何变化:有所改善—无变化—恶化	A. 无受损、力气/精力无改变,或轻中度下降但在改善中 B. 力气/精力中度下降但在改善中 C. 力气/精力严重下降、卧床
疾病相关应激营养需求	评价标准
疾病诊断:低烧、恶性肿瘤、阑尾手术属低水平应激;长期发烧、慢性腹泻、胆囊或胃肠手术属中等应激;大面积烧伤、高热、大出血、外科联合手术等属于高度应激	A. 无应激 B. 低水平应激 C. 中高度应激
问　题	评价标准
下眼睑 肱三头肌皮褶	皮下脂肪: A. 大部分部位无减少 B. 大部分或所有部位轻中度减少或部分中度减少 C. 大部分或所有中重度减少
下颗部、锁骨、肩部、肩胛骨 骨间肌、膝盖 股四头肌、腓肠肌	肌肉消耗: A. 大部分肌肉改变少或无变化 B. 大部分肌肉轻中度改变,一些肌肉中重度改变 C. 大部分肌肉中重度改变
水肿指标	评价标准
水肿 腹水	A. 正常或轻微水肿 B. 轻中度水肿 C. 重度水肿

5/8项原则,同级从恶原则

表4-8　改良SGA评定法

A表:营养相关病史

体重	1(无变化)	2(<5%)	3(5%~10%)	4(10%~15%)	5(>15%)
进食	1(无变化)	2(基本还可摄入固态食物))	3(全流质,或总量中度减少)	4(仅能摄入低热量液体)	5(无法进食)
消化道症状	1(无变化)	2(恶心)	3(呕吐或中度胃肠道反应)	4(腹泻)	5(重度厌食)

续表

活动能力	1（无损害，或有改善）	2（行走轻中度受限）	3（正常活动受限）	4（仅能进行轻微活动）	5（卧床）
合并症	1（MDH＜12月，其他情况良好）	2（MDH＝1～2年，或有轻微合并症）	3（MDH＝2～4年，或年龄＞75，或有中度合并症）	4（MDH＞4年，或有重度合并症）	5（非常严重的多器官合并症）

B表：查体				
脂肪贮存减少或皮下脂肪丢失（下眼睑、肱三头肌、肱二头肌、胸部）				
1（无）	2	3（中度）	4	5（重度）
肌肉消耗（下颌部、锁骨、肩部、肩胛骨、骨间肌、膝盖、股四头肌、腓肠肌）				
1（无）	2	3（中度）	4	5（重度）

　　MDH：最长透析时间（maximum dialysis time）的英文缩写。

三、血液透析患者饮食营养护理

　　血液透析患者营养不良发生率高，且危害大。但是，早期营养不良症状隐匿，不易引起患者及医务人员的关注。因此，对血液透析患者应定期进行营养评估，开展膳食调查，并根据患者的营养状况、饮食习惯、消化能力、经济条件等制定个体化的饮食营养方案，持续管理。饮食营养护理的理论基础包括营养学基础、平衡膳食理论等，需要护理人员掌握，帮助血液透析患者合理安排饮食，推荐营养充足、各种营养素搭配合理、口味好的食谱，调动患者对进餐的兴趣，增进食欲。常见食物成分表详见附录。

（一）热量和蛋白质

1. 热量

　　充足的热量是保持和提高营养状况的前提，所以透析患者热量摄入必须充足，既可满足机体活动及治疗本身需要，亦可避免蛋白质作为热源分解而产生过多的代谢废物。摄取足够热量可以防止机体因消耗自身的脂肪和蛋白质而引起的负氮平衡，没有足够热量的供给，机体将分解蛋白质作为热量来源，蛋白质的消耗又会使血中尿素氮等代谢产物增高，从而增加肾负担。热量的主要来源为碳水化合物和脂肪，其中，碳水化合物占60％～65％，脂肪占30％～35％。碳水化合物应以多糖为主，限制单糖、双糖的摄入比例，以免产生或加重高甘油三酯血症。

　　K/DOQI指南推荐维持性血液透析患者每日应摄入的热量≥146.44kJ/（kg·d）[35kcal/（kg·d）][125kJ/（kg·d），60岁以上]。国内学者认为血液透析患者基本总热量需求是146.44kJ/（kg·d）[35kcal/（kg·d）]，轻度体力活动下为146.44～167.36kJ/（kg·d）[35～40kcal/（kg·d）]，分解代谢亢进患者热量应达到188.28kJ/（kg·d）[45kcal/（kg·d）]。

　　有资料表明尿毒症患者存在脂质代谢异常，血浆甘油三酯（TG）、低密度脂蛋白-胆固醇（LDL-Ch）、极低密度脂蛋白-胆固醇（VLDL-Ch）显著升高，高密度脂蛋白-胆固醇（HDL-Ch）下降，血液透析患者中大约有40％～60％的透析者合并Ⅳ型高脂血症。因此，脂肪的摄入量应适当限制。脂肪摄入应注意限制饱和脂肪酸和多不饱和脂肪酸(多不饱和脂肪酸与饱和脂肪酸应保持 1.5∶1.0 左右),增加单不饱和脂肪酸(如植物油、鱼油等)比例,降低心血管疾病的发生率。对伴有高胆固醇血症患者应采用低胆固醇(每日≤300mg)、低饱和脂肪酸饮食,忌用牛油、动物内脏、蛋黄、鱼子、可可等。

2.蛋白质

(1)蛋白质摄入原则:血液透析开始后,蛋白质需要量大大增加。血液透析患者每日蛋白质摄入量 K/DOQI 指南推荐 1.2g/(kg·d) 为宜,同时应以优质蛋白为主,食物中应富含必需氨基酸,如各种鸡、鸭、瘦肉、鱼、蛋、奶类等。少吃或不吃植物性蛋白质,如豆制品,保证优质蛋白占总蛋白的 2/3 以上。对于高磷血症患者,优质蛋白的选择,尽量考虑磷蛋白质比值低的食物,如鸡蛋白、海参、罗非鱼、猪皮等,有利于保持患者的营养状况,同时又改善高磷血症。由于血液透析治疗存在氨基酸等营养物质的丢失,营养不良患者血浆蛋白浓度低下时还会降低在透析治疗中对除水的耐受性。

(2)蛋白质摄入量的计算方法:总蛋白质＝[1.0～1.2g/(kg·d)]×标准体重,按计算得出的总蛋白质量进行饮食选择和三餐分配。

(3)对患者蛋白质摄入量的评价:评价患者蛋白质的摄入量是否合适,需从摄入食物中统计蛋白质含量,并计算蛋白质中的含氮量(蛋白质的含氮量是 16%),从尿素氮的出现率计算氮排出量,用摄入氮量减排出氮量看是否达到氮平衡。最简便的方法是教会患者记录包括透析日在内的 3 日饮食流水账,根据实际记录内容对照饮食表,统计蛋白质含量后计算平均每日摄入的蛋白质量。

(二)维生素、矿物质和水

1.维生素

血液透析患者存在维生素相对不足的情况,特别是水溶性维生素。一方面透析治疗时水溶性维生素严重丢失,如叶酸、B族维生素等,另一方面部分维持性血液透析患者因饮食控制,在限制钾和水分的同时,使水果蔬菜摄入减少,都会导致维生素缺乏。如不及时补充维生素,可出现水溶性维生素缺乏,降低患者机体抵抗力。血液透析患者每日水溶性维生素需要量详见表4-9。

表 4-9　血液透析患者水溶性维生素每日需要量

项目	需要量(mg)
维生素 C	60～100
叶酸	>1.0
维生素 B_1	1.5
维生素 B_2	1.7
维生素 B_6	10
维生素 B_{12}	0.006

2.矿物质

(1)钠:维持性血液透析患者需适当限制钠的摄入,每日摄入盐<5g(钠<85mmol/L)。酱、腌、熏制品及某些含钠高的调味品需加限制。食盐摄入量的管理:在限制透析患者水分摄入量的同时,应该限制食盐(NaCl)的摄入量。钠离子是细胞外的主要阳离子,吸引水分在血管与组织间液中,不仅加重外周组织水肿,而且增加血容量使血压增高,导致心力衰竭。一些透析患者体重增加并不高却发生了心力衰竭,常与患者体内水分过多且钠摄入过多加重水钠潴留有关。

(2)钾:钾离子为细胞内的主要阳离子,参与心肌的兴奋性。无尿的透析患者摄入过多含钾高的食物会发生心律失常,甚至会发生心搏停止。根据具体病情,国内学者认为,血液透析患者每日钾摄入量宜为 1.5g,不应超过 2g。如果每日尿量＞500ml,可以不必严格控制钾摄入量。告知患者控制钾过多摄入的方法,为患者提供食物含钾量表,提醒患者禁食或少食含钾高的食物。指导患者每日根据钾需要量查饮食量表,寻找自己喜欢的食物(或多种食物相加或相减后),再将含钾符合每日钾需要量的食品分配到一日三餐中。采用减少食物含钾量的方法,如在烹调制作时,可将生蔬菜切开洗涤、浸泡或沸水焯后再烹制,使钾丢失一部分再食用更为安全。必要情况下,患者可备降钾药物,在食用蔬菜水果时服用。常见食物成分表见附录。

由于高血钾有很大的危险性,应指导患者了解高血钾的临床表现和发生高血钾时的应对措施。如患者在食用较多蔬菜、水果后发生口唇或指尖麻木、四肢无力等症状时,应及时到医院就诊,以确定血钾含量,避免发生危险。对高血钾最为有效的紧急处置办法就是血液透析的清除治疗。

(3)钙、磷:钙与磷是体内最多的无机盐,主要存在于骨骼和牙齿中。患者肾衰竭后,磷排除障碍使之滞留于血液中,引起一系列临床症状,因此血液透析患者普遍存在钙磷代谢紊乱的问题。尿毒症初期患者常合并低血钙、高血磷。血液透析患者钙摄入量应达到 1000～1200mg/d,除膳食中的钙摄入外,一般要补充钙制剂(碳酸钙或乙酸钙)和维生素 D 化合物。如血磷过多应降低血磷,以避免因为血磷过多导致钙磷乘积过大,从而增加转移性钙化的危险性。此外,血磷升高还可抑制 25-$(OH)D_3$ 向 1,25-$(OH)_2D_3$ 的转化,使维生素 D 缺乏加重。建议磷摄入量控制在 800～1000mg/d。维持性血液透析患者常常会出现高血钙、高血磷。血磷浓度增高不仅引起皮肤瘙痒,还刺激甲状旁腺功能亢进使激素分泌增多,造成骨钙游离出骨进入血液。血钙浓度的增高不仅导致动脉硬化,而且钙沉积在其他不该停留的部位,如皮下、关节囊腔或组织里,会引起局部疼痛。骨质因钙的流失变得疏松,易发生骨折,心血管系统因钙的沉着而受到损害。接受长期透析治疗的患者,应当注意钙与磷的摄入量,预防透析性骨病及继发性甲状旁腺功能亢进等并发症。

在钙、磷的控制问题上,既要保证营养又要减少磷的摄入量,平均每克蛋白质含磷在12～16mg,所以当确定蛋白质摄入量足够时,摄入磷水平越少越好。但应注意的是,多数高生物价蛋白质食品中钾、磷含量亦多,协调蛋白质和钾磷的关系,在选择食物时甚为重要,既保证营养摄入充分,又警惕发生高钾、高磷血症的危险。对于营养补充剂的使用宜谨慎,必须看清楚其成分含量,方可适当使用。磷分为有机磷和无机磷。有机磷自然存在于天然食物中,动植物都含有。40％～60％的有机磷可被人体吸收,磷结合剂有效,食物标签中无法显示。含有有机磷的食物如肉、禽、鱼、蛋、奶、全谷物、坚果、豆类等。此类食物也是人体蛋白质,尤其是优质蛋白的主要来源,是人类不可缺少的营养物质,因此血液透析患者需要选择磷蛋白质比值低的食物,如鸡蛋白、海参、罗非鱼、猪皮等。无机磷是食品加工过程中添加的,改善色、味以及增加稳定性。加工食品、速食和方便食品中无机磷含量比较多。90％以上的无机磷可吸收,磷结合剂有效,从食品标签可以看到含量,建议避免这部分磷的摄入。除了饮食上控制以外,更为重要的是指导患者遵从治疗计划,并遵医嘱适时服用活性维生素 D_3 制剂和降磷制剂。医生会根据患者体内甲状旁腺素水平的高低调节降钙及降磷药物,维持钙磷平衡,为患者提供更适合个体状况的建议。

3.水分

维持性血透患者由于代谢紊乱、水钠潴留,故在两次透析间期应限制水分的摄入。水和盐的控制相辅相成。

(1)饮水量控制原则:过多的饮水量会造成患者体内水分潴留并引起心功能不全。控制透析患者的水分摄入量是患者生活中的重要问题。关于透析间期的体重增加,间隔1日透析应控制在患者干体重的3%以内;间隔2日透析应控制在患者干体重的5%以内。无尿患者的饮水量(包括汤、粥、饮料等)为15ml/(kg·d),有尿患者饮水量在上述标准基础上附加尿排出量。

(2)饮水量的计算方法:血液透析患者最简便的水分摄入计算方法是量出为入,有尿患者与无尿患者对水的摄入量控制限度不同。患者出量:①粪便含水50~200ml。②无感蒸发水量850~1200ml。③尿量200~1500ml或更多。④体内剩余水与尿量多少有关,无或少量。入量:①内生水200~300ml。②固体食物含水量800~1000ml。③饮水量为尿量+500~600ml。④有1500ml尿量,可不控制水。

四、饮食营养护理的注意事项

(一)膳食平衡

构成膳食的食品种类要多样,各种营养素之间要保持人体需要的合适比例,以达到合理营养的目标。

(二)分清主次、兼顾全局的个体化饮食

维持性血液透析患者由于病情复杂,常常伴有并发症,因而其饮食干预有其复杂性和困难性。临床上对于维持性血液透析患者的饮食干预往往需要结合患者的营养状况和各项生化指标,找出当前阶段饮食干预的重点而实施个体化的饮食方案。分清主次、兼顾全局。有些复杂情况是无法完全依靠饮食干预解决的,需要依靠透析处方的调整及药物的治疗,如降脂药物、氨基酸制剂、磷结合剂、钙剂、维生素制剂等。

(三)定期评价,持续管理

护理工作中需要正确有效地指导患者进行饮食管理,提供饮食处方,并且评价饮食指导的有效性。

(四)用心制作,合理烹饪

由于饮食控制的复杂性,为更精确地掌握各类营养素的摄入量,维持性血液透析患者的膳食制作要求较高,需选择合理的烹饪方式。如对一些蔬菜采用煮的方式,则钾、磷的丢失比其他烹饪方法更多,但亦应避免食用汤类。

(五)情绪平稳,愉快进餐

保持愉快、舒畅的心情,有益于人体对食物的消化和吸收。做好患者的心理疏导,让其在轻松、愉快的环境下进餐以便有良好的食欲。

维持性血液透析患者的营养问题是复杂多变的,需要个体化饮食干预,提高患者的依从性。根据患者的各种特征分层,可以提高饮食管理的效率。目前对于血液透析患者饮食营养管理的方法和长期效果尚无大规模的随机对照试验来验证,需要临床护理人员共同努力。

第七节　血液透析治疗中常见机器报警原因及护理

透析机是血液透析系统的重要组成部分,血液透析专业护士需掌握透析机操作程序,熟悉机器各系统性能,当机器发生报警时能立即采取正确的措施,排除故障,保证患者透析治疗安全进行。

一、电导率报警

电导率是指透析液中阳离子的总和,钠离子在透析液中占绝大部分,故电导率主要反映的是钠离子浓度。透析液的钠离子浓度在 $138\sim142\mathrm{mmol/L}$,当高于或低于此钠离子浓度的 $3\%\sim5\%$ 时,机器就会进入自动保护状态并报警。

1. 影响电导率的因素

①A、B 浓缩液配比、成分不正确;浓缩液供应不足;A、B 浓缩液反接;浓缩液吸管接口处漏气、阻塞;A、B 浓缩液比例泵故障、未工作或工作异常。②供水系统水压低、水流量不稳定、透析用水未达到使用标准。③机器报警阈限设置过高或过低。④机器零配件损坏或钙结晶。

2. 护理对策

①专人负责浓缩液的配制与管理。②透析过程中检查浓缩液的使用情况,及时更换。③检查 A、B 浓缩液吸管的改变状态、接口处有无漏气。④检查透析液流量、报警阈限设置是否正确;查看浓缩液吸管接口处是否紧密、有无漏气,滤网是否阻塞,浓缩液吸管有无扭曲折叠。⑤一旦发现 A、B 浓缩液泵故障,立即通知技术人员维修。故障维修后应测透析液浓度,符合透析液标准后才能使用。⑥每日透析后应做透析机的消毒脱钙,并定期维护。

二、透析液温度报警

透析机是使用加热器给透析液加温,通过温度传感器来控制温度保持恒温。透析液的温度设置一般为 $35\sim38$℃,若温度过低会引起患者寒颤,影响患者内瘘血流量及透析效果,若温度过高,可致溶血发生。

三、静脉压报警

静脉压是指血液从透析器流出返回到患者静脉内的压力。静脉压与穿刺针型号、患者血流量及血管条件等有关。静脉压报警包括静脉压低限报警和静脉压高限报警。

1. 静脉压低限报警

若治疗过程中静脉压低于报警低限,系统将停止血泵运转,关闭静脉夹并发出声光报警,护士应立即进行处理。

(1)影响静脉压低的因素:①静脉管路与血管通路连接不紧密或穿刺针脱落。②动脉管路扭曲、折叠、受压。③患者内瘘血流量不足、医务人员穿刺不当影响动脉血流量及深静脉置管功能障碍。④血液管路或透析器严重凝血。⑤患者超滤过多导致有效血容量不足,低血压。⑥静脉压检测口夹子未打开,传感保护器破损、阻塞等原因导致不能感应压力变化。

(2)护理对策:①检查透析管路各连接处是否紧密,动脉管路有无扭曲、受压,穿刺针是否滑出。②检查静脉压压力传感装置夹子是否开启、传感保护器有无进液体,若已进液体,应及时更换。③透析器凝血及管路破损应立即更换。④动脉血流不足时先调节穿刺针位置,若是患者血管功能问题,通知医师做相应处理。⑤透析中严密观察患者病情变化,若患者出现症状性低血压临床表现,应立即减少超滤量,通知医师后,按透析低血压并发症处理。⑥若静脉压传感保护器发生故障,应及时通知技术人员维修。

2. 静脉压高限报警

当治疗过程中静脉压高于报警高限,系统将停止血泵运转,关闭静脉夹并发出声光报警,护士应立即进行处理。

(1)影响因素:①静脉穿刺失败,透析过程中患者手臂移动导致穿刺针移位,引发局部血肿。②血液管路、透析器或穿刺针内有血凝块。③针尖吸附静脉管壁。④静脉回路受阻,管路折叠、受压、扭曲,静脉管路及静脉穿刺针夹子未打开。⑤静脉痉挛、近心端静脉有狭窄、透析液侧压力降低、体位改变等。⑥静脉压传感保护器故障。

(2)护理对策:①穿刺前评估内瘘血管,避开血管瘢痕、血肿及静脉窦部位穿刺。②连接静脉回路后注意观察穿刺处有无血肿、渗血。③调整穿刺针位置或针斜面,必要时重新穿刺。④检查透析管路有无受压、折叠、扭曲,通路各夹子关闭状态。⑤协助患者治疗中改变体位,并检查管路通畅情况。⑥对于无肝素透析治疗,治疗中观察体外循环通路如静脉壶、静脉滤网、透析器等血液颜色及有无凝血块;如有大量凝血块,同时跨膜压升高应及时更换管路或透析器。⑦若静脉压传感保护器发生故障,应及时通知技术人员维修。

四、动脉压报警

泵前动脉压是血液透析必须监测的指标之一,是指从血液出口与血泵间的体外管道测得的压力,反映了将患者血管通路动脉端的血液吸到血泵段管路所需的压力。通常动脉压读数是负数。反映动脉血管通路问题,泵前动脉压从−200至−300mmHg的变化定义为负值增高(即动脉压小于−200mmHg时要进行干预,最低不能小于−260mmHg)。泵前动脉压报警包括动脉压(负值)增高报警和动脉压(负值)降低报警。

1. 泵前动脉压(负值)增高报警

当治疗过程中动脉压低于报警低限,系统将停止血泵运转,关闭静脉夹并发出声光报警,护士应立即进行处理。

(1)影响泵前动脉压(负值)增高的因素:①泵前压力监测器前的动脉管路扭曲、夹闭或堵塞。②血液透析置管位置不当或凝血。③动脉穿刺针位置不当,凝血或渗血压迫血管。④低血压,心功能差。⑤动脉血流量不足,血泵速度大于血管通路供血量,原因如动静脉内瘘血管有狭窄、内瘘血管血栓形成、内瘘血管痉挛或收缩、穿刺针细。⑥动脉压传感保护器故障。

(2)泵前动脉压(负值)增高(<−260mmHg)的危害:①产生对血管通路有害的作用力。②引起红细胞溶血。③在管路内产生微气泡。④影响透析充分性。

(3)护理对策:①体外循环建立后注意检查血路管有无受压、折叠、扭曲。②调整中心静脉导管位置,如有凝血要进行溶栓治疗,确保合适的血流量。③穿刺前评估内瘘血管,动脉血流不足时先调节穿刺针位置,调整合适的血流量。④报告医生及时处理低血压,评估心功能。⑤选择合适的穿刺针,做好内瘘血管的日常维护,定期评估,及时发现狭窄及血栓等血管功能问题,报告医生处理。⑥若动脉压传感保护器发生故障,应及时通知技术人员维修。

2.动脉压(负值)降低报警

(1)影响动脉压(负值)降低的因素:①动脉管路与针或者置管连接处脱开。②穿刺针或置管脱出。③血管通路与动脉管路间或血液管路某一点发生漏气。④血泵速度过低。⑤动脉压传感保护器发生故障。

(2)护理对策:①检查透析管路各连接处是否紧密。②妥善固定穿刺针或中心静脉导管,做好患者健康宣教,定期巡视有无穿刺针或中心静脉导管意外滑脱。③安装血路管前仔细检查血路管有无破损、裂缝,确保螺帽和螺纹紧密连接。④调整合适的血泵速度。⑤检查动脉压压力传感装置夹子是否开启、传感保护器有无进液体,若已进液体,应及时更换动脉压传感保护器,如有故障应及时通知技术人员维修。

五、跨膜压报警

跨膜压是指透析器半透膜血液侧和透析液侧的压力差,使用压力传感器测量静脉压力和透析液压力的方法并经过计算而来。临床实际工作中多见跨膜压高限报警。

1.影响因素

①患者高凝状态、血流量不足、抗凝剂用量不足等原因致透析器及管路凝血。②单位时间内超滤量过低或过高致跨膜压过低或过高报警。③透析液管路折叠、受压,连接透析液接头松动、漏气。④透析用水不足或透析液压力感应器损坏。⑤透析器选择不当,如超滤系数过小。

2.护理对策

跨膜压突然升高,应查看透析器血液颜色有无加深改变,如透析器颜色变暗、变黑,静脉压力在正常范围内应更换透析器,无抗凝透析应停止透析并回血。预防措施有:①正确规范预冲血路管及透析器、合理使用抗凝剂、及时解决血管通路问题。②正确设置患者单位时间内超滤量,透析结束前30min内不宜过多增加超滤量。③检查透析液接头连接有无漏气,透析液管路有无扭曲、折叠。④检查水处理系统,保证供水正常。⑤选择适宜的透析器。

六、漏血报警

漏血检测是利用测量透析液管路里的透光强度来实现的。如果废液里混有血液,那么透光减弱,光电效应改变后引发报警。

1.影响因素

①透析器破膜:当静脉端堵塞后,静脉压、跨膜压会急剧升高,超过透析器膜压力后使透析器破膜;透析器储存条件不适宜、运输搬运粗暴;复用时消毒液浓度过大,透析膜损伤使透析器破膜;透析器质量不合格、透析器重复使用次数过多、复用时未做透析器破膜检测,至使用时出现漏血报警。②透析液中有空气或除气不良、胆红素过高、服用利福平致漏血感应器被污染或发生故障易出现假报警。

2.护理对策

①出现漏血报警时先用肉眼观察透析液出口处透析液颜色是否变红,如有血液漏出应停止治疗并更换透析器。重新设置患者血流量及超滤量等透析参数,必要时用抗生素预防感染。②观察透析器上空气及气泡产生部位,如透析液入口处有大量气泡表示透析液除气不良,透析器内透析液室有大量气泡则提示超滤率过大;透析液室肉眼未见漏血,出现空气

或气泡则可能为漏血探测器被污染,可用专用擦镜纸清洁漏血探测器,必要时更换机器或进行机器脱钙消毒处理,如机器故障应请技术人员进行维修。

七、空气报警

空气检测是建立在超声波原理基础上的,超声波在液体和固体内的传播速度比在气体内快,因此在静脉血液管路的两侧分别安装上超声波发射器和接收器来捕捉经过静脉管路的气泡。静脉壶或下段中如有气泡就可能报警,同时静脉管路回路上的静脉夹会同时关闭,血泵停止。空气报警敏感性很高,当静脉壶与空气探测器不紧密时会出现假报警,也有出现微小气泡时由于敏感性下降而不报警,故在透析中要密切监测,区分真假空气报警,保证患者透析安全。

1.影响因素

①透析管路的静脉壶安装位置不妥或变形,动脉管路各侧支口未夹紧,静脉壶液面过低,动脉管路端口与患者血管通路连接处松动、脱落。②穿刺针斜面未完全进入血管或透析导管位置不良导致动脉血流量不足而产生大量气泡。③穿刺针滑出血管,输液时未及时关闭夹子或夹子未夹紧导致气泡进入血路管。④空气监测装置中的静脉壶、管路与超声探头之间有空隙或探头感应器发生故障。

2.护理对策

先停血泵,检查血管通路有无上述情况。寻找原因,排除报警后开启血泵,静脉压监测的报警值范围调整至正常阈限内,血流量减至100~150ml/min,将透析器静脉端向上,使透析器内空气排至静脉壶内,用无菌注射器从静脉壶内抽出气泡,再调节患者血流量,打开静脉压监测夹。预防措施有:①正确安装管路及透析器,规范预冲,正确连接患者。②正确设置静脉壶内液面,一般静脉壶内液面不低于整个静脉壶容量的2/3。③因内瘘穿刺原因导致血流量不足,可进行穿刺针的调整,或重新穿刺。临时导管流量不足可尝试旋转导管,以防贴壁等原因。长期导管血流量不足,可根据实际情况进行溶栓治疗,确保充足的血流量。④加强护士责任意识,妥善固定,在输液或输血时严密监控,输注完毕及时关闭输注口夹子。⑤定期进行机器维护和保养。

第八节　血液透析废液排放操作规程

医疗废弃物处理原则是在第一时间、第一现场、分类、减量、封闭处理。血液透析治疗产生的医疗废弃物主要有3类,即固体(透析器、管路等)、液体(透析废液等)、锐器(穿刺针等)。其中液体包括:①在治疗过程中自动排放的经过弥散超滤后的透析液和血液透析过程中产生的滤出液;②在治疗结束后存留在透析器膜内膜外的液体和血液透析管路中的液体。

血液透析废液排放需通过透析机自身的负压装置,经过人工或带有废液自动排放功能的机器进行操作,由机器内专门的废液装置排入污水管道中,此过程为全密闭式的排放过程。

一、排放原则

严格遵循密闭式排放原则;操作中避免断开循环管路,不得产生二次污染;依靠机器的自动功能排放,避免人为干预。

二、排放方式

目前临床使用的常见机型分为人工排液(重力/负压超滤)和自动排液(使用血泵/超滤)两种。

(1)自动排放:近些年大多数新型机器,均带有自动排放装置,只需在治疗结束后,通过机器按键即可自动实现。

(2)人工排放:主要是使用年限较长的机器需要人工排放。

三、操作流程

(一)自动排放方法

(1)透析治疗结束,断开穿刺针,使用连接器将动静脉管路连接,形成密闭环形,挂在输液架上,打开动静脉管路的夹子及补液口夹子,关闭静脉压监测管夹子及肝素泵管夹子。

(2)先将透析器静脉端朝上,取下透析液的入口接头有效回扣机器上,将透析器原帽复盖,按"排液"键,进入废液排放模式。排放膜内废液,约需150s。

(3)膜内废液排净后,取下原帽排净膜外废液。

(4)膜外废液排净后透析器原帽复盖,取下透析液的出口接头,放回机器旁路接口,同样透析器原帽复盖。

(5)按顺序依次卸下透析管路,将透析器放入装有医疗废物袋的密闭式医疗废物箱内。

(二)手动排放

目前有一些使用年限较长的机器,没有自动排放功能键,需要护理人员在治疗结束后采用人工排放废液。下面以金宝AK200、AK95血液透析机废液排放操作流程为例。

(1)透析治疗结束,动静脉管路分别与动静脉穿刺针断开,将断开的动脉端管路与静脉壶相连,静脉端管路与动脉壶相连,连接后打开动静脉端和动静脉壶上的四个夹子。将静脉压监测管及肝素泵管夹子夹闭,并将压力传感器卸下,打开补液管排气孔和管夹(方法二:透析治疗结束,断开穿刺针,使用连接器将动静脉管路连接,形成密闭环形,挂在输液架上,打开动静脉管路的夹子及补液口夹子,关闭静脉压监测管夹子及肝素泵管夹子)。将静脉壶卸下并倒挂,如压力不足,可将静脉壶挂高倒置。

(2)将透析器静脉端向上,旁开透析液,将透析液的入口接头有效回扣机器上,同时用透析器原帽复盖,排净膜内废液。

(3)排净膜内废液后,将透析器的透析液入口原帽打开,排净膜外废液后将原帽复盖。

(4)废液排放完毕,按顺序依次卸下透析管路,将透析器放入装有医疗废物袋的密闭式医疗废物箱内。

(三)操作注意事项

(1)断开透析液旁路时,注意将透析器倾斜,开口向上,避免液体滴洒。

(2)费森尤斯血液透析机废液排放时,如果膜内废液排出不畅,可将血透管路抬高至透析器之上即可。如果压力不足,可以重复开关透析液旁路加压排净。

(3)透析器原帽复盖要紧密,避免漏气,造成排液不畅。

(4)如果发生透析器破膜,严禁将膜内、外废液排放,应直接放入医疗废物袋中,避免污染环境。

第九节 血液透析常规检查

加强维持性血液透析患者的监测管理是保证透析效果、提高患者生活质量、改善患者预后的重要手段。应定期检查评估维持性血液透析患者，有时并发症的出现早期自我感觉无异常，但可通过实验室检查及时发现问题并作出相应处理。

一、常规检测指标及检测频率（表 4-10）

表 4-10　血液透析患者常规检测指标及检测频率

指　标	推荐频率
血常规，肝、肾功能，血电解质（包括血钾、血钙、血磷、HCO_3^- 或 CO_2-CP 等）	每个月 1 次
血糖、血脂等代谢指标	每 1～3 个月（有条件者）
铁状态评估	每 3 个月 1 次
血 iPTH 水平	每 3 个月 1 次
凝血功能全套	每 3 个月 1 次（必要时每个月 1 次）
营养及炎症状态评估	每 3 个月 1 次
Kt/V 和 URR 评估	每 3 个月 1 次
传染病学指标必须检查（包括乙肝、丙肝、HIV 和梅毒血清学指标）	开始透析 6 个月内：应每 1～3 个月 1 次；维持透析＞6 个月：应每 6 个月 1 次
心血管结构和功能	每 6～12 个月 1 次
内瘘血管评估	最好每月 1 次
24h 动态血压	每 12 个月 1 次
甲状腺 B 超	每 12 个月 1 次
肿瘤标志物全套	每 12 个月 1 次
骨密度测定	每 6～12 个月 1 次
心理健康评估	每 12 个月 1 次（必要时及时评估）

URR：尿素清除率（urea reduction rate）的英文缩写。

（1）血常规、肾功能、血电解质等指标：建议每月检测 1 次。一旦发现异常应及时调整透析处方和药物治疗。血糖和血脂等代谢指标，建议有条件者每 1～3 个月检测 1 次。

（2）铁指标：建议每 3 个月检查 1 次。一旦发现血清铁蛋白低于 200ng/ml 或转铁蛋白饱和度低于 20%，需补铁治疗；如血红蛋白（homoglobin，Hb）低于 110g/L，则应调整促红细胞生成素用量，以维持 Hb 于 110～120g/L。

（3）iPTH 监测：建议血 iPTH 水平每 3 个月检查 1 次。要求血清校正钙水平维持在正常低限，为 2.10～2.37mmol/L（8.4～9.5mg/dl）；血磷水平维持在 1.13～1.78mmol/L（3.5～5.5mg/dl）；血钙磷乘积维持在 55mg/dl 及以下；血 iPTH 维持在 150～300pg/ml。

（4）凝血功能全套：建议凝血功能全套常规每 3 个月检查 1 次，若服用华法林每个月检查 1 次，患者有出血倾向或血栓形成时及时检查。

(5)整体营养评估及炎症状态评估:建议每 3 个月评估 1 次,包括血清营养学指标、血 CRP 水平、nPCR 及与营养相关的体格检查指标等。

(6)Kt/V 和 URR 评估:建议每 3 个月评估 1 次。要求 Kt/V 至少达到 1.2,目标为 1.4;URR 至少达到 65%,目标为 70%。

(7)糖尿病患者血糖评估:常规透析前、透析中(根据病情而定频率)、透析后进行监测,以防止低血糖或高血糖的发生。

(8)传染病学指标:必须检查,包括肝炎病毒标志、HIV 和梅毒血清学指标。要求开始透析不满 6 个月的患者,应每 1～3 个月检测 1 次;观察期患者每月 1 次,连续 3 个月;维持性透析 6 个月以上患者,应每 6 个月检测 1 次。

(9)心血管结构和功能测定:包括心电图、心超声波、外周血管彩色超声波等检查。建议每 6～12 个月 1 次。

(10)内瘘血管评估:每次内瘘穿刺前均应检查内瘘皮肤、血管震颤、有无肿块等改变,并定期进行内瘘血管流量、血管壁彩色超声等检查,具体见"血管通路"内容。

(11)24h 动态血压:高血压或低血压患者建议常规每 6～12 个月 1 次。

(12)甲状腺 B 超:建议每 12 个月检查 1 次。

(13)肿瘤标志物全套:建议每 12 个月检查 1 次。

(14)骨密度测定:建议每 6～12 个月检查 1 次。

二、血液透析血样采集

采取准确的采血方法是保证精确评价患者化验结果的前提。血液透析前、透析后的血尿素氮(blood urea nitrogen,BUN)、肌酐(creatinine,Cr)、电解质等标本必须采自同一次血液透析。测算 nPCR 必须是连续两次血液透析,前一次的透析前后及下一次透析前的血尿素氮(BUN)、肌酐(Cr)。血液透析前血样必须采自透析开始前,避免血样被生理盐水或肝素稀释;血液透析后或透析中血样采集需减慢血流速度及关闭透析液,避免血样被再循环的血液稀释,并且可以减少尿素反弹的影响。血液透析过程中血尿素氮等采样应标准化,以保证血液透析前后结果的可比性。

1.血液透析前血样采集

(1)以自体动静脉内瘘或移植血管为血管通路时的血样采集:①在连接动脉管路前,可由动脉或静脉端采血,必须确保采血前穿刺针或管腔内没有生理盐水(或肝素),以防止血样被稀释。②若在连接静脉管路前,血液透析引血已经开始或管腔内有生理盐水(或肝素生理盐水),则需将血液引至动脉壶后在泵前采血扣进行采样,以防止血样被稀释。

(2)以留置导管为血管通路时的血样采集:①在连接动脉管路前,从动脉或静脉导管内抽出封管液,必须确保采血前管腔内没有生理盐水(或肝素生理盐水),以防止血样被稀释。②若在连接静脉管路前,血液透析引血已经开始或管腔内有生理盐水(或肝素生理盐水),则需将血液引至动脉壶后在泵前采血扣进行采样,以防止血样被稀释。

2.血液透析后血样采集

透析后为检查肾功能而采血时必须停止超滤,其余检查视检查项目确定是否需要停止超滤。然后旁开透析液 2～3min,血流仍以正常速度运转,用采血器在动脉纽扣处进行血标本采取。另应注意,透析后的采血应在透析结束前 5min 进行。

第五章

血液滤过技术及护理

第一节　定义及概述

血液滤过（hemofiltration，HF）是一种在治疗原理上不同于血液透析的血液净化技术。其通过模拟肾小球的滤过原理，主要以对流的方式清除血液中的水分、代谢产物与毒素，因此血液滤过是比血液透析更接近生理状态，具有对血流动力学影响小、中分子物质清除率高等优点。目前在治疗过程中置换液供给方式有两种：外挂式和联机式。外挂式多用于床边血液滤过机；联机式是利用透析机的透析液供给系统，将配制好的一部分透析液通过能滤过细菌和致热原的滤器生成置换液直接使用，此时置换液成分及浓度与透析液相同。本章介绍的是联机血液滤过。

一、原理

血液滤过的工作原理是模拟肾小球的滤过和肾小管的重吸收功能。患者血液被引入血液滤器，血液内除蛋白质及细胞等有形成分外，水分和大部分中、小分子溶质被滤出（类似肾小球的滤过功能），以此方式清除潴留于血液中过多的水分及大部分中、小分子溶质。为了补充滤出液和电解质，保持机体内环境的平衡，必须在滤器前（或后）补充相应的置换液，达到模拟肾小管的重吸收生理功能，纠正患者的水、电解质、酸碱平衡紊乱。

二、影响因素

血液滤过时清除溶质有效性取决于血流量、跨膜压、滤过膜面积、膜的筛选系数、超滤率、每次治疗的置换液总量、患者的血细胞比容、血清白蛋白浓度、温度等多种因素。维持性透析患者常联合应用血液滤过与血液透析来弥补两者的不足。

第二节　适应证和相对禁忌证

一、适应证

（1）急、慢性肾功能衰竭伴以下症状时：需实施全静脉营养者；伴多器官功能衰竭、透析时易发生失衡综合征者；高血容量所致心力衰竭、急性肺水肿；伴有明显的高磷血症、严重的继发性甲状旁腺功能亢进者。

（2）血流动力学不稳定的维持性血液透析患者，如低血压、高血压、对血液透析耐受性较差的老年患者、心肌病变患者、糖尿病患者等。

（3）严重的水、电解质、酸碱平衡紊乱，如严重代谢性酸中毒、严重代谢性碱中毒、高钠或低钠血症等。

（4）有明显中分子毒素积聚而致的神经病变、视物模糊、听力下降、心包炎、皮肤瘙痒等患者。

（5）药物或毒物中毒，尤其适用于多种药物或毒物复合中毒。

（6）肝昏迷，许多学者认为血液滤过对肝昏迷治疗效果比血液透析好，但比血浆置换及血液灌流差。

（7）感染性休克、多器官功能衰竭。

二、相对禁忌证

（1）药物难以纠正的严重休克或低血压。

（2）严重心肌病变导致的心力衰竭。

（3）严重心律失常。

（4）精神障碍不能配合血液净化治疗。

第三节　血液滤过设备

血液滤过设备包括血液（透析）滤过机（必须含 2 只细菌滤器）、血液滤器、专用置换液输入管路。要求操作人员在设备操作方面具有一定的熟练技能，确保医疗安全。

一、血液（透析）滤过设备及装置

1. 血液（透析）滤过机

血液（透析）滤过机与血液透析机除有相同监护装置外，另有置换液泵和液体平衡装置。血液（透析）滤过机可根据需要选择血液透析、血液滤过、血液透析滤过模式。因此在血液滤过治疗中对液体平衡要求高，如果在治疗时液体置换过量或不足，均可导致容量性循环问题，甚至危及生命。所以，血液（透析）滤过机需保持连续监测液体平衡的有效功能，以保证滤出液与置换液进出的平衡。

2. 血液滤器

血液滤器是决定血液滤过治疗效果的关键，必须使用高通量透析器，具有很高的超滤系数。选用的高通量透析器应具有以下特点：①理化性质稳定。②生物相容性好，无毒性。③不易吸附蛋白质，以避免形成覆盖膜，影响滤过率。④对水分具有高通过性、高滤过率。

3. 管路

血液滤过管路包括血路管和专用置换液输入管路，不同的血液（透析）滤过机配有与之配套的置换液输入管路。

二、联机血液滤过（on-line HF）条件及其管理

联机血液滤过技术一出现就受到临床的欢迎，但是唯一担心的是置换液受污染，使其广泛应用受到一定的限制，甚至目前还有的国家法律规定不能使用联机 HDF/HF。联机血液滤过的优点很多，只要加强管理透析液污染问题就不必担忧。联机血液滤过的关键是超纯透析液和置换液的制备。需要一套完整的水处理系统，双极反渗膜不是必备（双极膜更好），

但水质要达标。机内要必备两个细菌内毒素过滤器,这是提高透析液纯度的关键配件。

联机血液滤过设备管理非常重要。水质的管理通常包括两方面,一是透析用水的质量控制,二是置换液的质量控制。联机血液滤过的透析液需达到超纯水程度,细菌数<0.1cfu/ml,内毒素含量<0.03EU/ml。水处理通常需采用二级反渗装置,一级使水质达标,二级使水质进一步纯化,同时保证在一级出现故障后系统能继续运行。反渗装置是保证水质的根本性环节,水处理后,输送过程避免再污染也是非常重要的环节。水路循环设计中也必须保证水的持续流动,避免死腔存在。此外,还必须定期对水处理系统及循环水路进行化学消毒或热消毒,定期进行水质检测,微生物学评估(包括内毒素测定及细菌培养)必须每月检测一次,化学剂残留、总氯应每日检测一次,硝酸盐含量应每月检测一次。全面化学检测(包括各种微量元素含量)应每12个月一次,使水质达到国际公认的安全标准。经反渗装置处理后的水到达透析机与透析液混合后,还需进一步净化处理,要通过两个细菌内毒素过滤器后,才能成为直接输入血液的置换液。细菌内毒素过滤器截留能力取决于滤器的类型、使用时间、消毒条件及透析液中细菌内毒素含量。细菌内毒素过滤器要定期维护与更换。一般来说细菌内毒素过滤器的效率取决于膜的特性和质量,有文献报道即使是同一种材料也因不同厂家和批号而具有不同的滤过能力。使用的条件,包括透析用水前期处理质量、滤器使用的时间、透析液内毒素含量都要达到规范。目前临床上以聚砜膜和聚酰胺膜最为常用,高质量的过滤器可经受含高浓度内毒素的液体灌流达7d以上仍保持效率。在常规临床应用条件下,应根据生产厂家的推荐、透析用水的质量、使用时间的长短、日常消毒维护情况等决定替换时间间隔,一般以使用2~3个月或300~900治疗小时更换1个为宜。坚持严格的管理制度和监测规范,任何开展联机血液滤过的医疗单位均应制定严格的操作和设备维护规章制度,重点是保证水处理设备的正常工作及防止血液滤过机内再污染和细菌增生。应强调定期监测水质和置换液的微生物学质量,保证透析A、B浓缩液的质量达到国家医药行业标准。由于取样、培养基和培养方法等方面均有一定的特殊性,微生物学检测应由有经验的专业人员进行。任何异常的临床反应(如寒战、发热、败血症等)均应立即引起高度重视,并对整个设备进行全面的仔细检查。

第四节　置换液补充方式和处方

血液滤过是以水带溶质的形式将患者体内的毒素清除,在治疗过程中使用的水我们称为置换液,因此置换液补充方式及其使用剂量决定了血液滤过治疗的最终效果。

一、置换液补充方式

1.前稀释法

前稀释法是指置换液于滤器前的动脉端输入。该方法的特点是血液在进入滤器前已被稀释,不易在滤过膜上形成覆盖物,可延长滤器的使用寿命,减少抗凝剂的用量;输入的置换液在经过滤器时可通过超滤排除,因此输入的置换液量不受限制,但成本增加,对溶质的清除率低于后稀释法。

2.后稀释法

后稀释法是指置换液于滤器后静脉端输入,为稳定期的维持性血液透析患者最常用的置换液补充方式。其特点是清除率高,可减少置换液用量,输入量小于或等于血流量的 30%;但在血液流进滤器时大量水分被超滤,会因血液浓缩在滤器膜上形成覆盖物导致滤器凝血的可能性增加。因此,无肝素抗凝或小剂量肝素治疗或有高凝倾向的患者不宜使用此方法。

二、治疗处方

1.前稀释置换法

一般建议每次治疗的置换液量不低于 40～50L,或者每次前稀释总滤液量与干体重的比值为 1.3∶1 以上,此时能得到良好的清除效果。因此认为"前稀释总滤液量与干体重"这个指标可以更加方便地确定充分的治疗剂量。

2.后稀释置换法

临床上应用后稀释血液滤过,一次置换量一般在 20～30L。为达到尿素清除指数>1.2 的标准,置换液量应为体重的 58%;也有研究发现,置换液量为体重的 45%～50% 是比较合适的。一般临床上不采用该方法。

第五节　血液滤过技术的护理

血液滤过是血液净化治疗中的一种特殊技术。因此,血液透析护士应充分了解它的治疗原理、适应证、不良反应及并发症,熟练掌握血液滤过的操作流程及机器的操作常规,有针对性地对患者进行密切监测与护理。

一、护理要点

(一)治疗前准备

1.患者的宣教

①向患者解释进行该治疗的目的,取得患者的配合。②签署治疗知情同意书。③如果滤器需要复用,那么应签署滤器复用知情同意书。

2.治疗前评估

①了解治疗间期的体重及血压变化情况,准确地评估干体重,为设置适当的超滤量提供依据。②评估患者降压药的使用情况,指导患者治疗前根据血压情况是否服用降压药,以免导致低血压,影响治疗。③评估患者(特别是糖尿病患者)的血糖情况,防止治疗过程中发生低血糖。④了解患者是否有出血倾向,为及时调整相应的抗凝处方提供依据。⑤了解血管通路情况、内瘘有无闭塞、深静脉置管有无感染及栓塞等。

3.滤器选择和技术参数设置

血液滤过清除溶质的效果取决于血流量、滤器面积、滤过膜筛选系数、超滤率和每次治疗时的置换液总量,因此滤器选择及技术参数的设置都必须经过评估和确认,以达到理想效果。

4.滤器预冲

预冲是否充分会影响滤器的性能发挥,临床上我们经常遇到的一些问题都与预冲不充分相关,如:①在常规抗凝的前提下,HF 上机后 1～2h 即出现跨膜压快速升高,对应的措施是一再地降低置换液输入量,导致一次治疗的置换液总量达不到目标值而影响治疗效果,甚至有时不得不将模式切换至 HD 才能继续治疗。②回血后残血量多。③患者首次使用综合征发生率高等。良好的湿化效果,能使滤过膜微孔的张力达到最大化,治疗时能降低水分、溶质通过半透膜的阻力,提高膜对水和溶质的通透性,在 HF 治疗中即使输入大剂量的置换液也不容易发生跨膜压快速上升的现象,有助于提高治疗效果。同时,良好的湿化能改变血液层流性质和切变力,降低血液流动阻力,防止血小板激活,提高了滤过膜的抗凝效果,能有效地预防血膜反应。

5. 置换液总量及超滤量的设置

首先确定置换液输入方式,无论是前稀释还是后稀释,置换液总量可按照前述的置换液补充的几种方式进行计算并设置。正确评估患者的干体重,根据其体重增加及水潴留情况设置超滤量。

6. 血流量设定

通常 HF 治疗时的血流量要>250ml/min,因此内瘘穿刺技术要熟练。选择穿刺部位时,必须选择能保证有足够血流量的部位进行穿刺,以获得有效的血流量,否则将影响清除率。但血流量常受患者血管通路与心血管系统状态的限制,若患者因内瘘狭窄、栓塞而导致血流量不足,应先解决内瘘通路问题,在保证具有足够血流量的前提下再考虑做 HF 或HDF。如患者因心血管功能低下而不能耐受治疗要求的血流量,可先将血流量设置于能够耐受的数值,通过一段时间治疗后心功能状况得到改善,可再将血流量调节至要求范围。

7. 严格执行查对制度

严格执行查对制度,执行双人核对制度,确保治疗的安全实施。

(二)治疗中护理

(1)治疗过程中护士应加强巡视,密切监测机器是否正常运转,仔细观察动脉压、静脉压、跨膜压和血流量等的变化。HF 需补充大量置换液,若液体平衡有误,则会导致患者发生危及生命的容量性循环衰竭。为确保患者液体出入量的平衡和保障治疗安全,所有的治疗参数与临床情况应每小时详细记录一次,如有变化随时记录。

(2)严密观察患者的意识和生命体征变化。生命体征的波动与变化往往是急性并发症的先兆,护士在巡视中要密切注意患者的临床反应,如有无恶心、呕吐、心慌、胸闷、寒战、出血倾向等。同时护士应重视患者治疗中的主诉和要求,耐心做好解释工作,缓解患者的紧张情绪和不安,满足患者合理的需求。

(3)血管通路的护理:观察通路处有无出血、血肿发生,连接是否紧密、通畅,保证通路的妥善固定及治疗所需的血流量。

(三)治疗后护理

(1)血液滤过在大量清除液体的同时,会丢失大量蛋白质、氨基酸、维生素、微量元素及矿物质等,若患者在饮食中得不到及时补充,就有可能发生因 HF 治疗而引起的丢失综合征。因此,患者饮食中应增加优质蛋白质的摄入并多食富含维生素的蔬菜。维持性血液透析患者每日每千克体重的蛋白质摄入为 1.2~1.5g,而在进行 HF 治疗阶段蛋白质摄入量最好能达到每日每千克体重 1.5g,其中至少 50%~70%是高生物价蛋白质,以补足从滤过液中丢失的营养物质。为保证患者达到这一摄入水平,必须加强对患者的饮食指导和宣教,使患者能充分认识并自觉做到合理饮食。

(2)保证在线置换液的使用安全。①定期更换外置的置换液细菌滤器,严格按照厂家规定的使用寿命,一般使用 100~150 次或连续使用 900h 后应立即更换。②现用现配碳酸氢盐浓缩液(B液),建议有条件的透析中心使用干粉筒,利用机器自动稀释碳酸氢盐液,减少或避免细菌繁殖。③使用中央供液系统,保证无菌无热源的置换液供给。

(3)机器清洗、消毒和日常维护。必须严格遵照厂家要求实施,包括消毒液品种和消毒液浓度都应根据厂家要求选用,以确保每一次消毒的有效性和治疗安全性。

(4)保证反渗水质量。反渗水要每月进行细菌培养,至少每三个月进行一次内毒素检测,每日检测反渗水的总氯、电导率、硬度等。透析机需每月进行维护。

二、并发症的护理

血液滤过除可能发生与普通血液透析相同的并发症如低血压、出血、破膜漏血、凝血、空气栓塞等外还可出现以下并发症。

(一)技术并发症

1. 原因

血液滤过治疗中需要应用大量的置换液,并发症往往是因为液体管理不当所致,比如出入量控制失误、置换液组成不当、容量负荷过重等。

2. 防治措施

护士在临床护理操作中要加强责任意识,严格执行操作规范,做到操作前、操作中、操作后双人查对,及时发现隐患,积极预防并发症。例如,置换液管与机器置换液出口端连接不紧密而致置换液渗漏,治疗中会出现置换液输入量少于患者体内被超滤的量,若不及时发现,会导致患者脱水过量,有效血容量下降而发生低血压、休克。只有严格执行查对制度,才能防患于未然。

(二)致热原反应和败血症、内毒素休克、溶血

1. 原因

血液滤过时需输入大量置换液,如置换液被污染可发生发热和败血症。

2. 防治措施

(1)定期检测反渗水、透析液及置换液的细菌数和内毒素。

(2)定期更换机器上的细菌内毒素过滤器。

(3)置换液配制过程执行无菌操作。

(4)使用前必须严格检查血液滤器及管路的包装与有效使用日期,检查置换液的颜色与透明度。

(5)出现发热者,应同时做血液和置换液细菌培养及置换液内毒素检测。

(6)遵医嘱使用抗生素治疗。

(三)丢失综合征(氨基酸与蛋白质丢失)

1. 原因

长期行血液滤过治疗的患者,由于血液滤过治疗可以滤出大分子物质,造成氨基酸与蛋白质成分随大量置换液丢失。

2. 防治措施

(1)建议增加食物中蛋白质摄入量。

(2)使用膜孔径分布更密、更均匀的透析器,在提高膜对中分子物质清除的同时,能最大限度地减少蛋白质丢失。

第六章

血液透析滤过技术及护理

第一节 定义及概述

根据现代医学,小分子物质已经不是尿毒症的主要毒素,而中、小分子物质的发现和临床证据越来越受到人们的重视。血液透析滤过(hemodiafiltration,HDF)是在血液透析的基础上,采用高通透性滤过膜,增加超滤和溶质对流转运,同时输入等量置换液的一种血液净化技术。HDF 的溶质转运是通过弥散和对流两种方式实现的,弥散主要清除小分子物质,对流则对中分子物质起转运作用。HDF 的总清除率不是弥散和对流的简单相加,而是相互影响。HDF 对中分子物质的清除率比血液透析及血液滤过都要高。HDF 的临床应用越来越广泛,有人说将来有可能取代常规血液透析也不过分。目前在治疗过程中置换液供给方式有两种,即外挂式和联机式,外挂式多用于床边血液滤过机,联机式是利用透析机的透析液供给系统,将配制好的透析液一部分通过能滤过细菌和致热原的滤器,在透析的同时生成置换液直接使用,此时置换液成分及浓度与透析液相同。本章介绍的是联机血液透析滤过。

一、原理

HDF 清除溶质有三种方式:对流、弥散和吸附,以前两者为主。弥散主要清除小分子物质,清除率主要决定于膜两侧浓度差。此外还受三个因素制约:①透析器孔径和面积,溶质弥散率随膜面积加大而增加。②血流量的变化,其中小分子溶质清除率受影响更明显。③透析流量变化需随血流量的变化进行调整,通常透析液流量为血流量的两倍。随透析液流量增加,小分子溶质的清除率逐步增加,但中、大分子溶质清除率无明显变化。

HDF 中对流是清除中、大分子物质的主要方式,而对流清除率主要取决于跨膜压。超滤系数反映膜对溶液的通透性,两者呈正相关。超滤系数则主要取决于膜的特性(孔径大小及几何构型)。临床上 HDF 中实际超滤系数值较体外测定值要低,这主要是因为血液中的蛋白质在透析膜表面沉积形成蛋白质膜导致膜通透性下降。此外,血液浓缩导致胶体渗透压上升,进一步影响超滤。因此,当血液浓缩到一定程度时,TMP 与超滤系数就不存在线性关系,为了达到同样的超滤率,可能需要提高 TMP,并且达到某一平台后,TMP 即使再增加,超滤率也无明显变化。

高分子合成膜都有吸附作用,但不同的膜材料其吸附能力有差别,就其治疗作用(吸附细胞因子、炎症介质)而言这种吸附作用是不足的,但对蛋白质的吸附降低溶质清除率、对药物的吸附削弱疗效是不可忽视的。

二、联机血液透析滤过(on-line HDF)的临床评价

HDF 是目前清除溶质最好的透析方式,特别是对中、大分子溶质的清除,但它的使用能

否降低一些中、大分子毒素相关的透析并发症,如透析相关性淀粉样变、肾性骨病等,进而降低患者患病率,提高生存率及改善生活质量,尚需大量的循证医学证据来证实,下面仅就HDF 相关问题进行评价。

1. 对小分子物质的清除能力

自美国透析研究协作组(NCDS)研究结果发表以来,对小分子物质(以尿素为代表)的清除能力成为评价透析效率最重要的指标。一系列研究均显示,联机 HDF 对小分子毒素的清除能力优于血液透析。

2. 对中、大分子物质的清除能力

联机 HDF 的优越性主要体现在对中、大分子物质的清除上,研究显示,该技术是对中、大分子毒素同时清除效率最高的方式。由于联机 HDF 的对流清除能力更大,能更有效地清除大、中分子毒素,如瘦素、糖基化终末产物和终末氧化蛋白产物等,从而减少尿毒症患者心血管性疾患的发生率,但目前尚缺乏该方面的系统研究证据。

3. 对细胞因子的清除能力

维持性血液透析大大改善了终末期尿毒症患者的预后,但随着存活期的延长,许多慢性并发症如心脑血管事件、免疫力低下等逐渐出现,严重影响患者生活质量。目前认为,上述并发症与患者血浆中的细胞因子增加有关,如何清除炎症介质及细胞因子,预防维持性透析患者的慢性并发症是血液净化领域的一个热点问题,但各家研究结果并不一致。联机 HDF 对细胞因子的清除及其机制尚有待进一步研究证实。

4. 对酸碱平衡的调节

联机 HDF 使用的置换液则以更符合生理要求的碳酸氢盐为碱基。联机 HDF 治疗开始后,血清碳酸氢盐水平以指数态势迅速上升,在 3～4h 内达到平台期,接近透析液的碳酸氢盐水平。

5. 对钙磷代谢的调节

血钙水平取决于透析液钙浓度以及同时使用的含钙磷螯合剂、活性维生素 D 的使用情况等。

6. 对微量元素水平的调节

如果水处理设备运行正常、维护良好,特别是反渗膜,联机 HDF 的透析液和置换液微量元素和阴离子水平均在国际标准范围内。

7. 对骨代谢的影响

血液透析滤过有较高的 PTH 清除率,而血液透析对 PTH 的清除较差。PTH 相对分子质量为 9000,通过扩散的清除效果较低,所以血液透析清除效果较差,而 HDF 可以通过对流来清除。

8. 对血流动力学的影响

联机 HDF 的血流动力学稳定性要优于常规透析,故适用于心血管系统功能欠稳定的高危和老年尿毒症患者。

9. 对肾性贫血的影响

联机 HDF 可升高血红蛋白,减少 EPO 的需要量,从而有利于降低治疗总费用。对于联机 HDF 改善贫血的机制尚不清楚,推测可能和透析剂量提高、超净水使用减少机体炎症反应以及对中、大分子毒素清除率提高等多因素有关。

10. 对透析患者营养状况的影响

由于联机 HDF 治疗时往往采用较高的超滤率和高通透性的血液滤器,有人推测每次治疗时可能有相当数量的蛋白质丢失,从而引起营养不良。但患者治疗期间食欲改善,标准蛋白分解率保持稳定,而透析后干体重有持续缓慢的增长,联机 HDF 对改善尿毒症患者营养状况有一定的作用。

第二节　适应证和相对禁忌证

一、适应证

HDF 的适应证如下:①适用于所有的维持性血液透析患者。②血液透析高危患者:老年、心血管系统欠稳定、心肌病变、糖尿病等。③常规维持性血液透析不能控制的体液过多、高血压、心力衰竭、浆膜腔积液和尿毒症脑病等。④常规透析易发生低血压和失衡综合征的患者。⑤已出现血液透析慢性并发症的患者。

HDF 不论在透析效率上还是在稳定性上有着许多优点,在慢性透析患者中开展 HDF 是非常有意义的。如果将来经济条件改善,完全可以以 HDF 取代 HD 治疗。在未普及 HDF 治疗的时期里,定期或在 HD 治疗中穿插进行 HDF 治疗,对慢性透析患者的身体状况改善和并发症的控制方面是具有积极意义的。

二、相对禁忌证

HDF 无绝对禁忌证,只有相对禁忌证。①内科治疗无法纠正的低血压或严重休克。②严重心肌病变导致的心力衰竭。③严重的心律失常。④各种癌症晚期,病情危重的。⑤颅内出血或颅内高压。⑥严重的活动性出血。⑦精神障碍不配合治疗等。

第三节　血液透析滤过设备

血液透析滤过设备包括血液透析滤过机(必须含 2 只细菌滤器)、血液透析滤器、专用置换液输入管路等。要求操作人员在设备操作方面具有一定的熟练技能,确保医疗安全。

一、血液透析滤过设备及装置

1. 血液透析滤过机

血液透析滤过机与血液透析机除有相同监护装置外,另有置换液泵和液体平衡装置。血液透析滤过机可根据需要选择血液透析、血液滤过、血液透析滤过模式。因为在血液透析滤过治疗中对液体平衡要求高,如果在治疗时液体置换过量或不足,均可导致容量性循环问题,甚至危及生命,所以血液透析滤过机需保持有效连续监测液体平衡的功能,以保证滤出液与置换液进出的平衡。

2. 血液透析滤器

血液透析滤器是决定血液透析滤过治疗效果的关键,必须使用高通量的透析器,具有很高的超滤系数。选用的高通量透析器应具有以下特点:①理化性质稳定。②生物相容性好,无毒性。③不易吸附蛋白质,以避免形成覆盖膜,影响滤过率。④对水分具有高通过性、高滤过率。

3.管路

血液透析滤过管路包括血路管和专用置换液输入管路。不同的血液透析滤过机配有与之配套的置换液输入管路(含细菌滤器)。

二、联机血液透析滤过(on-line HDF)条件及其管理

参考第五章第三节中"联机血液滤过(on-line HF)条件及其管理"。

第四节　治疗方式和处方

血液透析滤过是在血液透析的基础上,采用高通透性滤过膜,增加超滤和溶质对流转运,同时输入等量置换液的一种血液净化技术。置换液的输入方式包括前稀释置换法、后稀释置换法。

血液透析滤过治疗处方建议透析液流速是血流速度的两倍,如血流速度为 250～350ml/min 和透析液流速为 500～700ml/min,以高效清除适量的溶质。置换液补充量,前稀释置换法为 30～50L,后稀释置换法为 15～25L。为防止跨膜压报警,置换液量的设定需根据血流速度进行调整。

HDF 时置换液前稀释可使滤器中的血液处于良好的流变学及流体压状态,有利于提高置换液交换量。在这种模式下,进入透析器内的液体流量增加及血液稀释,可使滤器保持较好的通透性,有利于提高对流(中分子)清除率,但同时存在血液稀释作用,又会降低小分子物质清除率。置换液使用后稀释是在血液大量滤出超滤液之后将置换液与浓缩了的血液混合回输体内,毒素清除率较前稀释高,但因血液浓缩率高,如血流量不足或抗凝剂用量不当,易发生滤器凝血。此外,血液稀释程度主要取决于置换液流量与血流量的比例,其比例越小,血液稀释程度越低,比例越大,血液稀释程度越高,当比例增加到一定程度后,稀释的正面作用可能完全抵消置换液流量增加所带来的效益,清除率不再增加。因此若尽量增加血液流量至允许范围内,降低血液稀释的负面作用,则可以保持合理而最佳的溶质清除率。

第五节　血液透析滤过技术的护理

血液透析滤过(HDF)与血液透析(HD)相比,有着明显的优势,首先血流动力学稳定,再者能清除 HD 不能清除的大、中分子物质。但是 HDF 治疗时,存在透析液或置换液污染所引起的潜在危险,常见的危害如下。

一、与透析液或水污染相关

按照反应类型,可分为急性临床反应和慢性亚临床反应。

1.急性反应

急性反应主要是透析时大量的致热原物质进入血液所致,表现为发热、低血压、心动过速、呼吸困难、发绀,也可能出现心绞痛或腹痛。发热可在数小时内消退,血培养阴性。进行

HDF治疗时,这种急性反应较少见,可能是使用了超纯透析液和联机生产置换液的原因,增加了其安全性。

2. 慢性反应

当少量和(或)反复细菌来源的物质进入患者血液时在临床上无任何症状,但可能会导致慢性微炎症状态而引起长期、透析相关的并发症,但与常规血液透析相比,HDF常表现为较轻的炎症状态。

3. 处理方法

为防止细菌污染,推荐常规使用超纯水,利用血液透析机配备的滤器来过滤透析液;经常对透析系统进行消毒。

二、反超滤

低静脉压、低超滤或采用高超滤系数透析器时,在透析器的出口处,血液侧的压力可能低于透析液侧,从而出现反超滤,严重时可致患者肺水肿。预防反超滤可以采用以下措施:需调整好跨膜压、提高血流量、补液的同时增加超滤。

三、丢失综合征

高通量透析膜能增加可溶性维生素、蛋白质、微量元素和小分子多肽等物质的丢失,当应用后置换模式时,丢失更加严重。长期的血液透析患者,特别是老年人可能会导致严重的营养不良。因此在进行HDF治疗时,应及时补充相关营养素。

随着血液净化技术的不断发展,以上风险及危害发生率越来越低,但一旦发生会对患者产生一定的危害,我们应严格执行操作规程,确保治疗的安全实施(具体内容参见第五章"血液滤过技术及护理")。

第七章

连续性血液净化技术及护理

第一节　定义及概述

连续性肾脏替代治疗（continuous renal replacement therapy，CRRT）是每天持续 24h 或接近 24h 进行的一种连续性体外循环净化疗法，它主要利用弥散和（或）对流的原理，将患者血液中蓄积的毒素排出体外，并维持水、电解质及酸碱代谢平衡，以达到替换受损肾功能的效果。CRRT 最初由 Silverstein 等在 1974 年提出，1977 年由德国医生 Kramer 开始将连续性动脉-静脉血液滤过应用于临床，从此 CRRT 在急性肾衰及多器官功能衰竭患者治疗中获得广泛应用。近年来，CRRT 技术日趋成熟，临床应用范围已超出了肾脏替代治疗的领域，扩展到各种临床上常见危重病患者的急救。CRRT 技术的问世，为危重病患者的治疗探索了一条新的途径，改善了危重病患者的预后，提高了肾功能恢复率及患者生存率。

（一）连续性动脉-静脉血液滤过（continuous arteriovenous hemofiltration，CAVH）

最初的 CAVH 治疗是利用人体动静脉之间压力差，驱使血路循环，以对流的原理清除体内大、中、小分子物质和水、电解质。根据原发病治疗的需要补充置换液，通过超滤可以降低血中溶质的浓度以及调整机体容量平衡。它的工作原理类似于血液滤过，但由于它是连续滤过，故比血液滤过更接近于肾小球滤过生理。CAVH 治疗具有自限超滤（平均动脉压 $<60\sim90mmHg$ 时超滤就会自动减少）、持续性（24h）、稳定性（对血流动力学影响小）和简便性（可在床旁直接进行）的特点。经过近 30 年来的临床实践，CAVH 已衍生出一系列治疗模式。

（二）连续性静脉-静脉血液滤过（continuous venovenous hemofiltration，CVVH）

CVVH 清除溶质的原理与 CAVH 几乎相同，不同之处是采用中心静脉（股静脉、颈内静脉或锁骨下静脉）留置单针双腔导管建立血管通路。CVVH 已经逐渐取代 CAVH，成为标准的治疗模式。目前主张应用高通量的 CVVH，血流量可达 $200\sim300ml/min$，应用前稀释置换液 $6\sim9L/h$，后稀释置换液 $3\sim5L/h$。

（三）连续性动脉-静脉血液透析（continuous arteriovenous venovenous hemodialysis，CAVHD）/连续性静脉-静脉血液透析（continuous venovenous hemodialysis，CVVHD）

CAVHD 与 CVVHD 溶质运转主要依赖于弥散及少量对流。当透析液流量为 $100\sim150ml/min$（此量小于血流量）时，可使透析液中全部小分子溶质呈饱和状态，从而使血浆中的溶质经过弥散机制清除。CAVHD 及 CVVHD 的尿素清除率可从 CAVH 的 $9.5ml/min$ 增加至 $23ml/min$，当透析液流量增加时，溶质的清除率可进一步提高。

（四）连续性动脉-静脉血液透析滤过（continuous arteriovenous hemodiafiltration，CAVHDF）/连续性静脉-静脉血液透析滤过（continuous venovenous hemodiafiltration，CVVHDF）

CAVHDF 与 CVVHDF 也是在 CAVH 的基础上发展起来的，它们加做透析以弥补

CAVH 对氮质清除不足的缺点。CAVHDF 溶质转运机制已非单纯对流,而是对流加弥散,不仅增加了小分子物质的清除率,还能有效清除中、大分子物质。

(五)缓慢连续性超滤(slow continuous ultrafiltration, SCUF)

SCUF 主要原理是以对流的方式清除溶质和水分,也是 CRRT 中的一种类型,不同点是它不补充置换液,也不用透析液,对溶质清除不理想,不能保持肌酐在可以接受的水平,有时需要加用透析治疗。SCUF 分为两种类型:一种采用动脉、静脉建立血管通路,另一种采用深静脉留置导管建立血管通路。目前临床主要用于顽固性水肿、难治性心力衰竭,特别是心直视手术、大面积创伤或大手术复苏后伴有细胞外液容量负荷者。早年 SCUF 采用低通量透析器,近年来也主张应用高通量滤器。

(六)连续性高通量透析(continuous high flux dialysis, CHFD)

CHFD 应用合成膜血滤器进行无置换液血液透析滤过。这个系统包括连续性血液透析和一个透析容量控制系统,用高通量血滤器以 10L 碳酸氢盐透析液以 100ml/min 的速度在循环。超滤过程由速度不同的两个泵控制,一个泵输送已加温的透析液,另一个泵调节透析液流出量和控制超滤。当透析 4h 透析液中尿素和肌酐浓度与血浆中浓度达到平衡后予以更换。接近零超滤时,透析器内同时存在超滤和反超滤现象,不仅存在弥散清除,也有对流清除,对中、大分子物质的清除量增多。

(七)高容量血液滤过(high volume hemofiltration, HVHF)

持续进行 CVVH,输入置换液量>50L/d 或>50ml/(kg·h),应用高通量滤器,面积为 $1.6 \sim 2.2m^2$,则称为 HVHF。有学者认为,当置换液量<12L/d 时,患者血浆细胞因子水平及血流动力学和血气参数无变化,而当置换液量>50L/d 时可以降低血浆细胞因子和细胞炎症因子水平。标准 HVHF 有两种方法:方法一,①标准 CVVH,置换液量维持在 $3 \sim 4L/h$。②夜间行标准 CVVH,置换液量 2L/h,白天开始置换液量增至 6L/h。方法二,置换液量 6L/h,连续性 24h 置换液量为 144L。

(八)日间连续性肾脏替代治疗(daytime continuous renal replacement therapy, DCRRT)

DCRRT 又称间歇性肾脏替代治疗(intermittent renal replacement treatment, IRRT)。DCRRT 主要在日间进行,各种药物及营养液也主要集中在日间输入,在日间清除过多水分,使患者在夜间可获得足够的休息,并减少人力消耗。

第二节　连续性血液净化技术特点

随着血液净化技术的日趋完善,临床实验研究证实了 CRRT 在抢救危重病患者中的作用,充分显示了连续性肾脏替代治疗的特点:血流动力学稳定,容量波动小;溶质清除率高;补充液体和胃肠外营养不受限制;通过清除细胞因子等炎症介质调节炎症反应;维持水电解质和酸碱代谢平衡。

一、血流动力学稳定

急性肾衰时由于血管自身调节功能下降,机体容量负荷上升,依靠常规的血液透析在短时间内清除过多水分会使血流动力学不稳定,导致低血压。据报道,反复的低血压可加重肾功能的损害,延长急性肾衰的恢复时间,降低患者的生存率。而 CRRT 可以连续、缓慢、等渗地清除水和溶质,符合人体的正常生理,保持血流动力学的稳定性,尤其适用于 ICU 中血流动力学不稳定的急性肾衰及多器官功能衰竭患者;CRRT 的特点是容量波动小,胶体渗透压变化小,基本无输液限制,能随时调整液体平衡,因而对血流动力学影响较小。

二、溶质清除率高

CRRT 与血液透析相比,其优点为连续性治疗,可缓慢、等渗地清除水和溶质,溶质的清除量等于超滤液中该溶质的浓度乘以超滤液量。CRRT 治疗能使氮质血症控制在稳定水平,且尿毒症毒素浓度较低,与常规血液透析相比,CRRT 有更高的尿毒症毒素清除率,但置换液量必须加大,时间必须延长,频率必须增加。

三、补充液体和胃肠外营养不受限制

营养状况是影响急性肾衰、危重病患者及多器官功能衰竭患者预后的重要因素之一。行常规血液透析或腹膜透析的急性肾衰患者,由于少尿、补液量受限,限制了营养的补充,出现负氮平衡和热量摄入不足。CRRT 能根据患者营养需求补充大量液体,为营养支持治疗提供了保障。

四、清除炎症介质和细胞因子

临床证明,连续性血液滤过还可用于治疗败血症和多器官功能衰竭,可以清除肿瘤坏死因子(TNF-α)、炎症介质(白细胞介素-1、白细胞介素-6、白细胞介素-8)等。主要机制是通过对流和吸附清除溶质。炎症介质的清除与滤器的筛选系数、跨膜压、膜的吸附能力以及治疗剂量有关。有报道称,选择高通量血液滤过、增加治疗剂量、应用吸附型滤器可大大提高炎症介质的清除率。

五、维持水电解质和酸碱代谢平衡

对水电解质和酸碱代谢紊乱、严重水钠潴留伴明显的器官水肿,CRRT 可平稳而有效地清除水钠而无渗透压改变,有效地清除组织水肿,增强心肌收缩,减轻肺水肿,改善心、肺、肝、肾、胃肠等主要器官的功能。

第三节　CRRT 适应证

一、在重症急性肾衰中的应用

重症患者在急性肾衰的基础上可以合并心血管功能衰竭和水肿。传统的透析治疗可以迅速清除溶质和水,故容易导致低血压,而低血压可加重肾脏损伤,延长急性肾功能衰竭恢复的时间。另外,当发生脑水肿时,常规血液透析可引起致命性的颅内压升高。而 CRRT 治疗可缓慢、等渗地去除液体,在休克和严重液体超负荷状态下除去大量液体,仍能保持血流动力学的稳定,使末梢血管阻力和心排血量增加,改善心血管功能,并且溶质清除率高。由于血流动力学稳定,可进一步保证脏器灌流。另外,在 CRRT 治疗时血浆渗透压缓慢下降,可防止透析失衡综合征。其次,在 CRRT 治疗过程中,营养的补充不受限制,营养的改善和支持能使机体达到热量与氮的正平衡。再者,应用高流量的置换液和吸附型的滤器能清除细胞因子和炎症介质。

二、在非急性肾衰危重病中的应用

(1)多器官功能障碍综合征(multiple organ dysfunction syndrome,MODS)患者多存在血流动力学不稳定、高分解代谢和容量超负荷,并且需要营养支持。

(2)严重全身炎症反应综合征(systemic inflammatory response syndrome,SIRS)和脓毒症(sepsis)是一种失控的炎症反应,表现为机体炎性细胞被某种损害因子过度激活后产生大量炎症介质,最终导致机体对炎症反应失控而引起的一种综合征。其主要病因是感染,其他原因包括急性坏死性胰腺炎、严重烧伤、出血性休克、严重创伤、大量输血等,最终导致机体发生不可逆性休克及多器官功能衰竭等。CRRT具有强大的对流作用,可有效地清除大量的中、大分子物质,其中包括相当数量的炎症介质和内毒素。

(3)急性呼吸窘迫综合征(acute respiratory distress syndrome,ARDS)是一种由严重创伤、感染、休克,大量输血等引起的以进行性呼吸困难、顽固性低氧血症、肺顺应性降低、广泛肺泡萎陷和透明膜形成为特点的急性呼吸衰竭。CRRT治疗急性呼吸窘迫综合征的机制为:清除炎症介质,从而明显改善肺氧合;CRRT中的低温可使急性呼吸窘迫综合征患者减少氧耗,使二氧化碳产生减少;CRRT置换液中补充碳酸氢盐,可使二氧化碳产生减少,有助于减轻高碳酸血症。CRRT迅速、有效地改善患者肺氧合功能,可有效地维持液体平衡,而对循环系统影响很小。

(4)急性坏死性胰腺炎的发生主要与胰蛋白酶的活化、胰腺组织自身消化等有关。氧自由基、血小板活化因子、前列腺素、白三烯等炎症介质在胰腺组织的损伤过程中起着重要的介导作用。这些炎症介质进入血液,激活中性粒细胞与巨噬细胞等进一步释放大量炎症介质,造成远端器官的损伤,如肺、肾、心血管等功能障碍,所以采用CRRT清除有关炎症介质,能减轻或阻止其对组织、脏器的损伤。

(5)挤压综合征:横纹肌的缺血、感染、过度热量消耗、直接机械损伤等都能造成横纹肌溶解和肌红蛋白血症,临床上以挤压综合征最常见。肌红蛋白在酸性条件下沉淀于肾小管,其直接的毒性作用是造成急性肾衰的主要原因。CRRT可以清除血中肌红蛋白。挤压综合征属高分解代谢,血液净化治疗应早期、充分进行。同时,加强营养支持、纠正体液平衡、及时清除挤压坏死组织、纠正高钾血症等也是治疗成功的关键。

(6)顽固性心力衰竭:慢性心力衰竭患者有效循环血容量降低而容量负荷增加,常伴有外周血管收缩,部分患者对药物反应不佳,造成了难治性心力衰竭。连续性血液净化技术在治疗过程中可缓慢清除组织间液,避免有效循环血流量下降,降低心前负荷。

(7)严重水电解质和酸碱代谢紊乱:连续性血液净化治疗有非常强大的溶质清除能力,即使再顽固的水电解质代谢紊乱也可以迅速地给予纠正,且内环境的波动远远小于间歇血透。临床上常见的有高钾血症(>6.5mmol/L)、重度血钠异常(<115mmol/L或>160mmol/L)、严重酸中毒等。以高钠血症为例,连续性血液净化治疗可调整置换液中的钠离子浓度,使血液中的钠离子浓度与置换液中的钠离子浓度接近,达到治疗目的。

(8)肝功能不全:肝功能衰竭患者往往伴有肝性脑病、肝肾综合征、感染、水电解质代谢紊乱、血流动力学不稳定等并发症。近年来采用人工肝与连续性血液净化联合治疗,能够有效的清除由于肝细胞坏死而导致体内大量堆积的毒素,稳定内环境的平衡,改善血流动力学的稳定性,为肝病患者的进一步治疗赢得时间。

(9)药物和毒物中毒:血液净化治疗是从血液中直接清除药物或毒物,缩短治疗时间,减少并发症。

(10)心肺旁路及心脏手术的辅助治疗。

(11)其他:CRRT能清除肿瘤坏死因子、白细胞介素-1、白细胞介素-6、白细胞介素-8等炎症介质,从而延缓这些因子导致的多器官功能损伤。

第四节　常用连续性血液净化技术及置换液的补充

一、血管通路

CRRT常用的血管通路为临时性血管通路,通路常采用股静脉、颈内静脉或锁骨下静脉置管,维持性血液透析患者在进行CRRT治疗时可使用动静脉内瘘。

二、抗凝技术

由于行CRRT治疗的患者均为重症患者,出血并发症相当常见,怎样合理选择抗凝剂是治疗顺利进行的关键。CRRT治疗过程中抗凝的主要目标为:长时间防止血滤器(或透析器)和血路管凝血,维持血液净化治疗的有效性,尽量减少全身出血的发生率。

(一)全身肝素化抗凝法

肝素抗凝是CRRT中常用的抗凝方法,常用剂量总体较维持性血液透析低50%左右,如首次剂量为20U/kg,维持量为5～15U(kg·h)或500U/h,大部分患者可获得满意的抗凝效果。该方法的优点是方便,过量时可用鱼精蛋白迅速中和;缺点是出血发生率高,药代动力学多变,长期应用有血小板减少等并发症。

(二)低分子肝素法

低分子肝素是一类新型抗凝药物,抗Ⅹa因子的作用强于抗Ⅱa因子。它有较强的抗血栓作用,具有出血危险性小、生物利用率高及使用方便等优点,是一种理想的抗凝剂。低分子肝素应用于高危及有出血危险的患者,可一次性给药,亦可首剂静注15～20U/kg,追加7.5～10U/(kg·h)。低分子肝素的缺点是用鱼精蛋白不能充分中和,监测手段较复杂。

(三)无肝素抗凝法

在高危患者或合并凝血功能障碍的患者可采用无肝素抗凝法行CRRT。无肝素行CRRT时应采用生物相容性好的滤器。首先用生理盐水500ml加肝素12500U预冲滤器和体外循环管路,循环预冲5min,然后浸泡30～60min。上机前用生理盐水冲净肝素预冲液后再连接患者血管通路。CRRT过程中应保持足够的血流量,及时评估有无凝血现象(观察透析器颜色的变化,如透析器颜色变黑,说明有凝血的可能;同时可观察动静脉壶的张力,张力上升提示有凝血可能),如果不确定凝血情况可以用100～200ml生理盐水或置换液冲洗滤器来观察有无凝血。置换液宜采用前稀释法补充,前稀释时由于置换液在滤器前输入,可以降低血液黏稠度,达到抗凝目的。在治疗过程中应避免在血路管中使用血制品、脂肪乳剂等胶体溶液,以免增加凝血危险。

(四)枸橼酸抗凝法

枸橼酸抗凝法是外科手术后、高危出血患者及活动性出血患者需行 CRRT 治疗的最佳选择,但该技术的顺利进行依赖于枸橼酸根离子与血中游离钙螯合生成难以解离的可溶性络合物,使血中钙离子减少,阻止凝血酶原转化为凝血酶,从而起到抗凝作用。临床中推荐从动脉端(血液引出处)输入枸橼酸钠,从静脉端(最接近患者处)补充氯化钙或葡萄糖酸钙。该技术具有较高的尿素清除率和滤器有效使用时间长的优点。其缺点是操作复杂,且容易发生代谢性碱中毒、高钠血症、低钙血症,故治疗过程中需严密监测电解质、血气分析。另外,枸橼酸钙主要在肝脏、肌肉中进行代谢,易造成枸橼酸蓄积中毒,因此肝功能异常者慎用。

(五)体外肝素化法

行 CRRT 治疗的患者中常有些多发伤或者外科手术后,但又对枸橼酸抗凝有禁忌的患者,此时给 CRRT 的抗凝增加了很大的麻烦。所以,在目前临床上还没有更好的抗凝剂的情况下,采用体外肝素化是一个较好的办法。一般在血液引出后,用肝素泵泵入病情需要的肝素量,同时在静脉端血液回流入身体前输入相应剂量的鱼精蛋白,进行拮抗。

三、置换液

置换液成分需因人而异,目前,大多数国家尚无商品性的碳酸氢盐置换液,置换液的电解质原则上应接近人体细胞外液成分,根据需要调整钠和碱基成分。碱基常用碳酸氢钠和乳酸盐,多器官功能衰竭患者及败血症乳酸酸中毒或合并肝功能障碍者不宜使用乳酸盐。因此,近年来大多推荐用碳酸氢盐作缓冲剂。

(一)置换液补充方法

(1)前稀释法:置换液在滤器前输入称为前稀释(由动脉端输入)。目前临床上多采用前稀释法。其优点是血流阻力小、滤过率稳定、残余血量少和不易形成蛋白质覆盖层,同时因为置换液量大,又可降低血液黏稠度,减少滤器内凝血。其缺点是清除率低、所需的置换液量大,价格昂贵。

(2)后稀释法:置换液在滤器后输入称为后稀释(由静脉端输入)。其优点为用量少,等量置换液内含溶质量比前稀释多,增加了清除率,因为后稀释时血液未被稀释,滤液中溶质的浓度与血浆水平相同。其缺点是容易发生凝血。

(3)前后联合稀释法:目前随着新型 CRRT 机的推出,已有越来越多的机型可以进行前后联合稀释方式治疗,这种模式能够兼具两种方法的优势。

(二)置换液配方

目前临床上使用的置换液基本分为:①成品置换液及半成品置换液;②on-line HDF 机器生成(目前已不推荐);③用无菌输液袋配制(不推荐常规使用,在特定情况下使用)。目前临床基本使用厂家生产的置换液,但某些特殊患者也可以根据病情自身需要,自配置换液。

(1)成都青山利康药业有限公司的血液滤过置换基础液:本品 4000ml/袋,不含钾离子,作为 A 液部分,与碳酸氢钠注射液(B 液部分)联合使用。本品按照每 4000ml 配 5%碳酸氢钠注射液 250ml 使用时,各组分浓度如表 7-1 所示。

(2)Port 配方:第一组为等渗盐水 1000ml+10%氯化钙注射液 10ml;第二组为等渗盐水 1000ml+50%硫酸镁注射液 1.6ml;第三组为等渗盐水 1000ml;第四组为 5%葡萄糖注

射液 1000ml＋5％碳酸氢钠注射液 250ml。最终离子浓度如表 7-2 所示。此配方钠含量较高，是考虑全静脉营养液中钠含量偏低的缘故。必要时可将 1000ml 等渗盐水换成 0.45％生理盐水，可降低钠离子浓度 19mmol/L。

表 7-1　碳酸氢盐置换液溶质及浓度

溶质	浓度
葡萄糖	10g/L
氯离子	110mmol/L
镁离子	0.75mmol/L
钙离子	1.5mmol/L
钠离子	141mmol/L
碳酸氢根	35mmol/L

注：每 4000ml 加入 10％氯化钾注射液 1ml，其钾离子浓度增加 0.335mmol/L。

表 7-2　Port 配方溶质及浓度

溶质	浓度
葡萄糖	11.8g/L
氯离子	116mmol/L
镁离子	1.56mmol/L
钙离子	2.07mmol/L
钠离子	143mmol/L
碳酸氢根	34.9mmol/L

注：每 4000ml 加入 10％氯化钾注射液 1ml，其钾离子浓度增加 0.335mmol/L。

（3）南京军区南京总医院在 Port 配方的基础上将其改进，将 0.9％氯化钠注射液 3000ml＋5％葡萄糖注射液 170ml＋注射用水 820ml＋10％氯化钙注射液 6.4ml＋50％硫酸镁注射液 1.6ml 装入 4L 输液袋，制成每袋 4000ml 的成品（A液部分）。具体离子浓度见表 7-3。使用前根据患者血钾水平适量加入 10％氯化钾注射液，与 5％碳酸氢钠注射液 250ml（B 液部分）由不同的通路按比例（4000ml A 液∶250ml 5％碳酸氢钠注射液）同步输入，B 液不与 A 液混合，以免发生离子沉淀。5％碳酸氢钠注射液在整个治疗过程中匀速补充，使酸中毒逐渐纠正。置换液和超滤液量均进行计量，保证出入平衡。

（4）成品血液滤过置换液：该溶液每 1000ml 中含氯化钠5.92g、乳酸钠3.78g、氯化钙0.276g、氯化钾0.149g、氯化镁0.152g、葡萄糖1.5g，另外补充钙、镁和钾离子，详见表 7-4。必须注意的是，乳酸盐置换液对心血管系统不稳定及肝功能损害的患者不适宜，乳酸是经肝脏代谢的，在肝功能受损的前提下容易加重肝脏负担；乳酸可造成心血管扩张，加快心率，在高通量血液滤过中尤其不能应用。

表 7-3　南京军区南京总医院置换液成分与浓度

成分	参考浓度（mmol/L）	计算浓度（mmol/L）
Na^+	140	142
K^+	3.8	—
Cl^-	110	114
Ca^{2+}	1.5	1.35
Mg^{2+}	0.94	1.56
葡萄糖	10.5	11.1
HCO_3^-	35	35

表 7-4　乳酸盐置换液电解质浓度

溶质	浓度
葡萄糖	1.5g/L
氯离子	108.5mmol/L
镁离子	0.75mmol/L
钙离子	1.875mmol/L
钠离子	135mmol/L
碳酸氢根	35mmol/L
钾离子	2.0mmol/L
乳酸	33.75mmol/L
pH	5.0～7.0

目前国内尚没有现成的碳酸氢盐置换液供应,许多医疗单位自行配制置换液。配制置换液的原则为无菌、现配现用、维持电解质平衡,在配制中可将所需液体利用输液系统灌注于无菌静脉高营养袋中。

四、滤器的选择

行 CRRT 时选用具有生物相容性好、高通透性、吸附力强的高分子合成膜是治疗成功的关键之一。如磺化聚丙烯腈膜(AN-69)和聚甲基丙烯酸甲酯膜(PMMA)的结构对称,由水凝胶单位构成,具有很强的亲水性,全层都能与血液接触而具有吸附作用。AN-69 膜上的磺基带有大量负电荷,对蛋白质的吸附能力最强,特别适用于炎症反应综合征患者,如AM100、AM150、AM200 等滤器,但此类滤器在临床使用过程中应避免与 ACEI 类药物同时使用,以防发生严重并发症。HF1200、HF1400 滤器属合成膜,合成膜表面无羟基,膜孔大,对水的通透性高。HF60S、HF80S 滤器属聚砜膜,人体生物相容性好,水分清除率高。AV400S、AV600S、AV1000S 滤器属聚砜纤维膜。在选用滤器时应根据患者的不同病情、治疗目的和方法选用不同的滤器。

五、CRRT 的常见临床并发症

(一)导管相关性并发症

(1)感染和败血症:导管相关性感染是较为常见且严重的并发症,是导致导管失功的主要原因。病因主要与导管留置时间过长、无菌技术操作不严、患者自身抵抗力降低等有关。

(2)血栓:病因与静脉部位、导管类型、材料、置管技术与留置插管时间、封管技术和治疗过程中发生凝血等均有关。

(3)与技术操作、血管条件等因素有关的并发症:操作者专业训练不够,误穿动脉或者反复穿刺等原因导致皮下血肿形成或穿刺局部渗血。

(二)治疗相关并发症

(1)凝血功能异常:接受 CRRT 治疗的危重患者,往往都存在出血或潜在出血的危险,并且在治疗过程中长时间抗凝剂的使用,很易导致凝血功能障碍。出血为 CRRT 治疗的最常见并发症。

(2)水、电解质和酸碱代谢紊乱:连续性血液净化治疗时间长,治疗剂量大,容易发生水、电解质和酸碱代谢紊乱。因此在治疗前、治疗中定期监测血气分析,以便及时调整置换液成分达到平衡。

(3)营养物质和药物丢失:由于连续治疗,患者体内的治疗药物和营养物质不可避免地会部分丢失,抗生素和血管活性药物的丢失可能影响患者的治疗效果,故对某些药物必须做出调整。

(4)凝血:由于高危出血患者治疗过程中大多采用无抗凝剂或小剂量肝素抗凝且治疗时间长和血管通路的吸出不畅等因素,容易发生体外凝血,而凝血是影响 CRRT 治疗效果的重要原因之一。

(5)空气栓塞:原因是泵前补液时由于负压吸引,导致大量空气进入血路循环。因此特殊情况需补液的可用点滴输液报警器或输液泵进行,加强巡视,严防空气进入血液循环系统。

(6)低温:临床发现,大部分 CRRT 治疗患者会出现体温过低,其原因为治疗过程中每天进出机体的溶液量高达几十升,大量体内血液引出体外循环致热量散失,适当的温度降低有利于保护心血管功能的稳定性,但大量置换液的交换可导致患者的体温不升。

(7)生物相容性和过敏反应:目前多使用生物相容性好的生物膜,已很少出现此类并发症。

第五节　危重病患者连续性血液净化治疗的护理

随着血液净化技术的不断改进和完善,对护理工作的要求也越来越高。接受 CRRT 治疗的患者大多在 ICU,需要血液净化护士在特定的环境中做好相应的治疗和护理工作。目前 CRRT 管理有三种模式:血液净化护士管理、监护室护士管理、血液净化和监护室护士协作管理。

一、准备工作

1. 环境准备

一般在基础护理后开始血液净化治疗,有条件的对环境进行消毒,如地面、桌面用消毒液擦洗,严格限制患者家属进入 CRRT 的医疗场所等。配制置换液的场所必须具有空气净化装置。

2. 药品及物品准备

(1)药品:包括抗凝剂的选择、血制品的备用、血液滤过置换基础液、碳酸氢钠、氯化钾等。

(2)CRRT 物品:包括具有容量控制的 CRRT 机以及配套的血路管,根据病情需要选用的滤器、无菌输液袋,有条件的可备 ACT 测定仪。

(3)抢救物品:包括各类抢救物品,如氧气、心电监护、吸引器、除颤仪等。

3. 建立血管通路的准备

CRRT 常用的血管通路为临时性血管通路,常见于股静脉或颈内静脉。根据患者的病情选择合适的部位,清洁皮肤,准备穿刺体位,让患者配合穿刺。

4. 其他准备

应与所在科室认真做好协调工作,包括药物的应用(抗生素、升压药、血管活性药、营养药、血制品等)、病情及生命体征的观察、出入液体量的计算、输液的速度,并正确填写记录单。

二、综合护理

1. 心理护理

接受 CRRT 治疗的大多为危重患者,由于病情的反复变化往往存在紧张、恐惧的心理。因此,在治疗前对清醒患者要进行耐心细致的解释工作,让患者了解 CRRT 治疗过程是在严密的监测系统下完成的,以减轻其思想负担,积极配合治疗。

2. 严密观察病情变化

采用 24h 心电监护测量血压、脉搏、呼吸、心率、血氧饱和度等,常规每小时记录一次。CRRT 治疗过程中应密切观察病情变化,如血压下降,可减慢超滤速度,应用升压药或给予血制品静脉输注。如引血前患者血压不稳定,可进行全预冲上机或胶体预冲上机。正确计算置换液进出量,保证进出平衡。由于接受 CRRT 治疗的患者均是危重病患者,在计算出入量时应考虑患者静脉高营养量、抗生素用量、胃肠减压量、各种引流量、大小便量等。

CRRT 治疗过程中的液体管理可根据病情、血流动力学的稳定性等进行。目前液体管理水平分为三级,一级水平:8～24h 为一时间单元,适用于治疗变化小、患者血流动力学稳定、能耐受暂时性容量波动的患者。二级水平:每小时的液体平衡,适用于血流动力学不稳定的患者。三级水平:以精确的血流动力学指标及临床体征随时指导液体平衡,适用于血流动力学极不稳定,心功能极差,须动态地观察患者情况及血流动力学指标,随时调整脱水量。

3. 确保 CRRT 设备正常运行

CRRT 治疗过程中要求绝对安全,操作 CRRT 机器时,由机器提供的监测系统可监测动脉压、静脉压和跨膜压等,通过监测与记录这些压力值的动态变化,反映体外循环的运行情况。治疗前评估患者病情,根据医嘱,准确设定各种参数,体外循环建立后再次核对参数及各种液体量和压力参数,并每小时详细记录一次。当机器出现报警现象时,根据提示查找原因,迅速处理报警,保证机器正常运转,防止凝血,保证体外循环的连续运转及治疗顺利进行。

(1)CRRT 设备的压力性监测:现代化 CRRT 设备都具有完善的压力监测装置,通过这些压力的动态变化,反映体外循环的运行情况。通常 CRRT 设备的压力监测指标包括直接监测的压力值与通过直接测量的值计算所得的间接压力参数。

直接监测的压力包括:①动脉压(arterial pressure,PA):血泵前的压力,是由血泵转动抽吸产生,通常为负压。动脉压主要反映血管通路的血流情况,血流量不足时负压值增大,一般情况下动脉压低于-200mmHg 时需要进行干预。②滤器前压(pre-filter pressure,PBF):滤器前压顾名思义即血泵后、过滤器前的血路管内的压力,其压力大小通常与血流量、滤器内的阻力及血管通路静脉端阻力相关。在血流量及静脉压不变的情况下,PBF 进行性升高提示滤器内凝血。③静脉压(venous pressure,PV):指血液流回体内的压力,是反映静脉入口通畅与否的良好指标,通常为正值。④超滤液侧压(filtrate pressure,PF):又称为废液压。此处的压力由两部分组成:一是滤器中血流的小部分压力通过超滤液传导产生,这一部分的压力为正压;另一部分由超滤液泵产生,这一部分为负压。当滤器通透性良好或者超滤率较小时,PF 可能为正值;相反,超滤量增大,或滤器开始凝血,通透性下降后,PF 为负值。滤器凝血越严重或设定超滤率越大,负值越大。

间接压力值包括:①跨膜压(TMP):反映滤器要完成目前设定超滤率所需的压力,此压力为血泵对血流的挤压作用及超滤液泵的抽吸作用之和。TMP 过高,既可反映滤器凝血,也可反映设定超滤率过大。②滤器压力降(pressure drop of filter,PFD):是 PBF 与 PV 之差,压力高低与滤器阻力及血流量有关。血流量越高,PFD 越高。在血流量不变的情况下,PFD 的变化反映了滤器的凝血情况。

(2)CRRT 设备的安全性监测:CRRT 设备除了压力监测外还有非常重要的安全性监测。①空气监测:血液在回到体内前须经过空气探测器,保证血液中不含空气才能回到体内。②漏血探测:通过测定超滤液的透明度或颜色改变来监测超滤液中的血细胞含量,判断滤器有无破膜。③平衡监测:CRRT 设备是通过泵和精确的电子秤系统来控制容量平衡的,两者之间相互反馈和联动。平衡系统是保证液体管理实现的硬件设施。④其他监测:其他监测还包括漏电保护装置及温度监测。

CRRT 治疗过程中应严密监测机器报警情况。一旦出现报警根据提示立即查找原因,迅速处理报警,保证机器正常运转,保证体外循环的连续运转及治疗顺利进行。常见报警原因及处理对策见表 7-5。

表 7-5　CRRT 治疗中常见的报警原因及处理对策

报警名称	可能原因	护理方法
动脉压力报警	1. 血流量不足 2. 动脉管受压、扭曲 3. 患者低血容量状态 4. 血路管脱开,穿刺针或中心置管滑脱 5. 动脉压力监测器故障	1. 检查血管通路 2. 解除管路受压、扭曲状态 3. 监测患者血压 4. 妥善固定穿刺针及中心置管,定时检查管路连接紧密性 5. 若机器发生故障必须下机,通知工程师维修
滤器前压力报警	提示滤器阻力增大,滤器开始凝血	更换滤器
静脉压力高报警	1. 患者体位改变 2. 静脉压监测点与回路之间的管路受压、扭曲 3. 管路内有血凝块	1. 变换体位 2. 解除管路受压、扭曲状态 3. 清除血凝块或更换管路
静脉压力低报警	1. 管路断开或有裂缝 2. 滤器与静脉压监测点之间的管路受压、扭曲 3. 血泵速度太慢或压力警报限太高 4. 压力传感器漏气、连接压力传感器的保护罩堵塞	1. 更换管路 2. 解除管路受压、扭曲状态 3. 改变泵速,调整压力报警限 4. 更换压力传感器
跨膜压警报	1. 滤器凝血 2. 滤液管路扭曲或处于夹闭状态 3. 设置的超滤率太大 4. 血流量过低	1. 更换滤器 2. 打开并疏通滤液管路 3. 调整合适的超滤量 4. 提高血流量
平衡报警	1. 置换液袋、废液袋挂的位置不正确或破损引起漏液 2. 滤液袋连接处打结扭曲或夹子未打开 3. 置换液袋、废液袋体积过大触及机器周围部分	1. 调整挂的位置或更换袋子 2. 打开夹子并理顺管路 3. 检查是否触及机器周围部分
气泡报警	1. 管路安装不佳或连接不紧 2. 静脉壶液面过低或滤网漂浮 3. 静脉壶内有气泡 4. 血流量不足 5. 静脉壶表面不光洁,探测器污染	1. 检查管路安装及各连接处 2. 调整液面或更换管路 3. 轻拍静脉壶将气泡往上赶并用针筒抽去 4. 检查血管通路,监测血压 5. 用酒精棉球擦拭静脉壶表面
漏血报警	1. 滤器破膜 2. 废液壶表面光洁度不佳,探测器污染,壶内废液未装满或超滤液浑浊 3. 假报警,黄疸或服用利福平	1. 更换滤器 2. 用酒精棉球擦拭废液壶表面及探测器,将废液壶内装满或更换管路 3. 确定没有破膜的情况存在可采用假的废液壶

4. 及时监测化验指标

在 CRRT 前中后抽血化验肾功能、电解质、动脉血气,如有异常可及时调整置换液配方，使患者的电解质及酸碱平衡达到一个最佳状态。每日行血常规、凝血功能检测，了解全身凝血功能的变化。患者如有病情变化应随时监测。

5. 血管通路的护理

注意血路管连接的安全，每班均要检查导管的固定情况，防止导管及穿刺针的滑脱，造成出血。对于躁动不安的患者，必要时可以给予镇静剂。观察穿刺局部有无渗血渗液、红肿等情况，每天给予换药，有渗出时及时更换敷料。

6. 置换液温度

以 36~37℃为适宜。当有多器官功能衰竭时，低血压状态可不加温，低温可使血管收缩、血压升高。

7. 抗凝效果的观察

CRRT 治疗过程中密切观察抗凝效果，防止抗凝过度造成出血，也要防止抗凝不足造成凝血。当应用肝素抗凝时，治疗过程中监测 ACT；当应用低分子肝素抗凝时，治疗过程中应监测抗 Ⅹa 因子。治疗中应监测动脉压、跨膜压、透析器（滤器）的情况，如发现动静脉压增高、跨膜压增高、透析器（滤器）颜色变深或变黑，说明抗凝剂用量不足，可追加抗凝剂。保持血流量的稳定，因血流量低容易凝血；使用抗凝剂后，应严密观察患者有无出血现象，如伤口有无渗血、大小便及引流液的颜色，对有出血倾向的患者选用置换液前稀释法、枸橼酸抗凝法或无肝素抗凝法。

8. CRRT 对药物的影响及护理注意点

CRRT 选用大孔径、高通透性的滤器，一般相对分子质量<30000 的药物或毒物不与白蛋白结合，都能被滤过清除。对于蛋白结合率高的物质，血液滤过清除率低。除了滤过作用，高分子合成膜尚能吸附部分药物，降低其血液浓度。目前已知阿米卡星、卡那霉素、妥布霉素、羧苄西林、链霉素、阿糖胞苷、甲氨蝶呤等多种药物在血液滤过中清除率高。因为 CRRT 对药物有以上的影响，所以在 CRRT 过程中应暂不给予抗生素治疗或选用不能通过滤器的抗生素。以升压药或呼吸兴奋剂维持生命体征的患者，也应注意随着置换液的清除而引起的药物浓度下降。

9. 配制置换液注意点

CRRT 治疗时应用大量的置换液，如配制不当，会造成渗透压的改变，或被污染后引起毒血症，故配制置换液时必须遵循以下制度：严格无菌操作，配制前先洗手戴口罩，双人核对药物；配制时注意各种药物剂量的准确性；碳酸氢钠置换液应现用现配；将每一组置换液利用无菌技术注入无菌高静脉营养袋中，形成密闭状态；必要时可检测置换液的电解质浓度。

三、CRRT 的展望

CRRT 作为一种新技术，在抢救重症急性肾衰、全身炎症反应综合征、急性呼吸窘迫综合征和多器官功能衰竭等患者中已经发挥其独特的优势。CRRT 与血液透析相比，主要优势是改善心血管稳定性，维持脑灌注，有效控制高分解代谢，维持水电解质和酸碱平衡，为营养支持创造条件。重症急性肾衰伴血流动力学不稳定、脑水肿、高分解代谢和严重液体负荷时，应首选 CRRT，这一技术为重症患者的救治提供了非常重要的手段和方法。提倡多学科通力合作，打破以往以单器官或专科为中心的界限，提倡互相渗透和协作，是当今危重医学的任务所在，是提高诊疗水平的关键。

第八章

血浆置换技术及护理

第一节 定义及概述

血浆置换(plasma exchange,PE)是一种用来清除血液中大分子物质的体外血液净化疗法,将患者的血液引出体外,经离心法或膜分离法分离血浆和细胞成分,弃去血浆,而将细胞成分以及所需的平衡液、新鲜血浆、白蛋白溶液回输入体内。自 1914 年 Abel 等首次开展血浆置换疗法以来,该技术现在已广泛应用于临床。现代技术尚能选择性去除病理性血浆成分,进一步提高疗效,减少并发症。

一、血浆置换的原理和方法

(一)血浆置换的基本原理

通过有效的分离置换方法迅速地、选择性地从循环血液中去除病理血浆或血浆中的病理成分(如自身抗体、免疫复合物、副蛋白、高黏度物质和蛋白质结合的毒物等),同时将细胞成分和等的血浆替代品输回体内,从而治疗一般疗法无效的多种疾病。

(二)血浆置换的主要作用

血浆置换能及时、迅速地清除疾病相关因子,如抗体、免疫复合物、同种异体抗原或通过改变抗体之间的比例而减少免疫复合物的形成;能清除异常的血浆成分,如降低各类炎症介质、纤维蛋白原的浓度,改善相关症状;能增强某些疾病状况下机体内的网状内皮细胞系统功能;能从置换液中补充机体所需的物质。

(三)血浆置换方法常用的分离技术

常用的分离技术有离心式血浆分离和膜式血浆分离。目前离心式血浆分离已逐步被膜式血浆分离所取代。

目前多数透析中心采用膜式血浆分离法,该方法的关键部件是膜式血浆分离器——由高分子聚合物制成的空心纤维型或平板型滤器,其截流率较高,孔径为 $0.2\sim0.6\,\mu m$,最大截流相对分子质量为 300 万~400 万。该孔允许血浆滤过,但能挡住所有细胞成分。临床上膜式血浆分离又分为单重血浆置换与双重滤过血浆置换。

1.单重血浆置换

单重血浆置换也称一次膜分离法,又称为单滤过,用血浆分离器一次性分离血细胞与血浆,将分离出来的血浆成分全部除去,再置换与去除量相等的新鲜冰冻血浆(fresh frozen plasma,FFP)或白蛋白溶液。

其优点是可补充凝血因子(置换液是新鲜冰冻血浆),能排除含有致病物质的全部血浆成分,所以被清除掉的物质的相对分子质量范围较广,可以治疗的疾病范围也很广。其缺点是需要补充与废弃血浆等量的血制品,血制品量多,从而带来的感染及过敏反应的风险大。

另外,新鲜冰冻血浆保存液中含有枸橼酸钠,需要同时注意由于枸橼酸钠带来的一系列水电解质和酸碱代谢紊乱问题。

2.双重滤过血浆置换

双重滤过血浆置换(double filtration plasmapheresis,DFPP)也称为二次膜分离法。先用血浆分离器分离出血细胞和血浆,再将分离出的血浆引入膜孔径较小的血浆成分分离器,利用分子大小的差异将含有致病(或关联)物质的血浆与不含有致病(或关联)物质的血浆分离开。将从一级膜分离出来的血细胞成分,以及二级膜分离出来的不含有致病(或关联)物质的血浆回输至体内,并根据弃去的血浆量补充相应的白蛋白溶液。白蛋白的相对分子质量为69000,当致病物质相对分子质量大于白蛋白10倍时,可采用二次膜分离法。

其优点是利用相对分子质量的不同将致病物质(常见致病物质为五种免疫球蛋白,即IgM、IgE、IgD、IgA、IgG)与有用物质(主要是白蛋白)分离,回输有用物质的同时清除致病物质。所以废液只是所处理的血浆量的一部分,比起一次分离需要较少的置换液。其缺点是目标物质的清除性较一次分离稍低。二次分离产生的废液虽然不多,但是因为含有较多胶体渗透压物质,所以不能使用蛋白浓度低的新鲜冰冻血浆作为置换液,一般使用高浓度的白蛋白溶液。同时,由于补充的置换液为白蛋白溶液,所以在治疗过程中导致凝血因子或正常免疫球蛋白下降也是其缺点。

第二节　血浆置换技术的适应证和相对禁忌证

一、适应证

目前血浆置换的诊疗范围已扩展至神经系统疾病、结缔组织病、血液病、肾病、代谢性疾病、肝脏疾病、急性中毒及移植等领域200多种疾病。常见疾病治疗模式选择详见表8-1。其主要适应证如下:

(一)免疫性疾病

1.神经系统

(1)重症肌无力(myasthenia gravis,MG),清除的主要目标物质为抗乙酰胆碱受体抗体IgG_1、IgG_3及肌特异性酪氨酸激酶抗体IgG_4。

(2)Lambert-Eaton肌无力综合征(Lambert-Eaton myasthenic syndrome,LWMS),清除的主要目标物质为电压门控性钙通道的自身抗体。

(3)Guillain-Barre综合征(Guillain-Barre syndrome,GBS),清除的主要目标物质为抑制神经节苷脂GM_1、GD_{1a}的自身抗体(IgG、IgM、IgA)。

(4)慢性炎症性脱髓性多发性神经炎(chronic inflammatory demyelinating polyneuropathy,CIDP),清除的主要目标物质为抑制神经节苷脂GM_1抗体(IgG)。

(5)多发性硬化症(multiple sclerosis,MS),清除的主要目标物质为抗髓磷脂碱性蛋白抗体、抗髓磷脂少突胶质细胞糖蛋白抗体及血液中的IgG、IgM和补体。

2.风湿病、胶原病

(1)恶性类风湿关节炎(malignant rheumatoid arthritis,MRA),清除的主要目标物质为免疫球蛋白、免疫复合物、补体、细胞因子。

(2)系统性红斑狼疮(systemic lupus erythematosus,SLE),清除的主要目标物质为免疫复合物及自身抗体(抗 DNA 抗体)。

(3)抗磷脂综合征(anti-phospholipid syndrome,APS),清除的主要目标物质为抗磷脂抗体、细胞因子。

(4)抗中性粒细胞胞浆抗体(anti-neutrophil cytoplasmic antibodies,ANCA)相关性小血管炎(ANCA-associated vasculitis,AAV),清除的主要目标物质有抗体(ANCA、抗LAMP2 抗体、纤维酶原)、活性白细胞(Th1 细胞、中性粒细胞)、活性巨噬细胞、补体、黏附分子、细胞因子、趋化因子等。

3. 皮肤疾病

(1)天疱疮(pemphigus)、类天疱疮(pemphigoid),清除的主要目标物质为抑制皮肤组织的黏附分子的特异性自身抗体、IgG 类。

(2)中毒性表皮坏死松解症(toxic epidermal necrolysis,TEN),清除的主要目标物质为以 TNF-α 为主的各种细胞因子及可溶性 Fas 配体。

4. 肾脏疾病

(1)局灶性肾小球硬化症(focal glomerulosclerosis,FSGS),清除的主要目标物质有低密度脂蛋白、极低密度脂蛋白、中密度脂蛋白等。

(2)急进性肾小球肾炎(rapidly progressive glomerulonephritis,RPGN),清除的主要目标物质有抑制髓过氧化物酶、炎症性细胞因子、补体、免疫复合物等。

(3)抗肾小球基底膜病(glomerular basement membrane,GBM),清除的主要目标物质为抑制肾小球基底膜Ⅳ型胶原的自身抗体。

(二)消化系统

常见的有重症肝炎、急性肝功能衰竭、术后肝功能衰竭、高胆红素血症、肝性脑病等。清除的主要目标物质有引起肝性脑病的物质,如氨、芳香族氨基酸、低级脂肪酸、胆红素、胆汁酸等。

(三)血液系统

(1)多发性骨髓瘤(multiple myeloma,MM),清除的主要目标物质有血清游离轻链(serum free light chain,sFLC)、M 蛋白。

(2)高黏滞综合征,清除的主要目标物质有 IgM、IgA、IgG 及 κ 轻链等。

(3)血栓性微血管病(thrombotic microangiopathy,TMA)、血栓性血小板减少性紫癜(thrombotic thrombocytopenic purpura,TTP),清除的主要目标物质是 ADAMTS-13 抑制因子、超大相对分子质量血友病因子(von Willebrand factor,vWF)、志贺样毒素等。

(四)器官移植

(1)ABO 血型不兼容移植,清除的主要目标物质有 IgG、IgM 亚型的抗 A、抗 B 抗体。

(2)抗 HLA 抗体阳性的病例,清除的主要物质有 IgG 亚型的抗供者 HLA 抗体。

(3)术后抗体排异反应,清除的主要物质有 IgG 亚型的抗供者 HLA 抗体或抗 A、抗 B抗体。

(五)代谢性疾病

家族性高胆固醇血症(familial hypercholesterolemia,FH),清除的主要目标物质为低密度脂蛋白胆固醇(low density lipoproten-cholesterol,LDL-C)。

(六)药物中毒

在弄清楚引起中毒药物的相对分子质量、蛋白结合率、分布容积、半衰期等情况后,对于一些蛋白结合率高且无法用血液透析清除的药物,我们可以使用血浆置换法。

(七)其他

多脏器衰竭、HCV 感染、重度血型不合的妊娠等。

表 8-1　常见疾病治疗模式选择

疾病名称	主要致病因素	治疗模式	
		PE	DFPP
多发性骨髓瘤	sFLC、M 蛋白	√	△
巨球蛋白血症	IgM	√	△
爆发性肝炎	胆红素		△
药物中毒	具体药物		△
重症肌无力	抗乙酰胆碱受体抗体 IgG_1、IgG_3 及肌特异性酪氨酸激酶抗体 IgG_4	√	△
恶性类风湿关节炎	免疫球蛋白、免疫复合物、补体、细胞因子	√	△
系统性红斑狼疮	免疫复合物及自身抗体(抗 DNA 抗体)	√	△
血栓性血小板减少性紫癜	ADAMTS-13 抑制因子等	√	△
溶血性尿毒症综合征	ADAMTS-13 抑制因子等		△
严重血型不合妊娠	IgG 亚型的 Rh 血型的抗体	√	△
术后肝衰竭	胆红素		△
急性肝衰竭	胆红素		△
多发性硬化症	IgG、IgM 和补体等	√	△
慢性炎症性脱髓性多发性神经炎	抑制神经节苷脂 GM_1 抗体(IgG)等	√	△
Guillain-Barre 综合征	抑制神经节苷脂 GM_1、GD_{1a} 的自身抗体(IgG、IgM、IgA)	√	△
天疱疮、类天疱疮	抑制皮肤组织的黏附分子的特异性自身抗体、IgG 类	√	△
局灶性肾小球硬化症	低密度脂蛋白、极低密度脂蛋白、中密度脂蛋白等	√	△
急进性肾小球肾炎	抑制髓过氧化物酶、炎症性细胞因子、补体、免疫复合物等	√	△
抗肾小球基底膜病	抑制肾小球基底膜Ⅳ型胶原的自身抗体	√	△
家族性高胆固醇血症	LDL-C		△
器官移植	HLA 抗体,IgG、IgM 亚型的抗 A、抗 B 抗体	√	△
小血管炎	抗体(ANCA、抗 LAMP2 抗体、纤维酶原)、补体、黏附因子、细胞因子、趋化因子等	√	△

注:△表示首选,√表示也可选择的治疗模式。

二、相对禁忌证

血浆置换技术相对禁忌证如下:
(1)对血浆、人血白蛋白、肝素等有严重过敏史。
(2)药物难以纠正的全身循环衰竭。
(3)非稳定期的心、脑梗死。
(4)颅内出血或严重脑水肿伴有脑疝。
(5)存在精神障碍而不能很好配合治疗者。

第三节　血浆置换技术临床应用

血浆置换作为首选治疗方法的疾病或综合征包括冷球蛋白血症、抗肾小球基底膜病、格林-巴利综合征、高黏滞综合征、血小板减少症、纯合子家族性高胆固醇血症、重症肌无力、药物过量(如洋地黄中毒)、与蛋白质结合的物质中毒、新生儿溶血、自身免疫性血友病等。作为辅助疗法的疾病或综合征包括急性肾小球肾炎、抗中性粒细胞浆抗体阳性的系统性血管炎、累及肾的多发性骨髓瘤、系统性红斑狼疮(尤其是狼疮性脑病)。

一、治疗频率

治疗的频度取决于原发病、病情的严重程度、治疗效果及所清除治病因子的相对分子质量和在血浆中的浓度,应个体化制定治疗方案,一般置换间隔时间为1~2d,连续3~5次。

二、置换的容量

为了进行合适的血浆置换,需要对正常人的血浆容量进行估算,可根据患者的性别、血细胞比容和体重进行计算,计算公式如下:
$$PV=(1-HCT)(B+C\times W)$$
式中:PV——血浆容量(ml);
　　　HCT——血细胞比容;
　　　W——干体重;
　　　B——男性为1530,女性为864;
　　　C——男性为41,女性为47.2。

例如,一个体重为60kg的男性患者,HCT为0.40,则$PV=(1-0.40)\times(1530+41\times60)=2394(ml)$。

一般单次置换剂量以患者血浆总量的1~1.5倍为宜,不建议超过2倍。

三、置换液的种类

置换液的种类包括晶体液和胶体液。血浆置换时应用的晶体液为林格氏液(富含各种电解质),补充量为丢失血浆量的1/3~1/2,即500~1000ml。胶体液包括血浆代用品和血浆制品。血浆代用品包括中分子右旋糖酐、低分子右旋糖酐、羟乙基淀粉(706代血浆制品),补充量为丢失血浆量的1/3~1/2;血浆制品有5%白蛋白和新鲜冰冻血浆。一般含有血浆或血浆白蛋白成分的液体占补充液的 40%～50%。原则上补充置换液时采用先晶体液后胶体液的顺序,即先补充电解质溶液或血浆代用品,再补充蛋白质溶液,目的是使补充的蛋白质尽可能少丢失。临床上,患者伴有严重的低蛋白血症时,可减少晶体液,增加胶体液。

四、置换液补充方式

血浆置换时必须选择后稀释法。

五、置换液补充原则

置换液的补充原则如下:等量置换,即丢弃多少血浆补充多少血浆;保持血浆胶体渗透压正常;维持水、电解质平衡;应用的胶体液为 5%～6.7% 的白蛋白溶液时必须补充凝血因子;为防止补体和免疫球蛋白的丢失,可补充免疫球蛋白;应用血浆时应注意减少病毒感染机会;置换液必须无毒性,没有组织蓄积。

六、抗凝剂

根据患者病情选择肝素、低分子肝素或枸橼酸钠作为抗凝剂。肝素或低分子肝素的用量通常是血液透析的 1.5～2 倍。

第四节　血浆置换技术的护理

一、血浆置换标准操作流程

(1)评估病情,制定方案。由专科医师综合评估患者适应证和禁忌证,确定是否应进行血浆置换治疗,制定血浆置换治疗方案。

(2)签署知情同意书。

(3)治疗前检查,包括血常规、出凝血指标、血清白蛋白、血清球蛋白、肝肾功能电解质及与原发疾病相关的指标。

(4)建立血管通路,可以直接静脉穿刺、深静脉置管及动静脉内瘘的使用。

(5)确定治疗方案,包括置换的方式和频率、置换液的种类和剂量、抗凝方案等。

(6)物品的准备:

1)血液净化的设备和耗材:血浆分离专用机或其他血液净化机器、血浆分离器、血浆成分分离器(双重滤过血浆置换用)、体外循环管路、生理盐水预冲液。

2)置换液的配制:血浆、白蛋白、林格氏液。

3)抗凝剂的准备:抗凝剂有肝素、低分子肝素、枸橼酸钠等,根据医嘱配制抗凝剂。

4)常规药品:钙剂和地塞米松。

5)急救药品及抢救器材:心电监护仪、除颤仪、地塞米松、肾上腺素等。

(7)护理评估。对患者的体重、生命体征、神志、原发病及治疗依从性等进行评估,并做好相应的干预措施。

(8)治疗前严格执行“三查七对”,确保治疗的准确实施。

(9)给予抗凝剂及术前用药,开始治疗,治疗过程中密切观察病情。一般治疗过程中血流量应控制在 50～130ml/min,血浆泵流速为血液流速的 20％～30％,血细胞比容高、血液黏滞度高、单重血浆置换的患者适当减慢血浆泵的流速,宜为血液流速的 12％～15％。在单重血浆置换治疗时,弃浆泵与补液泵流速比为 1∶1。双重滤过血浆置换时弃浆泵是血浆泵流速的 7％～10％。

(10)治疗结束后留取术后检查标本,如血常规、肝肾功能电解质、血清免疫球蛋白、废弃液免疫球蛋白。

二、血浆置换时各种问题的对策

1. 体外循环凝血

与血液透析相比,血浆置换的血流量较低,血液在管路内滞留时间较长,所以容易凝血。针对不同部位的凝血会有不同的对策。

(1)血浆分离器:TMP 升高,滤器前压升高(血泵之后、滤器之前的测压点)。TMP 的上限为 8kPa(60mmHg),当压强上升时,应降低血浆侧(膜外)液面,就是降低血浆的分离速度,尽可能地继续治疗。如果压强大于 8kPa(60mmHg),应当中止治疗,或者更换分离器。

(2)体外循环管路:暂停血浆泵、弃液泵及补液泵,用生理盐水对管路进行冲洗,观察整个管路的凝血状态,确认凝血位置,必要时部分或者全部更换管路。

(3)血浆成分分离器:血浆入口压(plasma entrance pressure,PP)升高。PP 的上限为 66.6kPa(500mmHg),当压强上升时,降低血浆分离速度,加快弃液泵速度,尽可能继续治疗,必要时更换分离器。治疗过程中适当对血浆成分分离器进行加温也有一定的效果。

2. 机器故障

设备必须定期维护,即便是在使用频率不高的情况下,也需要每月进行保养维修。在治疗过程中发生不可继续治疗的故障时,使用手动进行回血。

3. 人为错误

加强培训,熟练操作方法,双人确认操作是非常重要的。

三、并发症及护理

血浆置换治疗的并发症可分为血浆置换相关并发症、抗凝剂相关并发症及血管通路相关并发症。血管通路及抗凝剂相关的并发症与普通血液透析相同,下面主要介绍血浆置换相关并发症。

(一)过敏反应

(1)原因:在血浆置换治疗过程中,由于弃去了含有致病因子的血浆,为了保持血浆渗透压稳定和防止发生威胁生命的体液代谢紊乱,在分离血浆后要补充等容量液体。新鲜冰冻血浆含有凝血因子、补体和白蛋白,其成分复杂,常可诱发过敏反应。据文献报道,过敏反应的发生率低于 12％。

(2)预防:在应用血浆前静脉给予地塞米松 5～10mg 或 10％葡萄糖酸钙 20ml;应用血浆时减慢置换速度,逐渐增加置换量。同时应选择合适的置换液。

(3)护理:治疗过程中要严密观察,如出现皮肤瘙痒、皮疹、寒战、高热,不可让患者随意搔抓皮肤,应及时给予糖皮质激素、抗组胺药或钙剂,可为患者摩擦皮肤缓解瘙痒。另外,治疗前认真执行"三查八对",核对血型,血浆输注速度不宜过快。出现过敏性休克的按休克处理。

(二)低血压

(1)原因:输入与滤出速度不一,滤出过快,置换液补充过缓;体外循环血量多,有效血容量减少;疾病原因引起,如应用血制品引起过敏反应;补充晶体液时,血浆渗透压下降。

(2)预防:血浆置换术中血浆交换应等量,即血浆出量应与置换液输入量保持平衡,当患者血压下降时可先置入胶体液,等血压稳定时再置入晶体液,避免血容量的波动。其次,要维持水、电解质平衡,保持血浆胶体渗透压稳定。

(3)护理:密切观察患者生命体征,每30min测生命体征一次。当出现头晕、出汗、恶心、脉速、血压下降时,立即予以头低足高位,补充白蛋白等胶体溶液,加快输液速度,减慢血浆流速,血浆出量与输入血浆和液体量平衡或小于入量。

(三)电解质异常

1.低钙血症

(1)原因:低钙血症常发生于单重血浆置换。因新鲜血浆含有枸橼酸钠,若输入新鲜血浆过多、过快容易导致低钙血症,患者出现口麻、腿麻及小腿肌肉抽搐等低钙血症表现,严重时发生心律失常。

(2)预防:单重血浆置换治疗中常规静脉注射10%葡萄糖酸钙溶液20~40ml。

(3)护理:严密观察患者有无低钙血症表现及血液生化改变,如出现低钙血症表现可给予热敷、按摩或补充钙剂等对症处理。

2.高钠血症

原因主要是新鲜冰冻血浆中含有的枸橼酸钠带来的钠负荷,多数患者无症状或者轻度肌肉痉挛及口渴,如果是重度的会表现为意识障碍,甚至有生命危险。必要时联合血液透析治疗。

3.代谢性碱中毒

主要是新鲜冰冻血浆中含有的枸橼酸钠分解代谢后产生的碳酸氢盐负荷所致,轻度时无症状,而当pH大于7.5时,可出现肌肉不自主的收缩、肌肉痉挛及手足抽搐,必要时联合血液透析治疗。

(四)出血

(1)原因:血浆置换过程中血小板破坏、抗凝剂输入过多以及疾病本身导致。

(2)预防:治疗前常规监测患者的凝血功能,根据情况确定抗凝剂剂量及用法。

(3)护理:治疗中严密观察皮肤及黏膜有无出血点;进行医疗护理操作时,动作轻柔、娴熟,熟练掌握静脉穿刺技巧,尽量避免反复穿刺;一旦发生出血,立即通知医生采取措施,治疗结束时用鱼精蛋白中和肝素,用无菌纱布加压包扎穿刺点,术后6h注意观察穿刺部位有无渗血。

(五)感染

(1)原因:置换液含有致热原;血管通路感染;无菌操作不严;疾病原因引起感染。

(2)预防:严格执行无菌操作。

(3)护理:血浆置换是一种特殊的血液净化疗法,必须严格无菌操作;患者必须置于清洁的治疗间进行治疗,有条件的可置于单间治疗室,家属及无关人员不得进入治疗场所;操作人员必须认真洗手、戴口罩,配制置换液时需认真核对、检查、消毒,同时做到现用现配。

第九章

血液灌流技术及护理

第一节 定义及概述

血液灌流(hemoperfusion,HP)技术是指将患者的血液引出体外并经过血液灌流器,通过吸附的方法来清除人体内源性和外源性的毒性物质,最后将净化后的血液回输,达到血液净化目的的一种治疗方法。目前常用灌流器按吸附材料分类,主要有活性炭和树脂(合成高分子材料)。血液灌流是一种非特异性的吸附治疗,只是清除病原物质,对血流量、血浆容量都没有影响,所以不需要补充血液制品。

活性炭的吸附解毒机制如下:随着血液灌流技术的发展,活性炭的应用进入了临床急性解毒和治疗急性代谢中毒性疾病的领域。活性炭是一种非常疏松多孔的物质,其来源相当多样,包括植物、果壳、动物骨骼、木材、石油等,经蒸馏、炭化、酸洗及高温、高压等处理后变得疏松多孔。活性炭吸附力强的主要原因就在于多孔性,无数的微孔形成了巨大的比表面积,据报道,活性炭的比表面积可达到每克 $600\sim1000m^2$。活性炭的吸附是非特异性的,吸附剂对吸附质的吸附效率与下列因素有关:吸附质浓度、分子大小、分子表面构型以及溶液的 pH、温度、电解质等。

树脂的吸附解毒机制如下:树脂是一种具有网状立体结构的高分子聚合物,主要通过分子间的范德华力,对疏水、亲脂基团或带有苯环等环状结构的物质具有极强的吸附能力。树脂的特点是选择性高,性能稳定,目前临床应用较广,已应用于多学科和多种疾病的治疗,具有特异性及先进性。

第二节 适应证和禁忌证

一、适应证

1.急性药物和毒物中毒

这是血液灌流在临床上的主要用途。大多数中毒患者因发现晚、中毒时间过长而昏迷,毒物大部分被吸收入血,用洗胃、输液、利尿等方法往往难以奏效,尤其是没有特异性解毒药物的中毒。虽然血液透析能清除毒物,但仅适用于水溶性、不与血浆蛋白或血浆其他成分结合的物质,且对相对分子质量较大和蛋白结合率高的毒物无效。对大部分毒物或药物,血液灌流效果比血液透析的效果好。这些药物如下:①巴比妥类:苯巴比妥、异戊巴比妥、司可巴比妥、甲基巴比妥、硫喷妥钠等。②非巴比妥类催眠镇静剂:地西泮、甲丙氨酯(眠尔通)、甲喹酮(安眠酮)、格鲁米特(导眠能)、氯氮䓬(利眠宁)、硝西泮、水合氯醛、苯海拉明、异丙嗪、奥沙西泮等。③抗精神病镇静剂:奋乃静、氯丙嗪、阿米替林、硫利达嗪、三氟拉嗪、丙米嗪等。④解热镇静剂:阿司匹林、扑热息痛、非那西丁、保泰松、水杨酸类、秋水仙碱等。⑤心血管药:地高辛、洋地黄毒苷、地尔硫草、双异丙吡胺、美托洛尔、奎尼丁、普鲁卡因胺等。⑥除草剂、杀虫剂:氯丹、有机磷类、有机氯类、氟乙酰胺(灭鼠药)等。⑦食物中毒:如青鱼胆中毒、毒蕈中毒等。⑧其他:茶碱、士的宁、奎宁、氯奎、苯妥英钠、三氯乙烯等。

2.治疗尿毒症

血液灌流可以清除很多与尿毒症有关的物质,如肌酐、尿酸等,且对中分子物质的清除比血液透析好,但对尿素清除率差,不能清除水分和电解质,因此不能单独用来治疗尿毒症。但在治疗中毒合并肾衰、尿毒症合并难治性高血压、顽固性瘙痒时,血液灌流可与血液透析联合应用,治疗效果显著。特别是对肝功能衰竭患者的芳香族氨基酸、硫醇、有机酸、酚类和中分子代谢药物也有显著的吸附作用。

3.重症肝炎

重症肝炎,特别是爆发性肝衰竭导致的肝性脑病、高胆红素血症、免疫性疾病等。血液灌流可以清除血氨、假性神经传导介质,如羟乙醇胺、游离脂肪酸、酚、硫醇、芳香族氨基酸,并可提高支链与芳香族氨基酸的比例,使脑脊液中环磷酸腺苷(C-AMP)的含量增加,因而可用来治疗肝昏迷。

4.严重感染

脓毒症或系统性炎症综合征。

5.其他疾病

银屑病或其他自身免疫性疾病、肿瘤化疗、甲状腺危象等。

二、禁忌证

对灌流器及相关材料过敏者。

第三节 血液灌流技术临床应用

一、血液灌流技术

(一)建立血管通路

血液灌流一般采用临时性血管通路,首选股静脉、颈内静脉,方法简便迅速,有利于抢救。也有采用桡动脉-贵要静脉、足背动脉-大隐静脉直接穿刺。若血液透析、血液灌流联合治疗尿毒症,则采用自体动静脉内瘘。

(二)灌流器

血液灌流器的外形均呈圆柱形或梭形,有些顶端为圆锥形,这样能使灌流器的死腔最小、阻力最低。表9-1中显示的灌流器是目前临床经常使用的型号。灌流器使用前应检查包装是否完整、是否在有效期内。绝大多数灌流器都有基本的预冲方法,但某些型号会有自己的独特要求。

(三)灌流器使用前的准备

操作开始前应仔细阅读说明书,冲洗方式大致相同,但各自的产品会有稍微不同之处。

1.活性炭灌流器预冲

将灌流器静脉端向上竖直固定在支架上,血路管分别连接动脉端和静脉端,先用5%葡萄糖注射液500ml预冲(使其糖化),然后用1000～3000ml肝素生理盐水(每500ml生理盐水加2500U肝素)预冲,速度为200～300ml/min,再用生理盐水500ml加肝素12500U的溶液预冲(当冲洗至200ml时将动静脉管路连接,密闭循环不少于20min,以保证灌流器充分肝素化);最后上机前,用生理盐水

表 9-1　常用血液灌流器

品名	吸附剂	微囊材料
Adsorba	活性炭	纤维素
Hemokart-Adult	活性炭	火棉胶
Hemochol	活性炭	聚丙烯酸水凝胶
XR-004	XAD-4树脂	火棉胶、TM-6
爱尔(Aier)	活性炭、吸附树脂	无包膜
NK107	NK107树脂	无包膜
HA330(230、130)	大孔吸附树脂	聚碳酸酯
YTS180等	活性炭	改良聚乙烯醇
SKY(MG350等)	大孔吸附树脂	聚碳酸酯

将管路内的肝素生理盐水冲净。冲洗过程中需用手轻拍及转动灌流器,清除脱落的微粒,同时排除气泡,以保证灌流器充分肝素化、湿化、无气泡。

2.树脂灌流器预冲方法一

将灌流器静脉端向上竖直固定在支架上,血路管分别连接动脉端和静脉端,先用1000～3000ml肝素生理盐水(每500ml生理盐水加2500U肝素)预冲,速度为200～300ml/min,再用生理盐水500ml加肝素12500U的溶液缓慢预冲;最后上机前,用生理盐水将管路内的肝素生理盐水冲净。冲洗过程中需用手轻拍及转动灌流器,清除脱落的微粒,同时排除气泡。

3.树脂灌流器预冲方法二

将灌流器静脉端向上竖直固定在支架上,血路管分别连接动脉端和静脉端,先用1000～3000ml肝素生理盐水(每500ml生理盐水加2500U肝素)预冲,速度为200～300ml/min;上机前,用生理盐水将管路内的肝素生理盐水冲净。冲洗过程中需用手轻拍及转动灌流器,清除脱落的微粒,同时排除气泡。

4.树脂灌流器预冲方法三

打开灌流器上端的盖帽,用无菌针筒去除针头抽取肝素100～200mg(12500～25000U),加入灌流器内。加入肝素时缓慢注入并回抽相应量的空气后盖上帽,上下颠倒10次以上,使肝素液与树脂充分融合,静置30min以上。最后上机前,用生理盐水将管路内肝素冲净。

如果血液灌流和血液透析联合应用,先将血路管和透析器预冲好,再将灌流器置于透析器前。用3000ml肝素生理盐水(每500ml生理盐水加2500U肝素),血泵流速为200ml/min进行冲洗后使用。但当遇到体质较弱、营养很差或具有低血糖的患者时,应先用5%葡萄糖注射液500ml预冲(使其糖化),然后用1000～3000ml肝素生理盐水预冲后上机,防止不良反应的发生。

(四)抗凝剂的应用

抗凝剂用量与普通血液透析不同,由于吸附表面较透析膜粗糙、表面积大,活性炭又能吸附一部分肝素,加之该类患者往往处于高凝状态,血红蛋白浓度也高,因此抗凝剂用量往往较大。最好根据活化凝血时间(ACT)及活化部分凝血活酶时间(activated partial thromboplastin time,APTT)调整肝素用量,既能避免灌流器凝血又能避免出血倾向。在静脉给抗凝剂 3～5min 后才能开始血液灌流系统的体外循环,使其充分体内肝素化。

(五)体外循环血流量调整

将患者的动、静脉分别与灌流器装置的动、静脉管路相连接,静脉端朝上,动脉端朝下。初始血流量为 50ml/min(应视患者的血压情况而定),如血压、脉搏和心率平稳,可逐步增加至 100～200ml/min。流速不宜过快,因为流速越快吸附率越低,但流速太慢又会导致凝血。

(六)灌流的时间与间隔

灌流持续时间以 2～3h 为宜,实验证明 2～3h 后吸附剂表面已接近饱和,清除率明显降低,而且许多被吸附的物质开始解吸附,重新进入血液,因此,若有必要继续血液灌流治疗,则可在 2～3h 后再更换第 2 个灌流器,但一次灌流时间不能超过 6h。由于一些药物(如抗忧郁症药阿米替林)或高脂溶性毒物可在脂肪组织中蓄积,或因洗胃不彻底消化道仍有吸收等,在灌流后一段时间,药物或毒物浓度又往往可回升导致再次昏迷,故可在数小时后或第 2 天再次行血液灌流治疗,一般经过 2～3 次治疗后药物或毒物即可全部清除。

(七)治疗结束与回血

治疗结束时将灌流器倒过来,动脉端朝上,静脉端朝下,将血液流速减慢至 100ml/min,用生理盐水将血液回净。

二、血液灌流与血液透析联合应用技术

当血液灌流与血液透析联合应用时,血液灌流器应置于透析器前,有利于回血保温,避免透析脱水后血液浓缩发生凝血,有利于透析器对电解质和酸碱平衡的调节。灌流器按常规进行预冲后,将灌流器的动脉端与血路的动脉端连接,灌流器的静脉端与透析器的动脉端连接,形成一个有双重作用的体外循环,用于治疗慢性肾衰合并急性药物或毒物中毒,也可以用于治疗毒物或药物导致的急性肾衰。当血液灌流与血液透析联合应用时,前者应用吸附原理,将中、大分子物质清除,随后血液进入透析装置达到清除小分子物质的目的。

当血液透析与血液灌流联合应用时应注意灌流器应用 2～3h 后应卸除,继续血液透析;抗凝剂的剂量较单纯血液灌流或血液透析时要大;由于体外循环血量增加,要注意防止低血压的发生。

第四节　血液灌流技术的护理

除了已知不能由血液灌流清除的药物和毒物外,血液灌流没有绝对的禁忌证。但由于血液灌流器的生物相容性、吸附颗粒栓塞等副作用及体外循环的潜在危险性,灌流时必须严密监测并注意以下事项。

(1)生命体征的监测:在患者进行血液灌流过程中护士应密切观察患者生命体征的变化。若患者出现血压下降,则适当扩充血容量,必要时可加用升压药物;若血压下降是由于药物中毒所致而非血容量减少所致,则应当一边微量泵静脉注入升压药物一边进行灌流治疗,以免失去抢救治疗的机会;血液灌流和血液透析联合应用的患者,在开始引血时体外循环血量增加,应注意低血压的发生。

(2)保持体外循环通畅:导管应加以固定,对躁动不安的患者适当给予约束,必要时给予

镇静剂,防止因剧烈活动使留置导管受挤压变形、折断、脱出。管道的各个接头须紧密连接,防止滑脱出血或空气进入导管引起空气栓塞。

(3)严密观察体外循环情况:观察血液颜色、静脉压、血流量及静脉壶是否有血凝块。

(4)维持性血液透析患者合并急性药物或毒物中毒需联合应用血液灌流和血液透析时,灌流器应置于透析器之前,以免经透析器脱水后血液浓缩,使血液阻力增大,致灌流器凝血。另外,这样装置有利于血液的加温。

(5)患者有出血倾向时应注意肝素的用法,监测 APTT 和 ACT,根据监测指标调节肝素量。

(6)观察反跳现象:血液灌流只是清除了血中的毒物,而脂肪、肌肉等组织已吸收的毒物的不断释放、肠道中残留毒物的再吸收,都会使血中毒物浓度再次升高而再度引起昏迷,会出现昏迷—灌流—清醒—再昏迷—再灌流—再清醒的情况。因此,对脂溶性药物或毒物,如有需要,应继续多次灌流,直至病情稳定为止。如有条件,应在灌流前后做毒物、药物浓度测定。

(7)血液灌流只能清除毒物本身,不能纠正毒物已经引起的病理生理改变,故中毒时一定要使用特异性解毒药。如有机磷农药中毒,血液灌流不能恢复胆碱酯酶的活性,必须使用解磷定、阿托品治疗。

(8)应根据病情采取相应的治疗措施,如洗胃、导泻、吸氧、呼吸兴奋剂、强心、升压、纠正酸中毒、抗感染等。

(9)进行心理护理:多数药物中毒患者都是因对生活失去信心、与家庭成员发生矛盾或患者存在心理问题等而服药,故当患者神志转清时,护士要耐心劝解、开导、化解矛盾,使患者情绪稳定,从而积极配合治疗。

(10)并发症的护理

1)过敏:若患者在灌流 1h 左右出现寒战、发热、胸闷、呼吸困难等反应,可能是灌流器生物相容性差所致,可静脉注射地塞米松、吸氧等对症处理。如果经过上述处理症状不缓解并严重影响生命体征,应及时中止灌流治疗。

2)炭粒栓塞:目前活性炭灌流器改良后用半透膜材料将活性炭进行包裹,可防止炭微粒脱落导致炭粒栓塞现象。临床表现灌流起始不久后就发生进行性呼吸困难、胸闷、血压下降等情况,则应考虑是否存在炭粒栓塞现象,一旦出现炭粒栓塞现象,应立即停止血液灌流,给予吸氧或者高压氧治疗,同时配合相应的对症处理。

3)血小板减少:是血液灌流最典型的并发症,其程度与吸附剂材料有关,血小板下降在灌流开始后 0.5～1h 最显著,减少可达 40%～50%,此后逐渐回升,灌流 2～3h 结束后,血小板的下降一般在 10%～30%,个别患者可出现血小板缺乏。

4)凝血因子丢失:血液灌流对其他血液有形成分、凝血因子也有影响,可发生凝血功能紊乱,需注意与此相关的出血倾向。血液灌流还会导致少量血液丢失,长期血液灌流的患者有可能加重或诱发贫血。

5)血压下降:由于血容量波动会导致低血压、心功能不全等。

6)其他:血液灌流能吸附氨基酸,尤以对芳香族氨基酸的吸附量最大,对甲状腺激素 T_3、T_4、生长激素及胰岛素等激素也有吸附作用,如长期使用血液灌流应提高警惕,及时补充或纠正。灌流器洗涤不良、残存醛以及气泡过多可引起溶血、头痛,甚至空气栓塞等。

第十章

免疫吸附技术及护理

第一节　定义及概述

　　吸附是利用溶质的电荷、疏水性、亲水性等物理特性，将物质吸附清除的方法。吸附与半透膜的弥散和滤过不同，弥散与滤过是由致病物质的相对分子质量不同基本决定了清除率，而吸附则是根据吸附器表面细孔的大小与相对分子质量之间的关系来决定吸附的效率。

　　吸附器可分为选择性吸附与非选择性吸附两大类。非选择性吸附材料，如活性炭和树脂，不用配基，利用材料本身的吸附能力进行非选择性吸附。选择性吸附是具有与特定的蛋白质及细胞膜的各种受体进行选择性结合的小分子物质（配基）以共价键形式与高分子物质（载体）合成的吸附柱，对全血或血浆中的致病物质进行吸附清除。配基的相互作用又分为物理化学作用和生物学作用两类（详见本章第三节中吸附剂的分类）。同时，吸附器也可分为全血都能通过的血液吸附器和不能通过全血而只能将血浆中的致病物质吸附清除的血浆吸附器。无论是哪种方式的吸附，都只是清除病原物质，对血流量、血浆容量都没有影响，所以不需要补充血液制品。

　　免疫吸附血浆分离置换法（immuno adsorption plasma pheresis，IAPP），简称免疫吸附，是吸附疗法中的一种血液净化方式，它利用抗原抗体的生物化学反应理论，将抗原或抗体固定在特定的载体上制成吸附柱，当血浆流经吸附柱时，血浆中的抗体或抗原可被吸附柱吸附、清除。免疫吸附治疗已逐渐成为血液净化技术的一个重要分支，日益受到医学界的广泛关注。

第二节　适应证和相对禁忌证

一、适应证

　　（1）肾和风湿免疫系统疾病：系统性红斑狼疮和狼疮性肾炎、抗肾小球基底膜病、Wegener 肉芽肿、新月体肾炎、局灶节段性肾小球硬化、溶血性尿毒症综合征、免疫性肝病、脂蛋白肾病、冷球蛋白血症、类风湿关节炎、单克隆丙种球蛋白血症、抗磷脂抗体综合征等。

　　（2）血液系统疾病：特发性血小板减少性紫癜、血栓性血小板减少性紫癜、血友病等。

　　（3）神经系统疾病：重症肌无力、格林-巴利综合征等。

　　（4）血脂代谢紊乱：严重的家族性高胆固醇血症、高三酰甘油血症等。

　　（5）肝衰竭：重症肝炎、严重肝衰竭，尤其是合并高胆红素血症患者等。

　　（6）器官移植排斥：肾移植和肝移植排斥反应、群体反应性抗体（panel reactive antibody，PRA）升高、移植后超敏反应等。

(7)其他疾病:血管炎、扩张性心肌病、β₂ 微球蛋白相关性淀粉样变、银屑病、甲状腺功能亢进等。

二、相对禁忌证

(1)对血浆分离器、吸附器的膜或管道有过敏史。

(2)严重活动性出血或弥散性血管内凝血(disseminated intravascular coagulation, DIC),药物难以纠正的全身循环衰竭。

(3)非稳定期的心、脑梗死,颅内出血或重度脑水肿伴脑疝。

(4)存在精神障碍而不能很好配合治疗者。

第三节　免疫吸附技术临床应用

一、建立血管通路,保证血路通畅

治疗前及早做好颈内静脉、股静脉的穿刺置管,以保证整个免疫吸附治疗的顺利完成。

二、免疫吸附设备

免疫吸附系统通常由三部分组成,即动力系统、血浆分离器和免疫吸附装置,另外尚需各类压力、空气、温度及血液检测报警设备,有些系统有吸附再生设备。

(一)动力系统

1. 血泵

血泵用于引出血液。为避免破膜,泵速不宜过大,一般为 100～150ml/min。

2. 血浆泵

血浆泵将血浆从血浆分离器中引出,泵速一般为 15～35ml/min。一般根据吸附柱的饱和情况以及预计要清除的物质的量来设定血浆循环量(一次治疗一般为 2～3 个血浆体积)。

(二)血浆分离器

血浆分离器用于分离血浆,使之与吸附柱作用,这样可以避免血细胞与吸附柱直接接触,降低不良反应发生率,提高吸附效能。

(三)免疫吸附装置

其中吸附柱由吸附剂和载体组成。

1. 免疫吸附剂应具备的条件

吸附剂应具有选择性和特异性;在体液特别是在血浆中应无毒和不溶解;不激活补体及凝血系统,不致敏;配基结合牢固,极少解离脱落;稳定性好,便于储存和消毒;成本不应太高。

吸附剂的稳定性是影响免疫吸附治疗的一个重要因素,理化亲和型吸附剂由于配基与载体揉为一体,其稳定性主要与抗化学侵蚀及机械损耗有关;而生物亲和型吸附剂则是载体与配基通过共价键结合而成,结合稳定性尚与吸附剂的稳固有关。

2. 免疫吸附剂的分类

(1)根据吸附剂与被吸附物之间的作用原理可将其分为 2 类。①生物亲和型吸附剂:包括将抗原固定在载体上,吸附除去相应抗体或免疫复合物的抗原固定型吸附剂;将抗体固定在不溶性的载体上,吸附除去相应抗原的抗体固定型吸附剂;将补体 C1q 与免疫复合物的 Fc 段结合,吸附除去免疫复合物的补体固定型吸附剂。生物亲和型吸附剂吸附特异性虽然极高,但原料供应、制备纯化、灭菌和储存都比较困难,限制了其在临床上的应用。②物理化学亲和型吸附剂:包括吸附剂与被吸附物靠静电作用结合的静电结合型吸附剂;靠吸附剂侧链的疏水基团与被吸附物间的疏水作用力结合的疏水结合型吸附剂;从某些金黄色葡萄球菌壁上分离出的一种蛋白成分,即 A 蛋白吸附剂。物理化学亲和型吸附剂虽吸附特异性相对较差,但活性稳定,生产制备方便,易于推广。

(2)根据吸附剂的生物反应性能可分为 3 类。①抗原性物质:如 DNA、血型抗原、Ⅷ 因子等,分别可清除血中的抗 DNA 抗体、抗血型物质抗体、抗Ⅷ因子抗体。②抗体:如抗低密度脂蛋白抗体、抗乙肝病毒表面抗原抗体等,分别可清除血中的低密度脂蛋白、乙肝病毒表面抗原。③能与抗体 Fc 段结合的物质:如补体 C1q、葡萄球菌蛋白 A(staphylococcal protein A,SPA)。前者能与血中免疫复合物的 Fc 段结合而清除之,后者能与血中的 IgG 的 Fc 段结合,这种结合方式不属于免疫反应。葡萄球菌蛋白 A 性质很稳定,为酸性物质,低浓度的非离子型去垢剂均不影响其活性,且耐热。葡萄球菌蛋白 A 与 IgG 的结合可被多种洗脱液解离,从而可实现吸附再生。另外,它同载体的结合很稳定,同载体的耦联技术也不复杂。以上特点使葡萄球菌蛋白 A 成为免疫吸附疗法的开发热点。

3. 免疫吸附剂的存储和消毒

每次吸附治疗结束时,将血浆回输患者,然后对吸附柱进行洗脱、平衡,再应用储存液(含 0.1% 叠氮钠的磷酸盐缓冲液,pH7.4)冲洗注满吸附柱,将管路两端进行密闭连接,置于无菌袋内,于 1~10℃ 下冷藏保存(注明患者姓名、床号、使用日期、次数、操作者姓名)。为防止污染,在整个准备、治疗和后处理操作中,应注意保持无菌。

4. 免疫吸附柱的种类

免疫吸附柱的种类较多,常用的有 6 种,见表 10-1。

表 10-1　免疫吸附柱的种类

型号	原理	载体	配体	复用情况
Immunosorba	亲和,层析	琼脂糖 C1-4B	葡萄球菌蛋白 A	可复用
Prosorba	亲和,层析	硅土凝胶	葡萄球菌蛋白 A	一次使用
Ig-Therasorb	亲和,层析	琼脂糖 C1-4B	抗人 IgC	可复用
IMTR-350	亲和,层析	多聚乙醇	色氨酸	一次使用
IMTR-350	亲和,层析	多聚乙醇	苯丙氨酸	一次使用
KCIA08	亲和,层析	琼脂糖凝胶	重组葡萄球菌蛋白 A	可复用

三、免疫吸附准备

(一)吸附治疗前检验项目

吸附治疗前检验项目包括血常规、肝肾功能、凝血时间、免疫复合物的各项指标,准确掌握患者的机体情况。

（二）免疫吸附的操作流程

血浆吸附时,需先用膜分离器使血液的有形成分和血浆分开,血浆通过吸附柱后与细胞成分汇合,并输回体内。临床上一般采用单柱吸附,为了减少吸附时间,可将两个吸附柱交替使用,即当一个吸附柱用于吸附的同时,另一个柱进行再生处理。

免疫吸附治疗的第一步需先将血浆分离出来,再引导血浆进入吸附柱,将血浆中的致病物质被吸附柱吸附,当第一个柱吸附饱和后(根据吸附柱的容量来决定单次血浆吸附的量),用第二个柱开始吸附,两个柱工作状态开始转换,即此时第二个柱开始吸附血浆,而第一个柱进行再生。再生的方法是由洗脱液进行洗脱直至吸附柱 pH 值达到 2.2～2.8,用缓冲液进行平衡直至吸附柱 pH 值达到 7.0,完成再生。形成一个 pH 梯度的液体进入该柱,使吸附柱上的抗体遇酸后脱落,直至冲净,随即用缓冲液进行平衡,最后用生理盐水进行预冲。第二个柱饱和,两个柱工作状态转换,这样循环下去,直到达到事先设定的血浆循环量和要排出的 IgG 总量(一般 10～15 个循环),治疗才算结束。再生过程中应随时检测吸附柱的 pH 值,以确保患者治疗安全。单柱免疫吸附治疗步骤见图 10-1,双柱免疫吸附治疗步骤见图 10-2。

第四节　免疫吸附技术的护理

一、治疗前护理

(1)了解患者病史,熟悉目前病情,做好相关检查,包括出血时间、凝血时间、APTT、免疫全套、抗体、血肝肾功能电解质,老年患者要查血液流变性。

(2)做好心理护理。多数患者担心治疗不成功导致经济上受损失,身体上受痛苦,故很紧张。护士应帮助患者熟悉环境,细致地解释疑问,说明治疗目的,详细介绍治疗机制和操

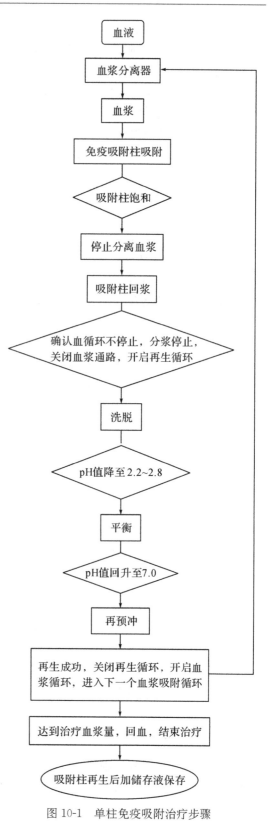

图 10-1　单柱免疫吸附治疗步骤

作过程；应关心、体贴患者，了解他们的心理变化；操作时动作熟练、稳健，消除患者紧张、焦虑的情绪，使患者对治疗充满信心，积极配合治疗。

二、治疗中的护理

（1）由 2 名经验丰富的护士担任吸附治疗的操作与护理工作，护士应熟悉治疗的操作规程、步骤、并发症，并掌握抢救流程。

（2）患者取半卧位，床头抬高 30°，以利于回心血量的增加。嘱患者如有不适应及时告知医护人员。

（3）保持血管通路通畅，保证免疫吸附治疗顺利进行。

（4）密切观察患者的生命体征，一般 30～60min 测量一次。注意神志、呼吸、面色等改变，并做好护理记录，经常询问患者有无头昏、心悸等症状。由于每次吸附治疗需要较长的时间，因此要做好心理护理，使患者顺利完成吸附治疗。

（5）在吸附过程中，注意各种参数的准确选择，如血泵流速、血浆分离量等，防止血浆分离器破膜、凝血等。

（6）在再生过程中，严密观察吸附柱的洗脱、平衡过程并监测 pH 值，防止血浆丢失，防止洗脱液流入体内。在人工再生时，操作护士必须坚守岗位，使用定时装置，严格确认 pH 值。

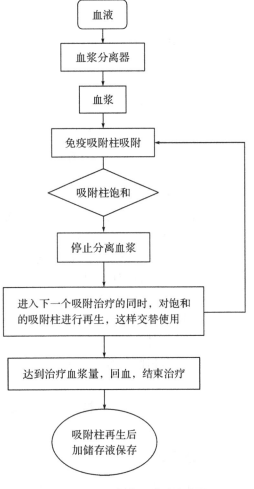

图 10-2　双柱免疫吸附治疗步骤

（7）准确合理使用抗凝剂，观察抗凝剂的使用效果和使用后的并发症。

（8）吸附治疗中使用枸橼酸抗凝的患者，易引起低钙血症。治疗中常规给予葡萄糖酸钙，以免发生严重的枸橼酸反应。

（9）吸附完毕后，准确留取血液标本和流出液标本，以作对照。

三、不良反应

免疫吸附治疗过程中的不良反应与体外循环的不良反应基本相同，有低血压、出血、感染、过敏反应等，经对症处理后基本都能缓解，远期并发症尚未见报道。需特别提出的是，服用血管紧张素转换酶抑制剂（ACEI）的患者在治疗过程中，ACEI 可以阻碍激肽酶，造成缓激肽酶浓度上升，有血压下降甚至休克的危险。因此，进行免疫吸附治疗的患者应当在治疗前 72h 停止使用 ACEI 类药物。

免疫吸附是吸附治疗中的重要方法之一。随着科学技术的不断发展，血液净化方式的推陈出新，免疫吸附技术将日趋完善。免疫吸附治疗中的护理同样重要，良好的态度、熟练的操作技能、治疗过程的自如应对、良好的医患和护患关系都是至关重要的。

第十一章

腹水回输技术及护理

第一节　定义及概述

　　腹水回输（reinfusion of ascites）是利用血液净化技术将患者的腹水引出体外，并通过特殊的过滤装置分离出水分，而把有用的成分（如白蛋白等）浓缩后回输到患者体内。腹水回输不仅能保留蛋白质，提高血浆渗透压，减少腹水的生成，还能增加机体有效循环血量，增加肾小球滤过率，阻断血浆肾素、血管紧张素Ⅱ、醛固酮系统的活力，抑制抗利尿激素分泌，纠正体内电解质和酸碱代谢紊乱。

　　顽固性腹水治疗比较困难，给患者带来了痛苦。大量腹水可以压迫肾静脉，使肾小球滤过率下降，引起尿量减少。漏出性腹水内含有大量的蛋白质，腹水回输技术将抽出的腹水浓缩后回输到患者体内，可以增加患者的血浆白蛋白浓度，提高血浆渗透压，促进蛋白质回吸收，提高有效循环血量、肾血流量，使腹水明显减轻，解除压迫症状，增强腹腔抗感染能力等。

第二节　适应证及禁忌证

一、适应证

　　各种原因导致的漏出性腹水，如肝硬化、尿毒症难治性腹水、肾病综合征、营养不良性腹水、缩窄性心包炎导致的大量腹水。常规方法治疗无效的炎性、血性、癌性腹水除外，且患者没有腹腔穿刺的禁忌证。

二、禁忌证

　　(1)炎性、血性、癌性等渗出性腹水。
　　(2)凝血功能严重障碍或有活动性出血。
　　(3)有心力衰竭或严重心律紊乱。

第三节　腹水回输技术的方法

一、腹水经血液回输法

(一)腹水经血液透析回输法

　　此种方法通常与血液透析同时进行，适用于终末期肾衰患者行血液透析治疗中并发的顽固性腹水。患者取平卧位，常规消毒铺巾，取腹腔穿刺常用部位（髂前上棘与脐连线中、外

1/3 交界处,左右两侧可交替使用),在局麻下用带有乳胶管的穿刺针行腹腔穿刺。顺利抽出腹水后用胶布固定穿刺针,然后连接在血液循环的动脉管上(透析器的前面),将腹水经透析超滤进行浓缩后回输体内。腹水的流量可根据准备的腹水回输量及透析时间来决定。一般腹水流量为 15～20ml/min,每小时腹水回输量约为 900～1200ml,每次血液透析 4h,一次可回输 3500～4500ml。

(二)腹水浓缩自体静脉回输法

此种方法适用于肝硬化腹水、特发性腹水、营养不良性腹水及缩窄性心包炎导致的大量腹水,且肾功能正常的患者。回输方法一:常规消毒铺巾后,穿刺采集腹水。将腹水采集于无菌静脉高营养袋中。抽取腹水 5000～10000ml,将盛腹水袋与动静脉管路、滤器连接,进行连续循环、超滤,将腹水浓缩 10～20 倍(500～1000ml)后置于静脉高营养袋内,从静脉回输至体内。方法二:常规消毒铺巾,在局麻下进行腹腔穿刺,穿刺成功后用胶布固定穿刺针,然后连接在超滤浓缩循环系统装置上,将腹水经超滤进行浓缩后直接回输静脉。腹水的流量一般为 15～20ml/min,治疗时间为 1～1.5h,一次性回输量不宜过大,以免造成短时间内循环负荷过重。

二、腹水腹腹回输法

此种方法适用于大量腹水但无法开展对腹水的细菌数及内毒素测定的医院或腹水的细菌数和内毒素有轻微异常的患者。患者取平卧位,常规消毒铺巾,取髂前上棘与脐连线中、外 1/3 交界处为穿刺点,在局麻下将单针双腔管置入腹腔内并予以固定。然后将单针双腔管的两个端口与循环管路和滤器连接,经超滤浓缩治疗后将腹水中的蛋白质回输体内。根据病情需要来决定超滤量。

第四节　腹水回输技术的护理

一、治疗准备及护理

(一)患者的准备

(1)做好患者的心理护理,认真做好解释工作,取得患者配合,消除其紧张、恐惧心理。

(2)完成实验室检查。①常规行心、肺透视,心电图检查。②治疗前要行血浆总蛋白、白蛋白/球蛋白比值、出血时间、凝血时间、凝血酶时间、血电解质、腹水蛋白定量等检查,腹水经血液回输(腹-血回输)时治疗前要行内毒素测定(应<0.1EU/ml),而且要求细菌培养连续 3 次阴性、腹水白细胞计数<$100×10^6$/L。

(3)检查患者腹部皮肤有无破损及溃疡,做好脐部清洁,测量患者的腹围、体重、24h 尿量,并在治疗中密切观察生命体征。

(二)药品的准备

需准备的药品包括抗凝剂、局部麻醉药(利多卡因或普鲁卡因,用普鲁卡因前应先行皮试)、地塞米松等。

(三)物品的准备

根据腹水浓缩的方法准备相应的物品:腹水穿刺包、无菌手套、血路管、血滤器或透析器、血泵或透析机、静脉高营养袋、腹带、输血滤网、卷尺等。

二、腹水回输治疗中护理

(一)腹水经血液透析回输法

1. 腹水经血液透析回输法的护理

严格遵守无菌操作原则,认真计算腹水回输量及血液透析脱水量,保持患者血压平稳,不增加体重以防止急性左心衰的发生。腹水回输前常规静脉注射地塞米松 5～10mg,如治疗中出现寒战等症状,可加注地塞米松,若反应明显应暂停腹水回输。若血液透析与腹水回输同时进行,需适当加大抗凝剂的用量,防止蛋白质凝集阻塞透析器。

2. 腹水浓缩自体静脉回输法的护理

严格遵守无菌操作原则,大量放出腹水时应严密观察血压、心率变化。每引出腹水1000ml,收紧腹带一次,将腹水置入静脉高营养袋时应加入肝素(每 1000ml 腹水加肝素 750～1000U),每收集浓缩腹水 500～800ml 即回输。应选用通透性较好、超滤性能强的滤器,防止蛋白质凝块堵塞滤器。经静脉回输时,必须应用输血器输入。在线超滤浓缩直接静脉回输时应当注意妥善固定引流管,回输速度不宜太快,回输的量不宜过大。

(二)腹水腹腹回输法的护理

应选用通透性较好、超滤性能强的滤器,防止蛋白质凝块堵塞滤器。严格遵守无菌操作原则。治疗过程中应严密观察生命体征、腹围的变化及超滤量。

(三)腹水引流操作的护理

严密观察患者生命体征,如有头晕、心悸、恶心、气短、脉搏增快、面色苍白等症状,应立即停止操作,并做相应的处理;放液不宜过快、过多,过多放液可诱发肝性脑病及电解质紊乱;操作过程中要注意腹水的颜色变化,准确及时记录腹水引出量、超滤量、腹围的变化。妥善固定穿刺引流管,保持引流通畅,防止扭曲、受压及滑脱。腹水流出不畅时可更换体位或将穿刺针稍作位置调整,如有纤维蛋白凝块堵塞,可用 20ml 无菌注射器抽吸排除。

三、腹水回输治疗后的护理

(1)腹水回输结束后消毒穿刺点,拔出针头,用无菌纱布压迫穿刺点。

(2)用多头腹带加压包扎,以防放液过多、过快而使腹内压急剧下降,引起内脏血管扩张而导致休克。

(3)腹水回输治疗后应卧床休息 24h。

(4)腹水回输后不少患者食欲增加,应嘱患者进食低钠、易消化、高热量、高维生素、高蛋白质饮食。

(5)治疗后应及时复查肝肾功能、电解质,注意保持电解质平衡。如血中白蛋白浓度仍低,应及时补充,防止腹水再次形成。

(6)再次腹水回输时,仍需做腹水细菌培养、血生化、内毒素等检测。

(7)治疗后每日记录 24h 尿量,测量腹围的变化。

(8)观察穿刺处有无腹水外漏,必要时缝合穿刺口。

四、腹水回输治疗的常见并发症

1. 一过性腹痛

由于腹压下降,回输液低温刺激致肠痉挛导致一过性腹痛,可对症处理,使用解痉药或使用加温装置对回输液进行加温。

2. Ⅰ型、Ⅱ型肝性脑病

与含氨物质吸收增加有关,可以进行脱氨治疗。

3. 发热

常伴有低热症状,偶有 38℃ 以上的患者。治疗时可给予抗生素及糖皮质激素。

4. 低血压

与腹腔内压力骤减、血液循环阻力下降相关。处理时给予扩容、血管活性药物。每放 1000ml 腹水,注意将腹带扎紧一圈,每收集浓缩腹水 500～800ml 即回输。

5. 腹腔出血

腹腔出血可能与患者存在凝血功能障碍或者穿刺时损伤有关。

6. 其他

在治疗中还可能在原发疾病的基础上出现由于肝肾减压反射性引起肝肾综合征,循环负荷增加导致的食道胃底静脉曲张破裂出血,水、电解质紊乱等并发症。

7. 技术相关并发症

(1)腹水引流不良。腹水流出不畅时可更换体位或将穿刺针稍作位置调整。

(2)滤器、回路堵塞。治疗过程中使用肝素抗凝,如有纤维蛋白凝块(或絮状物)堵塞,可用 20ml 无菌注射器抽吸排除或用盐水冲洗引流管。

第十二章

特殊患者的血液透析技术及护理

第一节　小儿血液透析技术及护理

小儿处于生长发育阶段,其肾生理和血管通路的特殊性给血液透析带来一定的难度,血液透析对小儿的营养、代谢及心理也产生很大影响,因此透析过程中的护理工作显得尤为重要。

一、适应证

(一)慢性肾衰小儿透析指征
主要取决于生化指标和临床表现,具有以下任何一项均应开始透析:

(1)患儿肾小球滤过率(GFR)降至 $10ml/(min \cdot 1.73m^2)$,或血肌酐(Cr)$>620\mu mol/L$,尿素氮(BUN)$>35.7mmol/L$,即使无临床症状,也应开始透析。

(2)药物难以治疗的水肿、高血压、左心衰竭。

(3)严重的酸中毒、电解质紊乱、高磷血症。

(4)保守治疗伴发严重肾性骨病、严重营养不良及严重生长发育迟缓。

(二)紧急透析指征
(1)少尿或无尿 2d 以上。

(2)出现尿毒症症状,尤其是神经精神症状。

(3)严重水钠潴留或有充血性心力衰竭、肺水肿和脑水肿。

(4)尿毒症脑病,尤其伴癫痫发作者。

(5)血尿素氮(BUN)$>35.7mmol/L$ 或 BUN 增长速度每日$>9mmol/L$,肌酐(Cr)$>620\mu mol/L$。

(6)难以纠正的酸中毒,血钾$>6.5mmol/L$。

(7)急性中毒,要通过半透膜清除药物或毒物。

二、血管通路

目前小儿做 HD 在技术上已无困难,小婴儿甚至新生儿均可实施 HD 治疗。良好的血管通路是小儿血液透析成功的关键,而小儿身体小、血管细且不合作,给选择和建立血管通路带来极大的困难。小儿血液透析的血管通路和成人一样,分为临时性和长期性两类。

(一)临时性血管通路
包括直接穿刺法和中心静脉留置导管,适用于紧急透析或需要行维持性血液透析但动静脉内瘘未成熟的患儿。对于体重较轻、年龄较小、血管细的患者,可以经皮在颈内静脉、股静脉或锁骨下静脉留置导管。

(二)长期性血管通路

与成人一样,一般在非惯用侧上肢前臂做桡动脉-头静脉吻合,也可做上臂动静脉内瘘。体重<20kg 的患儿建立动静脉内瘘有一定的难度,一般成熟的时间需要 6 个月,如患儿需要紧急透析,可用临时性中心静脉留置导管透析或腹膜透析过渡。

三、血液透析的特点

(一)透析器和透析管路

小儿血液透析中并发症与透析器的面积、顺应性及管路内血液的容积有着密切的关系。小儿的血容量约为体重的 8%,一般透析器及透析管路内的血量不应超过患儿血容量的 10%。如透析器面积过大、透析管路内的总容量过大,使体外循环量与患儿体重不成比例,则容易产生因循环血量不足导致的低血压;当患儿超滤受到限制、透析不充分时,可发生高血压、肺水肿;高效透析器容易使患儿发生失衡综合征。因此,应使用容量小、低顺应性、高清除率、高超滤系数的透析器。透析器的面积应根据体重来选择,体重<20kg 者,可使用 0.2~0.4m^2 的透析器;体重为 20~30kg 者,可使用 0.4~0.8m^2 的透析器;体重为 30~40kg 者,可使用 0.8~1.0m^2 的透析器;体重>40kg 者,可选用成人透析器。小儿血液管路容量为 13~77ml 不等。

(二)血流量

一般根据小儿的年龄将血流量控制在 50~200ml/min,婴幼儿为 40~60ml/min,幼儿为 80~100ml/min,学龄儿童为 100~200ml/min。体重超过 40kg 者,血流量可达 250 ml/min 及以上。国内儿童血液透析血流量也可按 3~8ml/(kg·min)计算设定。

(三)透析液流量

主张应用碳酸氢盐透析液,钠离子浓度为 140~145mmol/L,透析液流量一般为 500ml/min,婴幼儿为 300ml/min。

(四)透析频率

一般每周 2~3 次,每次 3~4h,婴幼儿因高代谢率对饮食适应性较差,有时需每周透析 4 次或隔日透析,透析充分性指标应高于成人透析患者,建议 Kt/V 维持在 1.2~1.6。

(五)超滤量

一般少于干体重的 5%,婴幼儿少于干体重的 3%。

(六)抗凝剂的应用

(1)使用常规肝素抗凝:常用首剂 25~50U/kg,维持量为 10~25U/(kg·h),透析结束前 30min 停用。

(2)使用低分子肝素抗凝,体重<15kg 者用 1500U,15~30kg 者用 2500U,30~50kg 者用 4000U,具体用量根据患儿情况遵医嘱给药。

(3)有出血倾向者,应减少肝素用量或使用无肝素透析。也可使用低分子肝素抗凝,可一次性给予剂量为 30~50U/kg。

(4)注意对肝素化后出血倾向的观察,如大便出血、血尿、牙龈出血及皮肤黏膜出血等,注意避免磕碰、擦伤。

四、血液透析的护理

(一)一般护理

(1)做好透析患儿的心理护理。为患儿创造温馨、舒适的治疗环境,可张贴卡通图案贴纸消除他们的陌生、紧张感,使患儿尽快适应透析室的环境。医务人员穿着院内工作服装、血液透析的不舒适及透析中没有家长的陪伴,这些往往使患儿感到恐惧、紧张。作为医务人员可以通过与透析患儿交谈,努力成为他们的朋友;用温柔的言语和娴熟的技能缓解患儿恐惧、紧张的心理;通过做好生活护理,及时发现和满足患儿的需求,拉近与患儿的距离,提高患儿在透析过程中的依从性。另外,要做好患儿家属及年龄较大患儿的宣教工作,告诉他们疾病的相关知识,透析间期血管通路的护理及饮食控制的知识,以及自我护理对疾病预后的重要性。

(2)小儿一般选择容量控制型透析机。应根据患儿的情况采用不同的透析处方,包括透析方式、透析液的温度和浓度;了解患儿的一般情况,如体重、年龄、血压、体温、有无出血倾向、有无并发症等,确定使用抗凝剂的种类及剂量;决定使用透析器型号、超滤量及透析时间。

(3)患儿的血管条件较成人差,穿刺技术不佳可引起血肿,诱发动静脉内瘘闭塞,加重患儿对血液透析的恐惧,不利于治疗。因此,护士应操作娴熟,可以由资深的护士进行血管穿刺,做到"一针见血",提高穿刺的成功率,有利于动静脉内瘘的成熟并减轻患儿的恐惧心理。

(4)在透析过程中加强观察,包括:穿刺处有无渗血;管路安置是否妥当,有无扭曲和折叠;透析机运转是否正常;管路内血液的颜色是否正常;血流量是否正常;血压、脉搏和体温情况。应经常询问患儿有无抽筋、头痛、头晕和胸闷等不适。患儿年龄小,往往对不良反应敏感度较低,不能做到出现不适时及时告知医护人员,因此应通过对生命体征的密切观察,及早发现一些不良反应的早期征象,及时处理。另外,在治疗过程中患儿往往会出现不配合的状况,增加护理的难度,可能会发生坠床跌倒、导管或穿刺针滑脱等意外事件,因此护理时更应加强巡视,确保医疗安全。

(5)对于低蛋白血症患儿,可以在透析中输注人血白蛋白或血浆以提高血浆胶体渗透压;对于低血压和贫血患儿,选择容量小的血路管和低顺应性的透析器。对低血压患儿,可采用全预冲上机[晶体液、胶体液(如全血和血浆及白蛋白等)],防止血容量急剧下降。

(二)饮食管理

小儿处于生长发育期,其代谢速度较成人快,但由于疾病的原因,患儿食欲较差,且由于饮食控制使食物过于单调,因而患儿容易发生营养不良。因此,可选择患儿喜爱的食物,更换烹饪方法,以保证患儿的营养需求。血液透析患儿的营养需求如下:优质高蛋白饮食,蛋白质摄入量为 $1.5\sim2.0g/(kg \cdot d)$,应比同年龄儿童高 $0.4g/(kg \cdot d)$,其中优质蛋白质占 70%;男性患儿热量摄入为 $251kJ/(kg \cdot d)[60kcal/(kg \cdot d)]$,女性患儿热量摄入为 $201kJ/(kg \cdot d)[48kcal/(kg \cdot d)]$,要求其中 35% 来自碳水化合物。

(三)并发症及其护理

小儿血液透析的远期并发症和急性并发症与成人基本相同。远期并发症有严重贫血、高血压、心血管疾病和肾性骨营养不良等;急性并发症有低血压、失衡综合征、心血管并发症和抽搐等,其中低血压和失衡综合征较为常见。

（1）低血压：小儿透析低血压多发生在开始透析后30min内，主要原因为血液在短时间内进入透析器和透析管路，透析间期摄入过多液体、饮食以及超滤过多、过快，导致外周循环血量骤减，引起低血压。儿童血压急剧下降没有明显的先兆，而且对低血压临床表现不敏感，加之患儿表达能力弱，因此在血液透析过程中要严密观察血压、心率、神志等。

（2）透析失衡综合征：在婴幼儿透析中的发生率较成人高，患儿因年幼不会表达，多表现为恶心、呕吐、烦躁甚至抽搐。主要原因为血液中的溶质（主要为尿素）浓度急速下降，而脑细胞、脑组织溶质由于血脑屏障未能及时清除，使血液和脑组织间产生渗透压差，使大量水分进入脑组织，造成脑水肿或脑脊液压力增高。因此设定最初几次的治疗血流量、透析时间和透析器的膜面积都是非常重要的。初始治疗采用低效、短时、高频透析，首次透析时间一般1.5～2h，选择低顺应性透析器。为防止过程中渗透压下降，可在血液透析治疗时选择20％甘露醇（0.5～1g/kg）静脉给药。

（3）特殊并发症：如生长发育迟缓、性成熟延迟、精神情绪障碍等。引起这些问题的主要原因为营养摄入不足、酸碱平衡失调、电解质紊乱及生长激素、胰岛素等激素水平紊乱。指导患儿均衡饮食、规律透析、合理用药，改善生长发育迟缓，有条件的尽早行肾移植。

（4）心理问题：由于疾病因素，患儿长期需要依赖机器生活，不能正常地进行学习和生活，同时每次治疗时穿刺的痛苦、透析过程中的不适使患儿对血液透析的恐惧加深，这些均可导致患者产生消极心理，以致患儿在治疗中不合作。合理的安抚、给患儿讲故事以及提高医务人员的技术，可大大提高患儿的依从性，缓解焦虑、紧张情绪。鼓励患儿适当运动，以增加食欲、改善睡眠，回归学校生活，提高生活质量。

总之，在小儿透析过程中，早发现、早处理是防治血液透析急性并发症的关键；加强对患儿及其家属的宣教工作、做好饮食管理及采用个体化透析是防治远期并发症、提高透析患儿生存率和生活质量的前提；医务人员高超的透析技术、穿刺技术在缓解小儿不良心理情绪方面起着至关重要的作用。

第二节　老年患者血液透析技术及护理

随着医疗条件的不断改善，我国已步入老龄化社会，进行血液透析的老年患者日益增多。老年患者往往伴有心血管系统的疾病，故透析中易发生低血压、心律失常等并发症；他们在精神上大多感到紧张和恐惧。据文献报道，65岁老龄透析患者的死亡危险度较非老年组高1倍以上。作为护士，应了解每位患者的情况，通过对患者的关心、对病情的细致观察，减轻患者的痛苦，使每一位患者都能顺利地完成透析治疗。

一、疾病特点

老年尿毒症患者并发症多，透析中的急性并发症以低血压、抽搐和心律失常为主，慢性并发症以心血管系统疾病、感染、营养不良、脑血管意外、恶性肿瘤和肾性骨病较常见，死亡原因主要为心血管疾病。

老年尿毒症患者在透析前大多数伴有高血压、糖尿病、骨质疏松、心血管系统和消化系统的疾病，因此在透析过程中容易发生低血压、抽搐和心律失常。有部分患者在透析中会主诉腹痛，要警惕有无小肠坏死或腹腔感染灶。

维持性血液透析患者在透析前往往已存在营养不良,进行血液透析后,营养不良则更为明显,其中老年患者更为突出。以下是引起患者营养不良的主要原因:由于对透析不耐受导致透析不充分;伴有糖尿病、胃肠道等慢性病;或使用某些药物引起不良反应导致患者厌食,蛋白质摄入不足;透析中蛋白质丢失。长期营养不良会使机体免疫力降低,引起呼吸系统、泌尿系统的感染率上升。维持性血液透析老年患者若由上呼吸道感染诱发肺炎、高热,会使病情加重,使营养不良状况变得更为严重,导致患者对血液透析不耐受,如此恶性循环,使患者的死亡危险性大为增加。

二、透析时机及血管通路的建立

对老年患者透析时机目前尚无一致看法,一般认为 GFR<10ml/min 或血肌酐浓度≥707.2μmol/L 并有明显尿毒症症状(尤其有较明显的水钠潴留,如明显水肿、高血压和充血性心力衰竭迹象),有较严重的电解质失调(如血钾≥6.5mmol/L),有较严重的代谢性酸中毒(CO_2-CP≤6.84mmol/L)者,均应开始透析。

老年患者建立血管通路的原则是:①尽早进行,因内瘘的成熟时间需 6~8 周;②避免低血压和低血容量所致的内瘘闭塞;③服用抗血小板凝聚药物,以预防血栓形成。若需紧急透析但动静脉内瘘尚未建立,可以通过建立临时血管通路进行透析。

三、血液透析特点

(1)合理选择透析机器及透析器:因老年患者疾病的特殊性,在透析中极易引起低血压、抽搐等不适,应尽量安排超滤稳定、有可调钠功能的机型;伴有心功能不全、持续性低血压者,应避免选择大面积、高通量的透析器,一般使用面积为 1.2m^2 的透析器。

(2)血流量的合理设置:一般老年患者,与普通透析患者无明显差异;对于易发生失衡综合征的患者应根据其年龄、性别、体重选择合适的血流量。

(3)透析液浓度:根据患者在透析中存在的不同问题调节钠浓度。对于高血压患者,可适当调低钠浓度或选择钠曲线透析;对于低血压、在透析中易出现肌肉痉挛的患者,可适当调高钠浓度或选择钠曲线透析。

(4)透析液温度:透析液温度一般控制在 36~37℃,对于持续性低血压患者将透析液温度调到 35.5~36.5℃,这是因为低温透析可使患者外周血管收缩,对血压有一定的调控作用;对发热患者也可适当降低透析液温度。对于血压正常或较高,但在透析中易引起肌肉痉挛的患者,可将透析液温度适当调高,控制在 37~37.5℃,以减少透析中肌肉痉挛的发生。

(5)超滤量:老年患者的心血管系统相对来说不稳定,细胞内外渗量平衡时间延长,若短时间大量脱水会影响血管内容量的再充盈,而冠状动脉灌注不足易诱发心绞痛、低血压等,因此应根据患者体重的增长情况设定超滤量。老年患者体重增加一般要求控制在干体重的 3%~5%,隔一天最好控制在 3%之内,隔两天最好控制在 5%之内。对个别水肿严重或伴腹水或胸水的患者,可以通过序贯透析来减缓透析对患者心血管系统造成的影响,促使水分排出。

(6)每周透析的次数和时间:若条件允许最好每日透析,常规患者大多安排每周透析 3次,每次 4h。

四、护理

(一)一般护理

(1)病室环境应保持清洁,地面保持干燥,阳光充足,每天定时开窗通风,保持室内空气清新,保持室温在 22～26℃、相对湿度在 50%～60% 为宜。

(2)根据患者的病情及需求让其采取舒适的卧位,保持床单位清洁、干燥,做到床单位一人一用一更换。

(3)做好基础护理,满足患者的合理需求。对生活不能自理的患者,应帮助其进食和饮水等。

(4)做好心理护理。耐心仔细地向患者及其家属讲解关于血液透析的基础知识,让每个患者了解血液透析的意义及注意事项,消除患者紧张、恐惧心理,使患者能配合治疗。生活上给予患者无微不至的关心,用温柔的言语、和蔼的微笑感染患者,对患者的每一点微小进步都予以鼓励,使老年患者感到医院的温暖,保持健康、乐观的情绪,增强战胜疾病的信心和勇气。

(5)做好体重管理。老年患者的记忆力减退,往往在季节交换时由于衣物增减弄错了自己的体重。护士应陪同患者测量体重,并做好详细记录,对透析间期体重增加过快的患者应提醒其注意控制饮食。

(6)透析前仔细询问患者有无出血倾向,合理选择抗凝剂;了解患者有无感染、发热,如有异常,先通知医生处理后再上机;根据患者体重增加情况及疾病的特点设定超滤模式、超滤量、血流量和透析液的浓度等,给予患者个体化透析。

(7)加强长期血管通路或临时性血管通路的护理。老年患者因某些慢性病,如糖尿病、肿瘤、慢性支气管炎等食欲下降,而分解代谢和激素水平紊乱,故伤口不易愈合。老年患者大多伴有高血脂和肥胖,且疾病因素使患者血管条件较差,血管细、脆,易滑动,穿刺失败时易引起血肿,管壁修复较慢,这些给内瘘穿刺带来一定的难度。因此,在穿刺时要选择年资较长、技术较熟练的护士进行操作,有计划地选择动静脉内瘘穿刺点。

老年人因精力不足、经济条件的限制、自身照顾不周而不能做好个人清洁卫生,容易引起动静脉内瘘感染。因此,护士在对其进行动静脉内瘘穿刺前,应先做好皮肤的清洁,观察有无血肿、内瘘是否通畅、周围皮肤是否完好;在穿刺时应严格执行无菌操作技术,认真执行操作规程,防止并发症的发生。

使用临时性血管通路前,护士同样要做好皮肤的清洁消毒,观察伤口有无渗血、管路固定处有无缝线脱落、固定是否妥当。此外,还要做好患者动静脉内瘘及临时性血管通路的宣教工作,让其进行自我保护。

(8)对伴有心肺疾病者,在透析开始时就可给予吸氧。

(9)对于透析中出现恶心、呕吐者,应及时清理呼吸道,保持呼吸道通畅。

(10)在透析过程中严格执行操作规程,避免发生不必要的医疗差错,造成患者身体上和心理上的痛苦。

(二)密切观察病情变化,做好记录

(1)在透析过程中加强观察,包括:穿刺处有无渗血;管道安置是否妥当,有无扭曲和折叠;透析机运转是否正常;管路内血液的颜色是否正常;血流量是否正常;患者的血压、脉搏

和体温情况;患者有无抽搐、头痛、头晕、胸闷等不适。有些老人对不良反应的敏感度较低,出现不适时不能及时告知医护人员,因此护士应通过对生命体征的密切观察,及早发现不良反应的早期征象,及时处理。

(2)在透析中,患者如需输血、输液,应严格掌握输液速度。为了使血液中的钾离子清除充分,输血应控制在透析结束前 30min 结束,必要时延长透析时间。输液时根据不同的药物调节滴速,避免过快。密切观察患者有无输血反应、输液反应、药物过敏反应,以及用药后有何不适,如有异常应及时通知医生。

(3)透析结束后,对止血有困难的患者,应该帮助止血;告诉患者起床速度宜慢,不可太快,遵循"三部曲",即平躺 30s、坐起 30s、站立 30s,再行走,避免发生直立性低血压;严密观察生命体征,待患者一切正常后才能护送出血透室。

(三)饮食护理

护士应关心患者透析期间的饮食、起居情况,加强与患者的沟通,讲解有关营养知识,告诉患者饮食多元化的方法,并主动与患者家属沟通,告知家庭支持的重要性。

对合并其他慢性病的老年患者,在饮食上要结合患者的不同情况,作出相应的调整。如患者伴有糖尿病,则应避免摄入含糖量过高的食物,主食以米饭、面食为宜。

(四)并发症的护理

老年血液透析患者的急性并发症及远期并发症与常规透析患者的并发症基本相同,但由于年龄及疾病的特殊性,他们更易发生心血管系统疾病、透析失衡综合征、感染、营养不良、脑血管意外、肾性骨病和肿瘤等。

1. 透析失衡综合征

透析失衡综合征多见于首次进行血液透析的患者,在透析过程中或透析后 24h 内发生以神经系统症状为主的一系列症候群,如头痛、失眠、恶心、呕吐和血压升高等。初次血液透析患者应缩短血液透析时间,以 2～3h 为宜;血流量不宜过快,一般控制在 150～180 ml/min。若患者在透析过程中出现上述症状,选择 20% 甘露醇(0.5～1g/kg)静脉给药;在无糖尿病的情况下,可以静脉推注高渗糖水。

2. 心血管系统并发症

心血管系统并发症是 60 岁以上血液透析患者的常见并发症,也是最常见的致死原因之一。老年患者多患有缺血性心脏病、高血压和心传导系统疾病,导致心功能储备减弱;体外循环破坏了血流动力学的稳定性,增加了心脏负担;透析中的低血压、体液及电解质的急剧变化、动静脉内瘘的形成均是老年血液透析患者心血管系统并发症的诱因。

(1)低血压:老年患者由于机体耐受力下降,多伴有心血管系统慢性病,在透析过程中极易发生低血压,应根据产生的原因认真分析,采取相应的防治措施,可将透析液温度调到 35.5～36.5℃。患者如在透析一开始就出现血压下降,可能与伴有心血管系统疾病或体外循环的建立有关。可采用全预冲上机[晶体液、胶体液(如全血、血浆及白蛋白等)],防止血容量急剧下降;可通过减缓超滤使患者顺利完成血液透析。

(2)心绞痛:由于体外循环的建立,患者可出现暂时的冠状动脉供血不足,在透析过程中突然出现胸骨后疼痛、胸闷,心电图检查可见 ST 段压低,T 波平坦或倒置,此时应立即减小血流量及超滤量,或停止超滤,给予吸氧,进行心电监护及血氧饱和度监测,并通知医生。根据医嘱给予硝酸甘油舌下含服,待情况好转后继续透析。如症状不缓解,应立即停止透析治疗。

（3）心律失常。在透析过程中，患者感觉心慌，出现心动过速、心律不齐，严重者可出现室性或房性心律失常。此时应立即减小血流量及超滤量，或停止超滤，给予吸氧，进行心电监护及血氧饱和度监测，针对病因给予抗心律失常药物，严重者应停止透析。

（4）高血压：多见于：①患者饮食控制欠佳，摄入过多水、钠；②患者过于紧张；③肾素依赖型高血压；④透析液钠离子浓度过高；⑤超滤不足；⑥失衡综合征；⑦降压药被透出；⑧药物因素，如重组人促红细胞生成素的使用等。

加强宣教工作，使患者了解饮食限制的重要性，严格控制水、钠的摄入；每次透析都应完成透析处方；鼓励患者在透析间期按时服药，使高血压能得到有效控制；或改变透析方式，如进行血液滤过治疗；检查透析液的钠离子浓度是否过高；对在透析中有严重高血压的患者可以使用药物加以控制。

（5）心力衰竭：患者突发呼吸困难，不能平卧，心率加快，血压升高，在排除高钾血症的情况下可以先给患者实行单纯超滤，然后改为血液透析，这样可以减轻心脏负担。给予患者半坐卧位，吸氧或必要时用50％乙醇湿化给氧。积极控制贫血，平时注意充分透析，及时完善各项检查，合理调整干体重，特别在发热或患其他疾病后，应警惕因体重减轻引起的水分超滤不足，预防透析后未达到干体重而诱发心力衰竭。

3. 感染

老年血液透析患者的感染发生率仅次于心血管系统并发症。老年患者由于疾病及年龄因素，免疫力低下，加上营养不良，易发感染性疾病，特别是呼吸系统、泌尿系统感染及结核。上呼吸道感染易并发肺炎。因此，应鼓励患者平时注意饮食的合理均衡，进行适度的锻炼，注意在季节变换时及时增减衣服，防止上呼吸道感染。一旦发生感染应立即去医院就医，按时服药，使感染得到有效控制。同时，在透析过程中，应注意严格执行无菌操作技术，防止医源性感染。

4. 营养不良

长期血液透析的老年患者大多合并其他慢性病，由于消化吸收能力减弱，对蛋白质的吸收和利用能力降低，更易发生营养不良。很多患者独居，不愿给儿女带来负担，因此缺乏照顾，而疾病因素使其精力有限，不能做到饮食的多元化；因饮食需要控制，故饮食单一乏味；或由于缺乏营养知识，蛋白质、能量摄入减少，这些都会导致营养不良。护士应做好心理护理，改善患者精神状况，解除心理障碍；指导患者饮食，让患者及家属了解各种营养需要量及注意点；营养支持，对症治疗。对伴有消化道疾患或食欲很差的患者可在透析结束前 1h 静脉输注或口服氨基酸，营养障碍恶病质者可给予脂肪乳剂，低蛋白血症及由此引发的水肿、胸腹水、心包积液可给予输注人血白蛋白，对于血红蛋白低于 80g/L 甚至更低的贫血患者可皮下注射促红细胞生成素，并可口服多糖铁复合物胶囊（力蜚能）、叶酸、静脉补充铁剂；在患者食欲不振的情况下，尽量做到食品的色、香、味俱全，经常变换食品花色品种，以增进食欲，保证摄入足够的营养物质以满足机体需要。

5. 脑血管意外

老年患者由于高血压、高血脂、脑动脉硬化的发生率较高，反复使用肝素后，在动脉硬化的基础上，更易发生脑出血。患者往往表现为持续头痛、无法解释的痴呆、神智的改变，严重的出现偏瘫、死亡。有些患者因脑动脉硬化、降压幅度过大，诱发脑循环障碍，脑血栓形成，导致脑梗死。

因此,对高血压患者应鼓励其在透析间期严格做好自身防护,定期测量血压,按时按量服药,严格控制水分摄入,注意劳逸结合,避免过度疲劳。同时,对严重高血压患者,应避免短时间内降压幅度过大。对已出现脑血管意外的患者,应避免搬动,在透析中严格控制血流量及超滤量,严密监测生命体征。因病情需要进行无肝素透析的患者应注意血流量、静脉压、跨膜压的变化,防止体外凝血。

6. 肿瘤

因老年血液透析患者免疫功能低下,恶性肿瘤的发生率是正常人的 3～5 倍,且预后差。对于患有恶性肿瘤的患者,做好心理护理极为重要。在透析过程中更要给予无微不至的关怀,密切观察病情,尽量减少急性并发症的发生。

患者在透析过程中出现不适时会紧张、焦虑,医护人员若能准确、快速、有效地做出处理,缓解患者的不适,既能减轻患者的痛苦,又能增加患者的信任感,提高患者在治疗过程中的依从性,改善患者的透析质量和生活质量。

随着血液透析技术的不断成熟,年龄不再是血液透析考虑的首要因素,但如何提高老年血液透析患者的透析质量及生活质量,仍然是我们继续要探讨的话题。

第三节　糖尿病肾病患者血液透析技术及护理

随着人们生活水平的提高,以糖尿病为原发病的终末期肾衰发病率逐年上升。国内目前糖尿病肾病发病率上升至第二位,仅次于肾小球肾炎。糖尿病肾病患者发展到尿毒症时大多伴有视网膜病变、神经病变、胃肠道疾病、周围血管病变、冠状动脉粥样硬化性心脏病以及持续性糖代谢紊乱,因此患者在接受透析治疗中极易出现心血管并发症,同时对动静脉内瘘的制作、穿刺及护理都带来一定的难度。因此,如何提高糖尿病肾病患者的透析质量,减少透析并发症,提高其生存率,是对我们的严峻考验。

一、透析指征及血管通路的建立

糖尿病是因胰岛素分泌绝对或相对缺乏,引起糖、蛋白质、脂肪,以及水、电解质代谢紊乱的一种以高血糖为主要表现的疾病。糖尿病可分为胰岛素依赖型和非胰岛素依赖型。糖尿病肾病是全身性疾病的一部分,当其进入晚期肾衰阶段时,往往伴有其他系统的严重并发症;患者由于尿液中蛋白质的丢失及因糖尿病导致的蛋白质合成障碍,多存在低蛋白血症,故患者的血肌酐水平与疾病的严重程度往往不符;此类患者由于蛋白质的缺乏及因肾功能衰退,红细胞生成素生成减少,其贫血、水钠潴留及全身中毒等症状均较非糖尿病肾病患者明显;而且,当血肌酐＞325μmol/L 时,其进展异常迅速。为此,不少学者认为糖尿病肾衰者较非糖尿病肾衰者应更早地接受透析治疗。

糖尿病肾病的透析指征如下:①对于糖尿病肾病尿毒症患者一般在 GFR 下降到 15 ml/(min · 1.73m²)或血肌酐≥440～630μmol/L 时,应考虑透析治疗。当并发症严重,存在严重代谢性酸中毒、水钠潴留、胃肠道反应、心力衰竭、高钾血症时可适当提早干预。

糖尿病肾病患者疾病发展迅速,血管条件较差,为了保护动静脉内瘘,促进其成熟,应比非糖尿病肾病患者更早地建立动静脉血管通路。糖尿病患者当 GFR 小于 25ml/(min ·

1.73m²)、血清肌酐＞352μmol/L 时,建议将患者转诊至血管通路医师接受相关评估,首选建立自体动静脉内瘘。

二、护理要点

糖尿病血液透析患者的护理与非糖尿病血液透析患者大致相同。由于原发病的特殊,在透析过程中或透析间期的并发症略有不同,这里主要介绍糖尿病血液透析患者并发症的护理。针对患者的不同特点采取积极有效的护理措施,对患者治疗过程中的并发症能做到早发现、早预防、正确诊断、早处理。

(一)低血压

糖尿病肾病患者在接受血液透析治疗时急性并发症及长期并发症的发生率较非糖尿病患者高,透析过程中以低血压最为常见。

1.原因

糖尿病患者在透析过程中血压下降,血浆渗透压降低,导致低血压;饮食控制不好,体重增加过多,导致单位时间内超滤过多;使用无糖透析液透析,刺激糖原异生和分解,造成负氮平衡;高血压患者透析前服用降压药等。

2.护理

(1)定时巡视,监测患者的血压、脉搏,密切观察患者有无神志恍惚、脉搏细速、皮肤湿冷、出冷汗、面色苍白,如有异常,紧急情况下应立即停止超滤,采取头低足高位,迅速输入生理盐水,同时告知医生,根据医嘱处理。

(2)对于糖尿病患者在透析过程中出现的低血压,应区分是何种原因,可以通过患者体重增加的情况、超滤量的设定情况及低血压的出现时间来判断,通过血糖仪的测量可确诊是否为低血糖。因体重增加过多,单位时间内水分超滤过多导致循环血量不足引起的低血压,一般发生于透析结束前 1h 左右,通过补充生理盐水、减少超滤量可迅速缓解;低血糖引起的低血压出现在透析开始后的 1～2h,输入生理盐水不易缓解,静脉推注高渗糖水可立即缓解。

(3)加强人文关怀,及时了解患者有无不适,告诉患者有任何不适时及时与医务人员沟通。

(二)高钾血症

1.原因

透析间期,糖尿病肾病患者胰岛素缺乏及抵抗、醛固酮不足及高血糖时细胞内外液转移,使其更易发生高钾血症。

2.护理

(1)加强对患者的健康宣教,特别是重点做好新患者的宣教工作,告知患者饮食和运动及治疗原发病的重要性,要求患者严格做好饮食控制,积极治疗原发病,定期监测血糖及糖化血红蛋白,了解血糖总体控制情况。

(2)告知患者如出现口角、四肢发麻,应警惕高钾血症,立即来医院进行紧急透析。

(三)高血压

1.原因

由于全身血管病变,糖尿病肾病患者高血压的发生率较非糖尿病患者高,且此类患者多为容量依赖型高血压。

2.护理

(1)严格控制透析间期体重的增长,因糖尿病患者自身疾病的原因,透析间期体重增加过多,比非糖尿病患者在透析间期体重多增加 30%~50%。

(2)正确评估患者的干体重。

(3)加强透析管理,使患者做到透析充分。

(4)对服用降压药的患者应告诉患者透析前避免服用。

(5)对服用血管紧张素转换酶抑制剂(ACEI)或血管紧张素Ⅱ受体阻滞剂(angiotensin 2 receptor blocker,ARB)的患者,应警惕高钾血症的发生。

(6)降压治疗的同时应防止降压幅度过大导致低血压。

(四)感染与营养不良

1.原因

糖尿病性胃瘫患者进食差;血糖控制不良导致的糖原异生和肌肉分解;蛋白质合成障碍;透析液及尿液中蛋白质的丢失使患者更易发生营养不良,伤口愈合延迟,易发生感染。长期高血糖引起周围血管硬化,而且穿刺后血管的修复也较为缓慢,易引起穿刺失败、血肿、动静脉内瘘闭塞和感染。

2.护理

(1)严格执行无菌操作。

(2)血液透析当天要求患者用流动水将穿刺部位洗净,穿刺时应进行严格消毒,防止感染。

(3)糖尿病患者伤口愈合较慢,血管条件差,为防止动静脉内瘘伤口裂开大出血,可以延迟拆线时间。

(4)为了减轻患者的痛苦,提高穿刺成功率,穿刺前护士要正确评估内瘘血管,对于血管条件较差的患者,可以选择有经验的护士在超声引导下进行穿刺。

(5)要求患者做好个人卫生,勤洗澡、勤更衣,饭前饭后漱口,防止皮肤及口腔感染。

(6)季节变换时应注意冷暖,防止上呼吸道感染,避免去人多拥挤的公共场所。

(7)加强营养,少尿、无尿患者同时应控制水分、钠盐及钾的摄入。

(五)视网膜病变

由于糖尿病患者的血管发生病变,许多患者存在因视网膜病变导致的失明,活动极为不便,应给予患者生活上细致的照顾。同时应加强与患者沟通,发现患者各种心理问题,给予开导,帮助患者树立战胜疾病的信心,以良好的状态接受治疗。以往有学者认为血液透析会加速糖尿病患者的视网膜病变,现在的观点是血液透析和腹膜透析的糖尿病患者视网膜病变进展情况无差异。曾经有人认为血液透析开始后,应用肝素可导致失明,这种观点目前已被否定,只要高血压和血糖控制好,失明会明显减少。

(六)外周血管病变

1.原因

糖尿病患者出现糖尿病足溃疡者约 4%,血糖控制不佳、外周血管神经病变是糖尿病患者截肢的主要危险因素。

2.预防性护理

注意保持足部清洁、干燥；经常检查脚趾、趾甲、足底和脚趾间的折痕处；穿着舒适宽松的鞋袜；如长期卧床应使用保护足跟的袜套；使用热水袋应注意水温，避免烫伤；冬季注意足部保暖，修剪趾甲时应注意避免受伤、感染；如有受伤应及时救治。

除了做好以上并发症的护理外，还要让患者加强饮食控制、适当的运动，透析间期遵医嘱严格执行降糖治疗，这对预防和减少并发症起到重要作用。糖尿病透析患者饮食原则同非糖尿病透析患者，特别应注意患者大多伴有高脂血症，故应限制单糖及饱和脂肪酸的摄入，同时要增加纤维素的摄入，它可降低患者餐后2h的血糖浓度及不饱和脂肪酸的浓度，应占总热量的30%～50%。早、中、晚三餐热量的分配依次为1/5、2/5、2/5或1/3、1/3、1/3。提倡食物用粗制米、面和适量杂粮，忌食动物脂肪，少食胆固醇含量高的食物（如动物内脏、海鲜等），对伴有糖尿病性胃轻瘫的患者应鼓励其少量多餐。

糖尿病肾病患者如使用胰岛素治疗，护士应指导患者使用血糖仪测定指端末梢血的葡萄糖水平，通常每日至少1次，一般2～3次。根据定期测得的结果调整胰岛素剂量，并了解胰岛素治疗效果。指导患者注射胰岛素的正确方法，包括注射时间、部位、注意点及药物的不良反应。饮食、降糖治疗及护理贯穿于糖尿病血液透析患者治疗的始终，极为重要，是提高患者生活质量、透析质量和减少并发症的关键。

第四节　妊娠患者血液透析技术及护理

终末期肾衰竭行血液透析的患者因各种毒素和内环境等因素的影响导致月经紊乱和排卵异常，降低了妊娠成功率，通常不建议其妊娠。随着血液透析治疗技术的不断发展和人类重组促红细胞生成素的应用，明显改善了这类患者的生育能力。自1971年Corfortini等报道第一例长期透析患者成功妊娠以来，有关报道逐渐增多，为临床肾病科、妇产科及小儿科医师对透析患者的妇产科问题提供了更为清晰及乐观的认识。成功的妊娠和正常分娩日益增多，浙大一院血液净化中心目前为止已有7例维持性血液透析患者妊娠并顺利分娩。

一、生育控制

长期透析患者妊娠多发生在月经规律者，但也有报道长期无月经妇女发生妊娠。由于长期透析患者的风险极大，故除非患者强烈要求生育，否则应积极采取节育措施。准备做肾移植的高血压妇女不宜口服避孕药，因雌激素可能增加移植肾的栓塞，但目前原因尚不清楚。口服避孕药在理论上有防止骨丢失的益处，并可纠正雌激素缺乏。隔膜避孕法在透析患者同样可以使用。宫内避孕器在血透患者中可增加与肝素有关的出血，而持续腹膜透析患者因有上行感染的危险而避免使用。

二、诊断

透析患者的妊娠诊断较困难，因月经不规则、闭经也很常见，并且尿量少无法使用常规妊娠诊断方法。患者出现的早孕反应常因尿毒症症状如恶心、呕吐、腹部不适而混淆，诊断会延迟，平均诊断时间为16.5周。绒毛膜促性腺激素（chorionic gonadotropic hormone，HCG）作为诊断妊娠的敏感性和特异性仍未明确，因此建议使用超声检查做妊娠诊断及评价孕龄。

三、透析方案

1. 透析时间和频率

对于妊娠的女性患者,延长透析时间或强化透析可减少早产和提高胎儿体重,每周透析时间要达到 20h 以上,每周透析次数 4~6 次,可更好地控制液体和血压,提高胎儿存活率。透析时间与胎儿的出生体重呈正相关。建议妊娠妇女血液透析的 Kt/V 达 1.5~1.7。

妊娠透析患者应加强透析,其目的是:①让妊娠透析患者体内尿毒症毒素处于最低水平,一般使血尿素氮为 20mmol/L,最好在 15mmol/L 以下,否则宫内胎儿可发生死亡。②避免低血压对胎儿的损伤,妊娠后期子宫增大或仰卧静脉回流降低,可加重对胎儿的损伤。③避免血容量急剧增加,透析间期体重增加以不超过 1kg 为宜。④严格控制高血压。⑤仔细做产前检查,确定透析与宫缩的关系。⑥严密观察血钙水平,防止高钙或低钙血症的发生。

2. 透析液

配制个体化的透析液是妊娠期患者透析方案的重点。①妊娠过程中胎儿要从母体获取钙,透析液的钙浓度以 1.5mmol/L 比较合适。②由于妊娠期生理存在呼吸性碱中毒,正常母体碳酸氢盐浓度在 18~20mmol/L,透析患者肾缺乏代偿能力,每周透析 4~6 次又可能导致代谢性碱中毒,因此建议透析液的碳酸氢盐浓度调整至 25mmol/L。

3. 透析器

由于每周透析 4~6 次,不需要过多超滤,所以通常使用生物相容性好的透析器。透析器及管路在应用前必须规范循环密闭式跨膜预冲,防止出现过敏反应。

4. 抗凝剂

由于妊娠患者透析频率增加,应适当减少抗凝剂剂量,但妊娠妇女常处于高凝状态,如抗凝剂用量不足可增加体外循环凝血风险。因此,妊娠患者如何合理使用抗凝剂(患者既不出血又无凝血)是值得探讨的问题。浙大一院血液净化中心 7 例妊娠患者,使用小剂量肝素或低分子肝素抗凝,可防止出血及早产。

四、妊娠透析患者的问题及处理

1. 高血压

几乎 80% 的透析患者妊娠时血压超过 140/90mmHg。近 50% 的透析妊娠妇女出现超过 170/110mmHg 的严重高血压、恶性高血压,这类患者在产后需加强护理治疗。妊娠透析患者血压可突然升高,应教会患者测量血压的方法,超过 140/90mmHg 时应告知医生。

一旦出现高血压应按如下方法进行处理:①母亲的干体重应随时根据孕龄的改变进行重新评估和调整。在妊娠的前 3 个月,体重至少增加 1~1.5kg,在前 3 个月以后几乎每周 0.45kg 的速度增加。在妊娠后期可应用超声评估胎儿的体重及生长情况。在每次透析后监测母亲的血压及心率,也可准确地估计超滤量,以防止高血压的发生。②使用降压药。如 α-甲基多巴、可乐定为中枢性降压药,是妊娠期常用的降压药,也是唯一一种已经被随访至儿童期并证明是安全的药物。钙通道阻滞剂中硝苯地平、尼卡地平和维拉帕米也可安全地给药。1990 年,美国高血压监测、评估、治疗联合委员会证明孕妇可以使用 β 受体阻滞剂(仅拉贝洛尔被广泛使用)。到目前已不主张使用利尿剂,文献报道噻嗪类利尿剂可引起新生儿血小板减少症、溶血性贫血、新生儿黄疸及电解质代谢紊乱等。另外，肼苯哒嗪有动物致畸胎作用，血管紧张素转换酶抑制剂（ACEI）已明确为禁忌药品，孕早期使用ACEI会造成胎儿异常，孕中期使用ACEI会造成胎儿肾发育不良、胎儿无尿、肺发育不全甚至死胎。血管紧张素Ⅱ受体拮抗剂（ARB）的动物实验资料显示与ACEI有部分相同的副作用，因此妊娠早期服用过此类药物，不建议继续妊娠。

2. 先兆子痫

目前还没有发现可防止妊娠透析妇女发生先兆子痫的可靠治疗方法。对于高血压妊娠妇女可放宽入院指征，通过住院观察血压控制情况作出是否生育的决定。目前阿司匹林是否能预防先兆子痫尚在探讨之中。有学者推荐在孕6月开始给予80mg/d的阿司匹林。

3. 贫血

慢性肾衰竭患者因疾病本身的原因存在肾性贫血，而妊娠会导致贫血加重。妊娠期血浆容量可增加3～4L，正常妇女在妊娠前3个月红细胞数量就会增加，因此可不发生贫血，而终末期肾病（end-stage renal disease，ESRD）妇女妊娠期红细胞数却不能相应增加，因此出现贫血和贫血加重。血红蛋白常低至60g/L，血细胞比容降低明显，对母亲及胎儿均有害，故应积极纠正贫血。

在过去，伴有危险的输血是改善贫血的唯一治疗方法。据报道，EPO在这类患者中应用的剂量尚有争议，有些学者采用低剂量法：2000～4000U，2次/周；有些学者采用大剂量法：40～60U/kg，6次/周。而每周100U/kg分次给予的中等剂量似乎是一个合理的起始点，随后根据血细胞比容和临床耐受情况给予增减。推荐血细胞比容的目标值为35%（正常妊娠妇女为32%～34%），血红蛋白的目标值是100～110g/L，同时应补充铁剂及叶酸。

4. 营养不良

长期频繁透析使营养物质大量丢失，加上孕妇营养物质需求量增加，极易造成营养不良，应注意这类患者蛋白质、氨基酸、可溶性维生素及电解质的摄取。蛋白质摄入量应达到1.5g/（kg·d）。

5. 出血

透析患者有增加出血的风险。血液透析患者肝素的剂量不需要常规减少，如发生阴道流血则应减量，必要时患者应住院观察。

6. 早产

影响母亲和胎儿最常见的问题是早产，常有羊水过多。几乎所有透析患者的婴儿均为早产儿。早产可在孕早期，也可在孕中期。如没有高血压，可用激动剂控制早产，如无效或有禁忌，可用吲哚美辛（indomethacin）。因需长期应用，须超声监测胎儿是否存在右心扩张。若发生羊水过少，须停用吲哚美辛。曾广泛应用镁控制透析患者的早产，但使用有危险，对血液透析患者可一次推注，每次透析后补充，当多次给予或因疏忽连续镁推注常发生中枢抑制、迟缓性麻痹、低血压等镁中毒的一系列临床症状。

7. 感染

透析患者在妊娠期面临感染的危险，40%的患者有尿路感染，这些患者应每月进行尿培养。如存在症状性菌尿，应治疗2周，并在以后的妊娠中进行抑制剂量的抗生素治疗。在生产期，尽量避免器械检查。

五、胎儿的问题

透析患者很少妊娠到足月分娩,多数新生儿是早产儿,这类早产儿与其他早产儿面临的问题相似。20%～50%的早产儿低于孕龄的10%,其平均孕龄各家报道不一,Susan最近报道,85%的早产儿平均孕龄为32.4周,36%的早产儿体重在出生时小于1500g。浙大一院血液净化中心7例妊娠患者,平均孕龄为32.94周,新生儿出生时体重平均为1762g。

透析患者常发生胎儿窘迫,是造成胎儿死亡的主要原因。因此,在妊娠26周时就应该开始进行产前监护(妊娠满26周胎儿分娩后就有存活的可能)。利用生物物理学评分、超声检查评估胎儿生长发育情况、胎盘功能(妊娠早期每月,妊娠中期每两周,妊娠晚期每周)。为避免死胎,可做羊水穿刺,测定羊水中卵磷脂与鞘磷脂的比值,来估测胎儿肺部是否发育成熟,作为34～36周择期分娩的参考。

对于ERSD母亲的婴儿一个独特的问题就是产后渗透性利尿,生产时母亲和胎儿的血清肌酐是相似的,产后婴儿很快利尿,大量水盐丢失造成容量不足或低钠血症。渗透性利尿婴儿在新生儿监护室观察为妥。

第五节　传染病患者血液透析技术及护理

随着血液净化技术在医疗中的广泛应用,某些传染性疾病,如乙肝、丙肝、梅毒、艾滋病患者需要进行血液透析治疗。这类患者既是传染源,也是医院感染的易感者,在医院感染预防与控制方面存在着特殊性。

血液透析患者常见的传染性病原如下:①细菌:革兰染色阳性球菌、革兰染色阴性球菌、结核杆菌。②病毒:乙型肝炎病毒(HBV)、丙型肝炎病毒(HCV)、人类免疫缺陷病毒(HIV)。③其他:梅毒螺旋体(TP)。

一、传染性疾病在血液透析患者中的流行过程及特点

1. 传染源

患者、隐性感染者、病原携带者和受感染的动物。

2. 传播途径

血液净化血源性传播性疾病在医院内的传播途径有输血、透析器复用、血液透析机污染、血液透析医护人员中介、血管通路。

(1)HBV:主要传播途径有母婴传播、医源性传播(输血和血制品、污染的医疗器械)、破损的皮肤和黏膜传播及性接触传播。我国是乙肝高发区,未感染过乙肝及未接种过乙肝疫苗者均易感染,特别是HBsAg阳性者的家属、反复输血及血制品者(如血友病患者)、血液透析者、多个性伴侣者、静脉药瘾者、接触血液的医务工作者等。HBeAg阳性或HBV-DNA阳性者传染性较强。

(2)HCV:主要传播途径有血源性传播、医源性传播(输血和血制品、污染的医疗器械)、破损的皮肤和黏膜传播;也可见母婴传播和接触传播,但不是主要传播途径。人类对HCV普遍易感。在血液透析环境中血液污染的潜在危险较高,短期存活的HCV可能更易引起感染,HCV感染持续状态会成为一个巨大的传染源。

（3）肺结核：主要经飞沫传播，患者咳嗽，特别是打喷嚏的时候，结核菌可经飞沫直接感染近距离者，也可因患者随地吐痰，痰液干燥后结核菌随尘埃飞扬远距离散播。人群普遍易感，感染者免疫力低下时易发病。血液透析患者结核的感染率约为普通人群的10倍。我国结核病疫情严重，表现为高感染率、高患病率、高病死率及耐药率。

（4）梅毒：主要传播途径有性接触传播、母婴传播、生活密切接触传播、医源性传播（输血和血制品）和通过器物间接触传播，患者为唯一感染源。成年男女普遍易感，全国发病率呈增长趋势。梅毒螺旋体在人体外不易生存，对热和干燥敏感，耐寒力强，置0℃冰箱内可存活48h。

（5）HIV：主要传播途径有性接触传播、母婴传播、血液传播，人群普遍易感。成人高危人群包括静脉注射吸毒者、同性恋、血友病或经常输血和血制品者、非法采供血者、意外暴露者等。在室温下，液体环境中的HIV可存活15d，被HIV污染的物体至少在3d内有传染性，含有HIV的离体血液可以造成感染；HIV对热敏感，56℃、30min内能灭活；一般消毒剂均能灭活病毒。

（6）大肠埃希菌：通过粪口途径传播，很多病例与吃了未煮熟或污染的猪肉和牛肉、游泳、喝了被污染的水、吃了被污染的蔬菜有关。大肠埃希菌能生产毒力很强的志贺毒素，进入血液引起毒血症，病变在肾时可导致溶血性尿毒症（HUS）。家禽和家畜为主要感染源，7—9月份为流行高峰期，世界性分布。

（7）耐甲氧西林金黄色葡萄球菌（MRSA）：感染多发生于免疫缺陷者、大面积烧伤者、大手术后患者、长期住院及老年患者。MRSA极易导致感染的流行和暴发，治疗困难，死亡率高。MRSA传播主要通过医护人员的手，在患者、医护人员、患者间播散。另外，衣物、敷料等物品可携带MRSA，促进MRSA在医院内的流行。患者一旦感染或携带MRSA，该菌可存在于患者身上达数月之久。

3.易感因素

患者自身的免疫缺陷状态、透析的持续时间、血液透析中心收治了传染性疾病患者、输血、对感染患者未行有效隔离等都是影响患者易感性的重要因素。

二、传染性疾病患者血液透析时的处置

（一）经血液及体液传播传染性疾病的血液透析患者的处置

1.处理原则

透析室所有工作人员应严格执行"防止通过血液及体液传播病原体感染的全面防控措施"的基本原则。

（1）首次透析患者透析前进行常规四项筛查，对HBsAg阳性患者需做DNA和肝功能检查，对Anti-HCV阳性患者需做RNA和肝功能检查；维持性血液透析患者应定期监测常规四项。

（2）每次治疗后，清洁及消毒器械、仪器及环境表面。

（3）避免在患者之间使用共同物品、药品及器械，实施单程供应策略。

（4）严格执行手卫生制度，勤洗手及使用抛弃式手套。

（5）必要时使用护目镜或面罩、口罩及衣罩等防护用品。

（6）建议乙肝病毒阳性患者在独立的区域用独立机器进行透析。

（7）建议丙肝患者在独立的区域进行透析。

（8）消化道隔离患者应采用接触传播的隔离和预防措施。

2.感染的控制

（1）建立健全医院感染防控措施、消毒隔离制度、医疗废物处置制度。

（2）对医务人员进行医院感染相关知识、管理制度和有关法律知识培训。

（3）建立合理的血液净化流程，各级人员牢固掌握专业知识及有关消毒、隔离、防止感染的知识，提高保护自己、保护患者、减少环境污染的意识。

（4）环境布局要合理，医务人员严格按划分区域进行工作管理；设置隔离透析治疗专区或专间，如不能分设乙肝、丙肝、梅毒等不同传染病患者隔离透析专区或专间，则指引梅毒、HIV 携带者或艾滋病患者到指定的传染病医院或开设专区的医院进行透析治疗。有条件的透析中心最好设立观察区域或专机对窗口期患者进行透析治疗，且增加常规四项的检测频率。

（5）加强室内通风换气、空气消毒，建立完整的空气处理系统，治疗期间持续空气净化。室内空调每月清洗，每月 1 次空气培养。

（6）工作人员管理：培训医务人员落实和执行各项消毒隔离技术，做好标准预防，定期检查和指导；如不慎被污染锐器刺伤，要立即处理伤口，同时上报医院感染管理科，按照《医务人员执业暴露防护工作指导原则（试行）》要求进行登记、评估、监测并指导用药。

（7）根据消毒隔离规范，做好医疗用品、医疗垃圾处理和环境、物品消毒。

（8）患者及陪客管理：血液透析中心是一个特殊的治疗场所，应尽量减少人员进出，严格家属陪护制度，防止交叉感染。

（9）做好透析用水、透析液的监测和管理。

【标准预防】

　概念：标准预防是针对医院所有患者和医务人员采取的一组预防感染措施，是指认定患者血液、体液、分泌物、排泄物等均具有传染性，医务人员在接触上述物质时，必须采取防护措施。预防措施包括：手卫生；根据预期可能的暴露选用手套、隔离衣、口罩、护目镜或防护面屏；安全注射。同时，还应根据疾病的传播途径采取空气、飞沫、接触隔离措施。

　特点：强调双向防护，既要防止疾病从患者传至医务人员，又要防止疾病从医务人员传至患者；既要防止血源性疾病的传播，也要防止非血源性疾病的传播。

3.透析前护理

评估患者病情和心理问题，进行耐心细致的解释和沟通，减少患者焦虑和恐惧。介绍疾病相关知识和隔离措施以及预后等，增加患者及其家属的康复信心。注意保护患者的隐私，取得患者的信任。提供有效的隔离措施，帮助患者配合医务人员进行治疗。

4.透析中护理

对于具有传染性的患者，需在专门区域或地区进行治疗；除了常规治疗外，需由专门医务人员进行治疗护理，同时需严格执行消毒隔离规范，防止交叉感染。治疗中仍应进行心理干预，特别是当患者身处特别治疗区域感觉孤独及自卑时，护士应及时与患者沟通、交流并加强观察。

5.透析后护理

(1)指导患者在家里采取相应措施,如不共用剃须刀、指甲钳、牙刷等洗漱用品;被患者血液污染的床单和衣物应浸泡在漂白剂里 30min 后再洗;培养良好的卫生习惯,勤洗手、勤擦身;餐具用后煮沸或浸泡消毒。

(2)休息和活动,急性期应增加休息,病情稳定后可适当活动锻炼,以不疲劳为度。

(3)饮食宜高热量、富含维生素,注意饮食卫生和营养均衡搭配,禁烟酒。长期服用抗病毒药物的患者,应注意减少脂肪的摄入。

(4)按要求服药,遵守服药剂量和时间,忌滥用药物。注意观察药物的副作用,定期化验检测。

(5)正确对待疾病,保持心情平和,避免焦虑、愤怒等不良情绪。

(6)注意观察牙龈出血、皮肤瘀斑、鼻腔出血、便血、呕血等出血情况。如有伤口,需妥善包扎处理,不要让自己的血液、体液污染物品。

(二)血液透析合并结核患者的处置

血液透析患者如果出现不明原因发热、不能解释的高血钙、体重减轻、恶心、肝脾肿大、淋巴结肿大及不明原因的肺部浸润、胸腔积水、腹水等症状时,须积极评估结核病的可能性。据报道,透析患者的结核病表现变异大,有一半以上的患者是肺外结核,早期诊断困难。

1.处理原则

当血液透析患者确定或怀疑有结核病时,可以采取相对隔离措施,早期明确诊断。肺外结核一般不会传染,除非患者合并肺结核。肺外结核如有开口的结节,其结核菌浓度很高,因此在标准预防的基础上,采用针对飞沫、空气传播传染病的隔离措施,并建议患者住在有特殊设计的通风系统病房。

2.感染的控制

告诉患者结核的传播途径以及他们被隔离的原因,教育患者即使是在隔离房间内打喷嚏或咳嗽时也要用纸巾盖住口鼻,然后将纸放入密闭容器内及时燃烧,以防止飞沫散入空气中。严禁随地吐痰,床边可放置有盖痰杯,痰杯每日消毒处理。保持病室通风、空气新鲜、清洁安静,紫外线消毒每日 2 次,地面湿式清扫。

3.护理

(1)对疑似开放性结核的血液透析患者,应安置在相对独立的隔离房间治疗。如果不能做到,可给结核病患者戴外科口罩,并将患者置于下风处。工作人员进入该治疗区都需要戴N95 以上的口罩。

(2)小心处理呼吸道分泌物,避免传染给其他人员。在患者痰杯内加入等量浓度为500mg/L 的含氯消毒剂浸泡 1h 后弃去。接触痰液后必须用流动水彻底清洗双手。

(3)根据患者不同的心理特点做好心理护理;指导良好的卫生习惯;强调用药的规律、全程、合理;适当锻炼,增强抵抗力;保证营养供给。

(三)血液透析合并耐甲氧西林金黄色葡萄球菌(MRSA)、肺克雷伯杆菌感染患者的处置

对于 MRSA 及肺克雷伯杆菌感染合并血液透析的患者,建议在传染病医院接受治疗,如条件不允许,可以采取单独隔离,专门护理。

(1)采用针对接触、飞沫传播传染病的隔离与预防措施。护理患者时戴帽子、口罩、手套等,有皮肤破损者需戴双层手套;整理及更换床单、被褥时穿隔离衣;对患者使用的物品及呕吐物、分泌物等予以消毒处理。

(2)进行留置导管及静脉输液等操作时,必须严格执行无菌操作及手卫生制度。

(3)病室内湿式清扫,更换被褥时勿抖动,避免尘埃飞扬,以减少感染机会。

(4)医务人员带菌时应积极治疗,避免直接接触患者,以防引起院内感染。

(5)健康教育,向患者讲解疾病的传播途径及预防方法,注意保持皮肤清洁完好,有皮肤破损时及时消毒包扎,出现皮肤或全身感染症状时应及时就医。

(四)血液透析合并肠出血性腹泻伴溶血性尿毒症(HUS)患者的处置

肠出血性腹泻伴 HUS 常见致病菌为大肠埃希菌(O_{157}:H_7),多见于儿童,起病急骤,伴有腹泻性前驱症状,肾脏病变重于脑部,需及早进行透析支持治疗。护理措施如下:

(1)在标准预防的基础上,采用接触传播的隔离与预防措施。医务人员应加强手卫生;对患者接触的物品、餐具、病室物品表面以及呕吐物、排泄物予以消毒处理。

(2)因该类患者多为儿童,故血液透析时应加强护理和病情观察。①注意透析中腹痛的性质、部位和程度;观察大便的次数、性状、颜色和量,并及时记录;保持水电解质平衡。②注意观察患者神志变化,观察患者尿液的颜色和量,记录出入量。③注意观察患者的面色、眼睑结膜、口腔黏膜、甲床的变化,观察皮肤、黏膜有无瘀点、瘀斑和出血点。④监测生命体征。⑤腹泻、腹痛、呕吐应进行对症治疗。⑥健康教育:向患者宣教病因、传播途径、消毒隔离知识。

第六节　维持性血液透析患者临终护理

在现代护理模式中,临终护理不再是单纯的实施基础护理工作、延长寿命,而是根据患者的个性化需求实施全方位护理,减轻临终患者的痛苦,提高其生命质量,增加舒适度及满意度。临终护理的重点是对临终患者症状的控制、心理的支持、家属的安慰,以帮助患者改善生命质量,最终安详离世。

各国学者对临终的时限有不同的见解。在美国,无治疗意义、估计只能存活 6 个月以内者被认为是"临终";在日本,以住院治疗至死亡平均 17.5 日为标准;我国对"临终"没有具体时限规定,一般认为患者在经过积极治疗后仍无生存希望,直至生命结束之前这段时间称"临终"阶段。临终护理的宗旨就是要减少患者的痛苦、增加患者的舒适度、提高患者的生命质量、维护患者的尊严,同时给予患者家属精神上的支持,提供生理、心理关怀。临终关怀倾向于情感方面的关心与安慰,是精神层面的呵护;临终护理则侧重于生活行为方面,如维持性透析患者继续给予透析治疗、抗贫血治疗、抗感染治疗等,以减少痛苦、增加舒适度、增加心理安慰等。

本节根据我国血液净化的发展状况,参考国内外大量文献资料,探讨维持性血液透析患者死亡相关原因及其护理策略,探讨如何做好维持性血液透析患者的临终护理。

一、了解维持性血液透析患者死亡原因

维持性血液透析(maintenance hemodialysis,MHD)是终末期肾病患者主要替代治疗方法之一。随着血液净化技术的不断发展和完善,MHD 患者生存率和生活质量有了很大的提高,但是患者的死亡率仍然很高。2010—2012 年山西省血液透析患者的年病死率为

6.4%～7.4%,与2007—2011年北京市报告的年病死率7.49%～9.0%接近。上海市开展血液透析登记工作较早,2000—2005年上海市血液透析质量控制中心报告的血液透析年病死率为7.5%～9.2%,随着透析质量的不断改进,上海市的血液透析年病死率有所下降,2010年报告的病死率为4.6%。2010—2017年浙江省血液透析质量控制中心报告的血液透析年病死率为4.24%～7.74%。

多项研究表明,心脑血管病、全身衰竭和严重感染是MHD患者常见的死亡原因,其他原因还有肿瘤、消化道出血等。高血压、糖尿病、高龄、贫血、低蛋白血症、高胆固醇血症、低尿素清除指数(Kt/V)及透析前血肌酐水平高是MHD患者死亡的重要危险因素。脑血管病变与血压控制不良、使用抗凝剂、透析不充分、气候等因素有关,高血压是引起脑出血的主要原因。慢性肾功能不全进展到尿毒症终末期时,80%～90%的患者出现高血压。

糖尿病肾衰患者因心血管病死亡者高达44%,可能与糖尿病患者长期的糖代谢紊乱、氧化应激和慢性炎症反应等因素在损害肾脏的同时也导致心肌弥漫性损伤和血管病变有关,所以对糖尿病肾衰竭MHD患者应高度重视其心血管功能,在糖尿病早期严格控制血糖的同时就应该关注对氧化应激和慢性炎症反应的治疗,从而降低和延缓相关并发症的发生和进展。

高龄患者来院就诊时间大多偏晚,相当一部分患者已出现靶器官的损害,甚至合并严重的心脑血管并发症。高龄患者的家属普遍期望值较低,家庭支持度不够,透析不充分。高龄患者自身抵抗力大多较低下,易合并感染等并发症。

感染是血液透析患者的主要死亡原因之一,由于血管通路、透析用水污染及体外血液循环等原因,血液透析患者易并发感染,但随着血液透析技术及管理的完善,技术相关感染已明显减少,其他感染(如肺部感染)发生率逐渐增多。死于感染的患者年龄较大、透析前血清白蛋白显著较低,这些均可导致患者免疫功能下降和营养不良等。此外,肺部感染往往诱发心力衰竭而加速患者的死亡。因此,应早期识别感染,避免心力衰竭等并发症,有助于提高患者的存活率。

透析间期体重增加过多容易造成体液和血压波动,是导致心肥大、心肌缺血、心肌顺应性下降、心血管功能损伤的重要原因。

因心血管病死亡的患者血磷水平较高。高磷血症与慢性肾病的死亡及心肌梗死的发生有关。高磷可抑制Ⅱ-羟化酶活性,使活性维生素D减少而诱发继发性甲状旁腺功能亢进,而高磷和继发性甲状旁腺功能亢进可导致转移性钙化、心室肥厚、传导功能障碍,容易发生心律失常和心力衰竭,是导致MHD患者心血管疾病发生的重要原因。

血清胆固醇水平升高是MHD患者死亡的危险因素之一,高胆固醇血症可促进动脉粥样硬化。

营养不良与微炎症反应互为因果关系。营养不良致机体防御功能下降,易发生感染,炎症导致蛋白质分解,加重营养不良。营养不良是MHD患者死亡的重要危险因素之一。

透析不充分与MHD患者的死亡明显相关,尿素清除指数(Kt/V)<1.2与死亡高度相关。长期透析不充分使体内毒素潴留过多,引起恶心、呕吐、食欲不振等消化道症状,加重营养不良,促进炎性因子释放并增加感染可能。

恶性肿瘤治疗过程中出现肾衰竭或维持性血液透析期间伴发肿瘤是MHD患者死亡的原因之一。

二、针对死亡危险因素的护理策略

了解血液透析患者相关死亡原因,根据死亡原因制定相关的护理策略是降低死亡率、提高生活质量和延长生存期的关键。

1. 控制血压

针对不同的患者,应该制定相应的透析方案。如对于水钠潴留型高血压患者,透析间期需要注意控制体重增加。对于肾素型高血压患者,透析前应督促其服用长效的抑制肾素-血管紧张素的降压药。对于中枢神经功能失调引起的高血压患者,要加强心理指导,避免患者出现紧张、消极的情绪。对于每次超滤不充分的患者,要调整透析频率。对于服药不规范的患者,加强督促、宣教,结合随访,使其规范服药。另外,在实际临床护理中,要全面了解患者的实际情况,加大宣教力度,提高患者的依从性。在治疗过程中,要密切关注患者病情的变化。

2. 病因护理

从护理角度分析,对原发病不同的透析治疗患者从不同的侧重面进行护理。如在对患者进行饮食管理时,应该根据不同患者的实际情况,为其制定不同的护理方案。对于一些高血压肾损害及慢性肾炎患者,应注意对其心脑血管并发症进行护理,使患者对治疗计划的依从性得到显著提高,保证低钠饮食及严格控制水分摄入量,使体重的增加速度明显降低,使心脏的负担进一步减轻,并在透析治疗中使血流动力学对心脏的影响进一步减轻,使水分出入对机体内环境产生的影响减少,尽可能地使心血管并发症的发生率明显降低。对患有糖尿病肾病的患者应对血糖进行控制,加强营养指导,使患者的营养状况得到显著改善,使机体抗病能力显著增强。

3. 控制水钠的摄入

饮食控制不佳会造成水钠潴留、血容量与体重增加,从而导致心力衰竭、高血压等并发症。透析间期体重增加过快也是维持性血液透析患者死亡的重要因素,因此应严格控制透析间期体重增加,纠正患者的饮食习惯,如将含水量较多的稀饭、面条改为干饭,不喝茶水、饮料,使用有刻度的水杯有计划地饮水,正确统计出入量。除了喝水外,食物本身也含有水分,如肉类含水 60%,而水果则含水达 90%,应注意一并计算摄入量。

4. 充分透析

透析充分性与 MHD 患者的死亡明显相关,有报道 Kt/V 每增加 0.1,病死率降低 7%。在临床中 Kt/V 至少应达到 1.2。推荐每周至少保证透析治疗时间为 12h,每次 4h,每周 3 次,并保证充分的血液流量。

5. 改善营养不良

研究表明,低蛋白血症是心血管事件发生与发展的独立危险因素,蛋白质的供应量为 $1\sim1.2g/(kg \cdot d)$,其中至少 50% 为优质蛋白,同时补充必需氨基酸、碳水化合物、脂肪及维生素,以满足机体的营养需求。

6. 预防感染

MHD 患者因免疫功能降低、贫血、长期低蛋白饮食、肌肉进行性萎缩、营养不良、全身情况差、糖尿病等原因容易合并感染,且反复发作,不易控制。应早期、正确、及时应用基因重组人促红细胞生成素纠正贫血,改善全身状况。采用生物相容性好的透析膜,既可以增加中分子物质的清除量,又可减少透析过程中的补体活化,减少炎症介质和细胞因子的产生,预防感染。严格执行消毒隔离制度,做好导管护理,合理选用抗生素,及时控制感染,降低死亡率。

7. 日常护理和自我护理

向患者及其家属定期宣教脑血管意外发病的季节性特点、发病机制、预防保健知识。如冬季脑出血发生率较高,冬季外出时,特别是从温暖处到寒冷的地方时应注意保暖,以免血压急骤上升。保持心情舒畅,不良刺激及精神过度紧张和疲劳均可使血压突然升高,进而导致脑血管破裂出血。

三、临终患者透析中的护理

维持性血液透析患者在疾病的晚期或因治疗效果不佳、患者高龄、存在严重心血管并发症、伴有电解质紊乱、反复感染(尤以肺部感染为主)、严重贫血、低蛋白血症、低血压等出现全身循环障碍、神志改变,经过积极的治疗仍无生存希望称临终透析患者;恶性肿瘤治疗过程中出现肾衰竭,或维持性血液透析期间伴发不同肿瘤而仍需继续血液透析治疗的患者可称临终透析患者。临终透析患者的护理如下。

1. 施行恰当的透析方法

血液透析或腹膜透析是救治危重透析患者的重要措施之一。要有恰当的透析方法及透析护理技术、较全面的临床专业知识和经验,及时为患者解决透析前、透析中出现的各种问题。

选择血液透析还是腹膜透析,医务人员须根据患者的家庭设施、家庭居住条件、家庭人口结构、距离医院的路程、自理能力、文化程度等实际情况进行分析和推荐。最终的选择应尊重患者和家属的意愿,体现人性化的护理理念,特别是体现患者做人的尊严和医务人员的责任。

对临终患者的治疗必须慎重,选择透析方法、透析时机、透析次数、透析时间,以及选择血液透析流量、透析器类型、透析液钠浓度和钙浓度、透析机、床位等,应能体现个体化治疗原则。

2. 合理安全的治疗和血管护理

临终患者往往病情危重,给血液透析治疗带来很多困难。当患者出现休克、神志不清、烦躁不安等状况时,保证透析的安全性和维持生命体征的稳定尤为重要。因此,透析前了解病情和透析中密切观察并及时处理意外是保证危重透析患者顺利完成透析过程的重要环节。

临终透析患者都有生命体征改变,透析开始后在短时间内从体内引出 $100\sim150ml$ 的血液,这对于严重贫血、小儿、老年及透析前血压偏低患者来说,容易引起血压下降甚至心跳、呼吸停止。因此,透析前必须充分评估危重透析患者的病情并及时处理,如血红蛋白 $<60g/L$ 者可先给予配血,透析中可将血液作预充液,然后引血,或在透析过程中输注血液。对于血压不稳定的患者,需同时做好血流量及超滤量的控制,保持水与电解质的平衡。

利用监护装置随时观察生命体征的变化,如心律、心率、呼吸、血压、血氧饱和度等。在透析过程中如发现生命体征急剧变化,应立即采取措施,必要时回血,停止血液透析。

临终患者进行血液透析时,需配备各种抢救物品,如除颤仪、抢救车、简易呼吸皮囊、吸引器等。

对于血管通路,除了常规观察与护理外,还需进行个体化的观察和固定,如局部约束固定、有专人看护等,防止管道滑脱、扭曲,防止穿刺针脱落,防止出血、外溢、血肿等。对于神志不清的患者,在非透析阶段要注意留置导管的护理及固定,防止患者自行将导管拔出。

3. 慎重应用抗凝剂

对于临终患者,必须严格控制抗凝剂的应用。除了出血量大的患者用无肝素透析以及轻度的口鼻腔出血减少肝素总量外,常规须慎用或少用抗凝剂。临终患者均有严重的贫血及凝血机制障碍,毒素水平高,血管脆性强,部分患者透析前虽然无出血倾向,但透析中应用抗凝剂后可能会引起出血,因此,对此类无出血的透析患者也要适当减少抗凝剂用量,减少并发症发生,避免诱发出血。

4. 改变治疗模式

临终透析患者与其他疾病的临终患者不同。透析患者如果停止透析意味着放弃治疗,终结生命。所以可制定个体化透析方案,如小剂量透析、序贯透析、可调钠透析等,帮助患者度过生命的最后时光。

5. 密切观察病情

血液透析临终患者病情复杂、病情重、护理难,易发生血液透析并发症,在透析过程中随时可能发生病情恶化,故应密切观察患者意识状态,定时测量生命体征。出现异常时及时对症处理,如吸氧、心电监测、减少血流量、补充血容量等,必要时终止透析,建立静脉通道,遵医嘱用药,备抢救车等。肿瘤患者合并肾损害时,更应加强病情观察,防止并发症的发生。

6. 安全转运

危重患者因维持性血液透析治疗必须进行转运,这种转运以院内转运为宜;终末期患者不适宜外院转运。转运途中患者可能会出现各种并发症,据报道,转运危重患者可增加9.6%的死亡率。

转运工作主要由经验丰富的血液透析中心医生、护士及工勤人员共同完成,转运工具有轮椅、平车,或者用所属病房的病床直接转运,必要时需要家属协助完成。在转运过程中,根据病情备齐相应的药品和器材,如简易呼吸皮囊、床边心电监护仪、氧气袋、急救药品、抢救包等。事前联系相关科室,楼层转运电梯专候,避免长时间等待增加转运风险。转运中严密观察生命体征变化,利用床边心电监护仪进行监测,定期测量血压、脉搏、血氧饱和度、心电图、呼吸频率,并观察患者面色、神志等。在转运过程中注意头部位置适宜,保持呼吸道通畅,避免气道受压,妥善固定气管插管和气管切开套管,氧气源充足。

7. 提供温馨的诊疗环境

为患者营造一个安全、整洁、舒适的治疗环境,使患者拥有安全感和归属感。通过"常组织、常整顿、常清洁、常规范、常自律",使患者既有整洁美观的视觉感受又有宁静的听觉感受,为临终患者呈现和谐统一、安全舒适的环境美,以缓解患者的焦虑、绝望情绪。

8. 注重护理人员言行

护理人员的一言一行都会对临终患者产生影响,特别是护理人员的举止更是每时每刻影响着患者。护理人员冷静、沉稳大方、认真负责的态度能为患者提供良好的心理支持。业务操作时做到精、轻、稳、准,微笑服务。护士对患者表示同情、体贴,可减轻患者焦虑、抑郁、悲观、恐惧等负性情绪,会使患者产生依赖性和宽慰感,这有利于临终患者建立良好的心境。

9. 心理护理

临终患者的生理需求主要为缓解躯体上的不适与疼痛,心理需求主要为减轻焦虑、悲哀、恐惧等反应。护理的目的在于使患者尚存的、有限的生命和生活质量得以提高,维护其人格及生命的尊严,使患者在一个舒适的环境中有尊严地、平静地接受死亡。根据临终心理"安乐"护理的概念及理论依据,对临终患者进行心理"安乐"护理,以缓解患者面对死亡时躯体上产生的各种不适和心理上的压力。

护士在为患者进行心理护理时,应该特别注意正确运用交流与沟通的技巧,如耐心倾听患者的诉说。当患者与护士交谈时,护士最好坐下来,给患者较多的时间,让他们充分表达内心的感受,这样会使他们感到舒适。事实证明,给临终患者倾诉的机会本身就是消除焦虑和抑郁的一种好方法。抚摸,也是和临终患者进行心理交流的好方式,护士适当地、轻轻地抚摸临终患者,常常会使患者感到温暖、舒适和安全,其心理护理效果有时比语言还好。

10. 做好基础护理

随着病情的发展,临终患者体内各组织、器官的生理功能日渐衰竭,他们的心理和躯体都在忍受着极大的痛苦。舒适是所有临终患者的主要需求,实际上也是临终患者接受所有护理措施的综合结果。众多的临床事实证明,临终患者是否能舒适地走完人生最后的时光,很大程度上取决于基础护理的实施。

四、临终患者家属的护理

临终关怀还包括对患者家属的全方位照顾。在患者最后的日子里,家属在生活上的照顾和心理上的支持往往会给患者带来很大的帮助,但与此同时,家属生理和心理上所承受的压力也很大,所有的照顾者均存在不同程度的负荷,其中时间依赖性负荷最高,其次为发展受限性负荷和身体性负荷。家庭是基本的社会支持系统,特别是在我国这样一个发展中国家,社区医疗护理设施相对缺乏,对于血液透析患者来说,家庭是其主要的支持者,照顾患者的责任必然由家人,特别是配偶、父母、子女来承担。照顾者除了要照顾患者的日常生活以外,还包括饮食护理(控制水分)、透析血管通路的保护、体重的监测、出入量的监测、用药护理、应对患者的各种心理问题,以及每周数次透析及路途往返的照顾等,不难理解照顾者在患者身上花费大量时间和精力是其时间依赖性负荷最大的原因。照顾者会表现为心理负担过重、焦虑、睡眠受影响、头痛、体重减轻、体质下降等,对其生活质量产生了明显的影响。另外,照顾者本身也要从事工作、学习,面临就业、婚姻、经济等各方面的压力,照顾者对患者担负如此繁重的照护任务的同时,很难全身心地投入自己的工作。面对日益激烈的社会竞争,照顾者不可避免地会感到负荷,并且对他们自身各方面的发展产生影响。特别是患者的配偶,作为主要照顾者所承受的负荷是多方面的,对此,护理人员应当给予积极的心理疏导,使家属在有效调节自己心理状态的同时,能积极配合护理人员,参与护理计划的实施,陪患者一起度过人生的最后时光。护理人员最大限度地给予患者帮助,使家属在患者去世之前充分尽到义务,有利于家属在患者临终阶段和去世之后保持正常的心态。

五、临终护理的伦理问题

临终关怀蕴含着浓厚的人道主义精神和丰富的伦理思想。我国有着自己独特的文化背景和经济状况,大力发展临终关怀所涉及的伦理方面的因素与中华民族传统文化、思想及医务人员长期以来习惯的道德价值观有着较大的矛盾。因此,正确认识和处理这些伦理问题直接影响患者的生命质量,影响对临终患者身心的全面照顾和关怀,对开展临终关怀有重要的现实意义。

1. 加强死亡教育,树立正确的死亡观

死亡教育是开展临终关怀事业必不可少的先决条件,死亡教育的目的在于帮助濒死患者克服对死亡的恐惧,学习"面对死亡,接受死亡,准备死亡",帮助临终患者家属适应患者病情的变化和死亡,帮助他们缩短悲痛过程,减轻悲痛程度。首先,要对医护人员加强死亡教育,医护人员对死亡具有良好的心理承受能力和正确的死亡观是开展临终关怀的基础;其次,在全社会开展死亡教育,临终关怀是一个社会化的系统工程,需要全社会的共同参与,仅仅局限于对从事临终关怀的医护人员进行临终关怀教育是远远不够的,必须在全社会大力开展临终关怀知识普及、宣传教育,使临终关怀的观念深入人心,让全社会了解、支持临终关怀事业。

2. 改变传统的医学人道主义观念,尊重生命质量

救死扶伤是医务人员为医的宗旨,预防死亡、延长生命是医学天经地义的目的。医学伦理学观点认为,生命是神圣的,即使患者已进入临终阶段,医务人员也不应放弃延长生命的一线希望,应竭尽全力把患者从死亡线上抢救回来。明知是不治之症或不可能救活的人,到底应本着什么原则救治呢? 在无价值的救治中,花费很大的人力、财力和物力,是否符合医学伦理学原则呢? 把这些资源用于发展临终关怀,是否更能满足这些患者的需要呢? 临终关怀的医学人道主义原则的重要体现,就是要和对待其他患者一样,以患者为中心,关心、爱护、体贴患者,尊重患者的人格,诚心诚意地为患者减轻肉体上的痛苦和精神上的危机。

生命质量观认为,处于极度痛苦或意识完全丧失状态的人,其生命质量趋向于零。对于脑死亡患者,其作为社会人的意义已不存在,没有任何的生活质量可言,依靠科技手段延长其生命,并没有生命存在的价值。热爱生命是否就意味着拒绝死亡呢? 绝对不是。临终关怀尊重死亡是一个自然的过程,不加速也不延迟死亡。尊重生命质量意味着要放弃一些无效的救治,这不是治与不治的问题,而是"什么是最适宜的治疗"的问题。对于维持性血液透析临终患者而言,尊重患者的自然发展,有选择地放弃某些治疗是符合伦理学要求的。医护人员应不以延长生命为唯一目的,而以减轻临终患者的身心痛苦为宗旨。

3. 满足患者知情同意权,兼顾不伤害原则

当透析患者处于临终阶段,病情严重、预期寿命不长,特别是并发恶性肿瘤时,是否将病情告知患者,历来是一个有争议的话题。从伦理学角度来讲,不应当向患者隐瞒病情,应让他们了解自己病情的真实情况,决不能因为是临终患者就忽视了患者知情同意的权利。同时,隐瞒病情真相不利于对患者进行正确的死亡教育,不利于提升患者临终阶段的生命质量。临终患者个体差异性极大,患者的精神状态、心理承受能力、文化水平等不同,并非每个家庭都能冷静、理智地接受死亡。何时、何种方式以及何种程度地告知患者实情,这需要医护人员有足够的判断能力,才能使患者及家属安然地接受现实,更好地实施治疗和护理。

临终护理是指对那些已经失去治愈可能性的患者,从医学、心理、精神等各个方面进行关心、治疗和照护的活动,它提供给患者主动的、全方位的护理。临终护理的重点从治疗护理转向支持护理,其目的在于提高临终患者生命质量,使其安宁死亡。目前,护士对血液透析患者的临终护理重视不够,极有必要加强护士对相关知识的学习,让护士认识到临终护理

是对生命性质和死亡意义的深刻理解基础上的专业服务,树立起正确的护理观,主动地给予临终患者无微不至的关怀,让其在生命的最后阶段满意地到达生命的终点。

当前,我国的临终关怀的具体形式包括独立的临终关怀医院、综合医院的临终关怀病房及家庭临终关怀。实施家庭临终关怀时又存在两种形式:①建立家庭临终关怀病房。②综合性医院姑息治疗病房。对于维持性血液透析患者来说,家庭是其主要的支持者。

第十三章

血液透析患者运动疗法

第一节　运动疗法对血液透析患者的影响

一、运动疗法的定义

运动疗法(exercise therapy,ET)又称运动治疗,是指为了恢复健康体力及运动功能而对除药物疗法以外的各种保守治疗手段的实际应用。根据疾病特点和患者自身的功能状况,借助器械和(或)医生的技术及患者的自身力量,利用力学原理,通过主动或被动运动使身体局部或整体功能得到改善,身体素质得以提高。

二、运动疗法的益处

运动疗法对于长期透析患者来说非常重要,应积极鼓励透析患者加入到运动训练的行列中来。科学、有针对性地、循序渐进地进行运动训练少则三个月,长则一到两年,大部分透析患者的机体状态都会得到一定改善,周身疲乏无力减轻,心情舒畅,睡眠良好,可以排汗,食欲增加,大便通畅和完全有可能重返社会,从事正常工作。

(一)透析过程中运动的益处

透析过程中运动能使透析充分性增加的原因在于运动可使全身血流加速,尤其是尿素、肌酐、尿酸等溶质含量最多的肌肉组织,通过运动的挤压和血液循环的加速,组织细胞内各种溶质的转运速度加快,进入血液循环的量增加,使大量的代谢产物通过透析器,转移到透析液中而被带出体外,提高了透析时溶质的清除量和透析效果。此外,运动促使组织细胞内的尿素、肌酐及尿酸等溶质不断提前进入血液循环,造成各室间溶质的浓度梯度差降低,改善了各室间溶质的分布不均匀状态,从而减少了透析后溶质的反弹,进一步增加了透析效果。

(二)透析间期运动的益处

1. 提高活动耐受能力

运动可以提高透析患者的活动耐受能力,加强人体极限运动时的心肺功能和代谢水平。活动耐受能力通常用最大摄氧量(maximal oxygen consumption,VO_{2max})来评价,VO_{2max}越大表示耐力越强,因此 VO_{2max} 是评估人体耐力的重要指标。

2. 增强心肺功能

运动刺激骨骼肌收缩,挤压内部的毛细血管及各种感受器,使毛细血管的管径增粗、开放的数量增加,机体的末梢循环得到改善,并反射性地使心肺功能也活跃起来,以适应机体的需要;运动时引起的呼吸加深加快,使胸廓和膈肌的活动幅度增大,加强了气体的交换;运动使心肌收缩力增强,心排血功能增强,增加器官的灌流量,从而增强心血管系统的应激性。

3. 控制血糖和改善胰岛素抵抗

透析患者糖代谢障碍主要表现在肌肉对葡萄糖的利用障碍,可能与胰岛素受体缺陷或受体后信号传导障碍等因素有关。运动能增进胰岛素的功能,增加肌细胞膜上胰岛素受体的数量,促进胰岛素与肌细胞上的受体结合,而这种受体的变化可能有助于改善肌细胞对胰岛素的敏感性,使其在收缩反应中增加葡萄糖的摄取与消散,从而有利于保持血糖的稳定。

4. 改善脂质代谢

长期坚持一定量的运动训练可使肌肉、脂肪组织中的脂蛋白酯酶的活性增加,加速富含甘油三酯的乳糜微粒和极低密度脂蛋白的分解,使甘油三酯降低,高密度脂蛋白胆固醇量升高,而高密度脂蛋白胆固醇有限制动脉平滑肌细胞对胆固醇的摄取和蓄积的作用,并促使已沉积在细胞内的胆固醇运出动脉壁。因此,运动不但有助于降低血脂含量,而且有助于血脂的转运和利用,有一定防止动脉粥样硬化的作用。

5. 改善睡眠,缓解情绪

运动时,机体神经系统产生微电刺激,这种刺激能促进多巴胺等神经递质的分泌,使大脑皮层放松,从而减轻抑郁、焦虑等负性情绪对睡眠的影响;运动能使大脑皮层兴奋与抑制的转化功能更为完善,使患者更容易产生睡意,更易进入睡眠状态。生理状况的改善提高了患者战胜疾病的信心,使患者将注意力转移到运动中去,在运动中增加与他人的交流,减轻心理压力,提高生存信心。

6. 维持和恢复运动器官的形态和功能

运动能加快血液循环,增加关节滑液分泌,改善软骨营养,从而保证软骨代谢的需要;运动通过牵拉各部位软组织,促使挛缩组织延伸,使肌肉逐渐肥大,肌力和耐力得到增强和恢复,从而改善主观运动能力。

三、运动的不良反应

运动常见的不良反应有下肢肌肉痛、关节痛、四肢痉挛、心悸、耳鸣、头痛、全身及下肢乏力等。

第二节　运动疗法的适应证与禁忌证

一、运动疗法的适应证

(1)接受维持性透析治疗至少 3 个月以上(原则上无年龄限制)。

(2)血压相对稳定。原则上收缩压<140mmHg、舒张压<90mmHg。

(3)美国纽约心脏病协会(The New York Heart Association,NYHA)心功能评估 1~3 级、无心力衰竭表现。

(4)Hb>80g/L。

(5)运动能力<4Mets。

(6)安静时或运动试验负荷<4Mets 时无心肌缺血加重或心绞痛发生。

(7)最大摄氧量(VO_{2max})>16ml/(kg・min)。

(8)患者知情同意。

(9)身体状况综合评估符合运动训练要求。

二、运动疗法的禁忌证

(1)未控制的高血压,收缩压＞180mmHg,舒张压＞100mmHg 或肺动脉高压。

(2)未控制的尿毒症,血液透析前血尿素氮(BUN)＞21.4mmol/L,血钾＞6.0mmol/L,碳酸氢根(HCO$_3^-$)＜20mmol/L,血磷＞1.93mmol/L。

(3)不稳定性心绞痛、急性心肌梗死。

(4)未得到控制的充血性心力衰竭、心律失常。

(5)严重的糖尿病视网膜病变。

(6)骨关节病患者步行距离小于 200m。

(7)肺部疾病安静状态下血氧饱和度小于 90% 或动脉血氧分压小于 60mmHg。

(8)脑血管疾病急性期。

(9)急性全身性疾病,如急性炎症、传染病及其他发热性疾病。

(10)血栓性静脉炎。

(11)患者透析依从性差,不配合或拒绝运动者。

(12)体位性低血压(卧、坐位转立位)。

(13)体液超负荷,外周水肿明显,体重明显增加,在运动时会诱发心力衰竭。

第三节　运动处方

一、运动处方的定义

运动处方是指用处方的形式规定适当的运动方式、强度、时间、频率,并指出运动中的注意事项,以便有计划地经常性锻炼,达到健身或治疗目的。

二、运动疗法的原则

(一)早期进行
建议在透析初期就进行运动调节,而不是在各种并发症发生、患者身心疲惫时。

(二)循序渐进
运动的内容要由少到多,程度要由易到难,运动量要由小到大,注意紧张用力的运动要与放松等休息运动相交替,动静结合,切不可勉强,使患者逐渐适应,忌过度疲劳。

(三)长期维持
大部分运动项目需要经过一定的时间后才能显示出疗效,尤其是对年老患者或伴有神经系统损伤的患者。在确定运动方案后,要持之以恒才能积累治疗效果,切忌操之过急或中途停止。

(四)综合调整
运动计划要综合全面,应将功能评定贯穿于治疗方案的始终。

三、运动方式

(一)有氧运动

有氧运动也叫全身耐力训练,是机体与外界环境进行气体交换的过程中氧气的供给与需求处于平衡状态,以有氧代谢占主导地位,以中等或低强度运动为主的一种状态。有氧运动是一个与无氧运动相对应的概念,例如步行、慢跑、骑自行车、蹬脚踏车、游泳、划船、登山、跳交谊舞、保健体操等。有氧运动能与日常生活相结合,不需要特殊设备或参与课程培训,可以成为透析患者主要且长期坚持的康复运动方式。近年来国内外透析中心开展透析中骑脚踏车运动,既能充分利用透析的时间,减少患者额外负担,增加患者的运动依从性,还能提高透析过程中的透析效能,增加透析充分性。

(二)抗阻力运动

抗阻力运动也叫肌肉力量的训练,是通过抗阻力练习提高肌力的一种方法,能够锻炼肌肉力量,保持骨骼密度和肌肉群体积,消除局部脂肪积聚。作为有氧运动的补充运动,抗阻力运动应该在有氧运动之后或者另外一天进行。例如仰卧起坐、举哑铃、举杠铃等。

(三)其他运动方式

其他运动方式有放松性、柔韧型项目,如瑜伽、太极、气功、八段锦等。

四、运动强度

运动强度是指单位时间内患者从事运动所消耗能量的大小,功率大小以瓦(W)或千克米/分(kg·m/min)表示,1W 相当于 6kg·m/min。运动强度的设计会直接影响运动训练效果和运动安全性。按人体所做的功可分为高强度运动(功率相当于 150～200W)、中强度运动(100～150W)和低强度运动(50～100W)。

运动强度的确定及监控采用一般感觉判断、主观运动感觉和心率监测三者相结合。运动强度的评价指标有以下几个。

(一)最大摄氧量

最大摄氧量(VO_{2max})表示每分钟运输到活动肌肉能被利用的最大氧量,是反映人体有氧运动能力的重要指标,也是反映运动强度的准确指标。一般以 ml/(kg·min)表示,通常取 50%～80%作为靶运动强度。VO_{2max}的测定方法有以下两种:

1.直接测试法

直接测试法也称实验室测试,让受试者带上专门的仪器在跑台上跑步,通过调动跑台的跑速级别使受试者运动至力竭,然后用专门仪器收集受试者呼出的气体,纳入气体分析仪进行分析,分析出的结果便能确定其最大摄氧量。

2.间接测试法

间接测试法根据人体的耗氧量与本身完成的功率和运动时的心率进行推测。

(1)Bruce 方法:通过跑台和心率监测仪,当运动达最大心率时,记录其运动时间。

预测 VO_{2max}的公式为:

正常人:$VO_{2max}=6.70-2.82\times$性别(1 或 2)$+0.056\times$运动时间(s)

心脏病患者:$VO_{2max}=6.70-2.82\times$性别(1 或 2)$+10.5+0.035\times$运动时间(s)

(其中性别男=1,女=2)

(2)12 分跑:受试者竭尽全力地跑 12min,记录完成的距离(透析患者应用时应注意适应人群)。

推测公式为:$VO_{2max} = 22.43 \times 距离(km) - 11.29$

(二)靶心率

靶心率(target heart rate,THR)是指运动处方所规定的运动中应达到而不宜超过的心率。靶心率是确定运动强度的可靠指标。靶心率范围在 $50\% \sim 80\%$,它是判断有氧运动的重要依据。

测定靶心率有 3 种方法:①平板运动试验。②踏车运动试验。③公式法。靶心率=最大心率×($50\% \sim 80\%$),最大心率 = 220 - 年龄,如 20 岁的靶心率是 $100 \sim 160$ 次/min。

(三)Borg 主观劳累记分法

Borg 提出主观劳累计分法,根据运动者自我感觉劳累程度衡量相对运动水平,是半定量指标,分为 15 分记分法和 10 分记分法(见表 13-1),目前通常采用 15 分记分法,受试者自觉疲劳程度在较轻至稍累(11~13 分)之间较为适宜。

表 13-1　Borg 主观劳累记分法

15 分记分法		10 分记分法	
6	无	0	不用力
7	非常轻	0.5	极轻(刚有感觉)
8		1	很轻
9	很轻	2	轻
10		3	中
11	较轻	4	较强
12		5	强
13	稍累	6	
14		7	很强
15	累	8	
16		9	
17	很累	10	极强(接近极量)
18			
19	非常累		
20	极量		

(四)代谢当量

代谢当量(metabolic equivalent,ME)简称梅脱(Mets),是以安静时的能量消耗为基础来表达各种活动时能量代谢水平,1Mets 代表机体静息状态下的代谢量,约为每千克体重每分钟摄氧 3.5ml。测定代谢当量需要一定的设备和技术,而且受很多因素的影响,在实际工作中不易广泛应用。

五、运动频率

运动频率是指每周运动的次数。美国运动医学会(ACSM)建议每周 3~5 次的运动训练频度最为合适,每两次运动间隔的时间应小于等于 2d。

六、运动时间

运动时间是指达到靶运动强度的时间,即能够保持和改善透析患者心血管功能的训练时间。运动训练可分为三个阶段,即准备阶段(热身阶段)、训练阶段、整理阶段。

(1)准备阶段是使身体逐渐适应运动强度较大的训练,以免在运动强度突然增大时,发生内脏器官不适应和关节损伤。准备阶段可进行伸展运动、低负担的有氧运动或者是关节的旋转运动,一般需要 5~10min。

(2)训练阶段是一次运动训练的主要部分,其内容要求完成一次运动训练欲达到的目标,一般需要 15~30min。

（3）整理阶段的目的是防止血流集中于四肢后若突然停止运动会使回心血量锐减，容易发生"重力性休克"。整理阶段可进行慢步、放松按摩等方式，一般需要 5～10min。

七、运动疗法的注意事项

（一）运动前
（1）对透析患者进行系统评估，制定个性化的运动处方。

（2）选择合适的训练场地，穿宽松舒适的衣服、鞋帽。

（3）避免空腹运动。

（4）教会患者自我监测心率、血压。

（5）了解气候变化，根据季节和环境调整运动方案。

（6）发热或感冒后，在临床痊愈 2d 以上才可恢复运动。

（7）运动前准备一张医疗卡片，以便发生意外时及时处理。

（二）运动时
（1）应坚持循序渐进的原则，逐步增加强度，延长运动时间。

（2）加强监护，严密观察患者血压、心率及病情变化，必要时调整运动量。

（3）注意防跌伤、骨折、肌肉损伤等危险。

（4）运动期间注意运动、饮食和药物的协调。

（三）运动后
（1）应及时擦干汗液，避免受凉。

（2）监测心率、血压，做好记录，一般运动停止 6min 左右心率应＜110 次/min。

（3）要保持良好的睡眠与休息，以确保运动的连续性。

（4）运动后应感到兴奋而不是疲劳，若持续疲劳不缓解，应调整运动量。

（四）建议和监督
透析患者运动时，还需要考虑以下安全注意事项：①糖尿病患者血糖＞15mmol/L 或＜5.5mmol/L时暂缓运动。②有低血糖倾向的患者应该在运动前、运动时和运动后测量快速血糖，同时备好升高血糖指数的点心。③如果有深静脉血栓的症状，如小腿不正常的水肿、发红和疼痛时要暂缓或停止运动。④有开放性伤口及没有愈合的溃疡时应该避免游泳及负重运动，直到溃疡完全愈合。⑤如果有头晕、严重头痛或心率、血压有明显波动时应该延缓或停止运动。⑥如果规律运动的患者持续出现透析和运动后的低血压或不适时需要调整药物剂量。⑦透析患者理想的生理功能评估应该在非透析日及非周末后进行。⑧只要动静脉内瘘愈合良好且没有连接透析机，内瘘侧肢体就可以运动。

第四节　运动疗法的效果评价

进行运动疗法效果评价的目的是了解透析患者运动后的身体状态，判断功能恢复的程度，根据结果调整运动训练方法与运动量。

一、运动疗法效果评价原则

（1）系统性：运动训练前、训练中和训练结束后，根据不同患者的特点，进行临床表现、功能状态和生活能力的全面检查并记录。

（2）可比性：检测的方法、程序、要求、仪器和再次检测的时间、人员等条件，都要统一不变，准确可靠。

（3）记录留存检测的结果应及时整理、核实，进行分析、总结并存档。

二、运动治疗的目标

一般长期透析患者经过系统运动治疗 3～6 个月后，可以达到下述目标：①体力有所恢复。②握力、下肢肌力、臂力、腰力增强。③肢体肌肉逐渐健壮。④瘘侧肢体血管充盈、血流量充足。⑤贫血改善。⑥食欲增强。⑦睡眠良好。⑧可以自主排汗。⑨运动时无明显心悸、气短，肺功能改善。

三、评价运动治疗效果的指标

（一）运动耐力方面（最大摄氧量、6min 步行试验、握力、下肢肌力、背肌力）

（1）6min 步行试验：在水平硬地上选择一条 30m 的走廊，让受试者在走廊上尽可能快地行走 6min，然后测量其行走距离。试验过程中每隔 1min 给予受试者一些鼓励性短语，如"你走得很好"或"继续好好走"。若出现胸闷、心悸、发绀等症状和体征或受试者感到极度疲乏，则不能继续运动，应终止试验。

（2）握力：用于检测前臂和手部的屈肌力量。使用握力器测定，每只手握 2～3 次，取最大值，参照握力指数表。患者均可接近正常人。

（3）下肢肌力：评价方法有两种。

【方法一】　30s 起坐试验（30s chair-stand test，CST）。开始时，患者坐在高为 43.2cm 的无把手折叠椅中央，直背，双脚分开着地与肩同宽，双臂于腕部交叉贴于胸前，计时开始后，患者起立，然后坐回到原来的姿势，在 30s 时间内鼓励患者尽可能地完全正确地反复坐起动作。CST 数目越多，说明患者的下肢肌力越强。

【方法二】　坐-立体位试验（sit-to-stand-to-sit test）。让接受测试的患者由一定高度的椅子上反复站起、坐下 10 次，记录所用时间，结果与 Csuka 和 McCarty 提出的标准进行比较，超过此标准为试验阳性，提示下肢肌力减退。标准如下：

女性时间（秒）＝7.6＋0.17×年龄

男性时间（秒）＝4.9＋0.19×年龄

（4）背肌力：反映腰背肌力量，可用背力计检测，女性患者可接近正常人，男性患者低于正常人。

（二）心肺功能检测（观测运动训练前后的心率变化）

多数透析患者运动训练前动则即喘，心悸明显，经过一段时间的运动训练后，有相当一部分透析患者心肺功能增强，上述症状得到改善。

（三）营养状况方面

干体重、SGA 评分、血清白蛋白、食欲等。

（四）总体生活质量方面

生理、心理、社会情况及生活质量评价量表（SF-36）等。

（五）实验室指标

肾功能、电解质、血脂、血糖等。

第五节　运动疗法推广实施的障碍与展望

一、运动疗法推广实施的障碍

（一）血液透析患者自身因素

血液透析患者自身因素有：①透析患者的躯体功能下降。②缺乏运动的动力。③知识缺乏。④心理因素。⑤时间缺乏。

（二）医务工作者的因素

医务工作者的因素有：①运动疗法知识缺乏。②工作繁重，缺乏教育的时间。

（三）社会因素

社会因素有：①缺乏运动设施。②缺乏家属支持。③尚未建立能够广泛推广和易于坚持的运动处方。

二、运动疗法展望

运动疗法对于长期透析患者来说非常重要，应积极鼓励透析患者参加到运动训练的行列中来，但需要循证医学证据建立理想的运动模式，指导患者进行运动训练。透析康复运动在国外的初步成功给了我们很好的启示。在研究符合我国国民素质、文化背景的透析康复运动方面，我们还有很长的一段路要走。

第十四章

维持性血液透析患者健康教育

第一节 健康教育的方式

血液透析是终末期肾功能衰竭患者重要的肾替代疗法之一。随着尿毒症发病率的增加、血液透析技术的发展、维持性血液透析患者生存期的延长，使维持性血液透析患者的健康教育显得尤为重要。在目前血液透析的临床护理工作中，健康教育面临许多问题，而合理饮食、限制液体摄入、规律的血液透析、遵医嘱用药和及时检查五个方面的依从性是延缓维持性血液透析患者发生远期并发症的重要因素。护士对患者实施的健康教育使患者在饮食、药物、血管通路等方面进行自我管理，这对于患者顺利完成透析治疗，减少透析不良反应，提高生活质量，延长生命等起重要作用。健康教育的方式主要有知识传播和行为干预两个方面，根据获取知识的途径，传播途径有口头讲解、图文宣传、视听材料播放、示范训练、病案讨论、电话随访与咨询、开展大型讲座、血液透析患者管理软件等。根据临床健康教育的管理模式，目前临床有传统健康教育模式、强化健康教育模式、知信行健康教育模式、同伴式健康教育模式、家庭参与式健康教育模式、Teach-back 健康教育模式。由于血液透析患者年龄、个性、文化程度、职业特点、信念和价值观等不同，导致患者对疾病的认知、接受能力等方面存在差异，护士应结合患者特点，采取不同方式进行健康教育，以保证健康教育的效果。

一、获取知识的途径

(一)口头讲解

口头讲解是最基本也是最主要的教育方法，可分为主动讲解和被动讲解。主动讲解是指护士根据标准的教育内容主动向患者宣传，适用于透析过程中针对患者个体存在的问题实施健康教育，如新患者透析中的注意事项、通路护理的基本常识、维持干体重的注意事项；被动讲解是患者提出问题，护士有针对性地做出解释。口头讲解法适用于所有的患者，尤其适用于新患者和需个别指导的患者。这种健康教育形式贴近患者，在时间安排上灵活方便，护士可以在血液透析治疗过程中与患者交流，必要时还可以重复宣传教育。

(二)图文宣传

对患者重要但又容易忘记的健康教育内容，如水平衡、饮食和药物知识、血管通路的自我维护等，可以采取宣传栏、宣传卡片、图文手册以及实物陈列等形式达到教育效果。该方法有利于患者反复阅读、重点记忆。图文宣传应注重图表要简单明了，以满足低文化层次患者的需要。

(三)视听材料播放

在透析治疗期间可以利用电视、幻灯、投影及广播等进行健康教育，适合于宣传带有共性的健康教育内容，如血液透析基本原理、常见并发症及防治等。有条件的透析单位也可将重要的健康教育内容制成视频后发放给患者。

(四)示范训练

示范训练适用于与操作和自我护理技能有关的教育内容,如血压的测量方法、内瘘通畅性的检测、内瘘穿刺点的正确压迫与出血的处理。示范训练可以采用护士—患者、护士—家属、家属—患者、患者—患者等形式实施。

(五)病案讨论

对于一些对患者有特殊教育意义的个案,可以采取由医师、护士、患者甚至家属一起参与的讨论,例如,由于没有按照透析处方定时透析导致病情变化甚至生命危险的情况。让有过相同经历的患者现身说法,并组织其他患者、家属进行讨论,在医师、护士的指导下重新建立正确依从关系。这种健康教育方式能起到事半功倍的作用,但受到时间和场地的限制,可以采用3个月集中讨论一次的方式,也可以是肾友会的特别专题讨论。

(六)电话随访与咨询

透析中心与患者之间应互留有效的电话联系方式,工作人员可以对患者进行随访,当患者遇到病情变化或其他问题时,也能及时得到指导和帮助。

(七)举办大型讲座

对患者必须了解的共性知识,举办大型讲座,按照血液透析治疗诱导期和维持期将患者进行类分,对照治疗期特点有针对性地进行宣教。如为透析诱导期患者举办血液透析原理、体重控制等知识讲座;为维持性患者举办钙磷代谢、饮食运动等各种讲座。这种方法教育面广,时间集中,同时接受教育的人数多,收效快,常应用于应知应会知识的普及。

(八)血液透析患者管理软件

血液透析患者管理软件(APP、微信、公众号等形式)可以宣教透析相关知识,收集透析间期患者的情况,如体重、血压等。患者可以通过软件很便捷地获得血液透析相关知识,透析间期的问题可以及时反馈给医务人员,医务人员也可通过软件及时了解患者在透析间期的一些情况,对存在的问题及时进行指导。

二、临床健康教育的管理模式

(一)传统健康教育模式

传统健康教育模式主要以责任制健康教育为主,即将血透患者分成若干组,每组5~10人,由一名责任护士负责。通过书面指导、发放小册子、口头指导等方式,根据患者的健康、心理、服药、饮食、运动、工作及休息情况,以及对疾病的认识态度和认识程度、生活习惯,家庭成员对治疗的态度及对健康教育的需求,护士可为患者提供有计划、连续性、有的放矢的健康指导。

(二)强化健康教育模式

为了增强透析患者对血液透析相关知识的掌握,提高患者的自护能力,成立强化健康教育小组,制定强化健康教育方案,明确健康教育的内容,每周组织血液透析患者进行主题健康教育,授课后根据授课内容患者之间进行讨论,由一名患者提出疑问,由授课者再次讲解,课后将授课资料发放给患者及家属,以达到强化健康教育的目的。强化健康教育能够让患者对治疗行为有更客观的认识,可以更积极地配合治疗,有利于取得更好的疗效。通过强化管理,可以提高患者医嘱执行能力,从而形成更好的医患、护患关系,共同努力获得更好的治疗效果。

(三)知信行健康教育模式

知信行理论(knowledge attitude belief practice，KABP)认为，知识是基础，信念和态度是动力，促进健康行为是目标。具体方法：评估患者基本信息及知信行情况，通过定期发放透析知识宣传手册、健康教育处方，制作健康教育宣传栏，举办透析专题讲座等，使患者及其家属从理论上了解健康教育的重要性；逐步加强健康教育的信念，建立正确的态度，树立战胜疾病的信心；自觉遵守计划，坚持实施相关干预措施，促成健康行为的产生，摒弃危害健康的不良习惯及行为，提高患者自我管理能力是最终目标。知信行健康教育模式可提高患者的治疗依从性，通过接受护理人员的劝导，改变其不良行为，采纳健康行为，从而提高其生存率及生活质量。

(四)同伴式健康教育模式

由于透析治疗是一种终身替代疗法，患者一旦进入维持性血液透析，在生活方式上需要转变，如饮食的调整、水盐控制、运动等，这就要求患者通过维持良好的自我管理行为来积极改变生活方式，从而维持满意的生活质量。患者之间因为有类似的疾病经历，通过微信群或其他沟通方式，彼此之间敞开心扉，患者更乐于接受来自同伴的情感支持和言语劝说，而不是单纯接受医护人员的说教，同伴的良好治疗效果有利于降低患者的疾病不确定感，而同伴当中的自信、乐观和病情的稳定性会在组内起到积极向上的渲染作用，即暗示作用和榜样作用。

(五)家庭参与式健康教育模式

维持性血液透析(MHD)患者长期受慢性疾病及各种并发症的影响，容易产生焦虑、抑郁。有研究表明 59.2% 的患者不能保持乐观、平稳的情绪。而家庭的关怀可以减轻患者的焦虑、抑郁程度。家庭作为社会支持的重要组成部分，尤其对于年老体弱、文化层次比较低的患者，家属对疾病相关知识的掌握程度可对患者知识、行为甚至疾病的发展产生重要的影响。采用家庭参与式健康教育模式，即在常规健康教育的基础上向患者家属普及透析相关知识，让家属了解家庭支持与温暖对患者治疗效果的重要性。家庭关怀度和患者的自我管理水平呈正相关，家庭关怀度越好，患者自我管理水平越高。在血液透析患者的自我管理过程中，医护人员应加强对家属做好指导和解释工作，组织家属参与健康教育学习，提高其家庭关怀度，发挥家庭成员在患者自我管理中的作用，并通过家属的反馈作用进一步促进患者自我管理行为的建立。

(六)Teach-back 健康教育模式

Teach-back 法(英文也可翻译为"show-me"或"closing the looping")又叫回授法，即在对受教育者进行健康教育后，让其用自己的语言表达对教育信息的理解，对于受教育者理解错误或者未理解的信息，教育者再次进行强调，直至受教育者正确掌握所有信息。具体操作方法是：①评估：了解患者学习能力，让患者叙述已经掌握的内容有哪些，哪些方面感到困难，患者及家属想学什么。②实施教育计划：选用通俗易懂的语言，将教育内容分小段进行，每次仅教育 2~3 个概念。③评价：用有礼貌、关心的语气和态度向患者进行开放式提问，鼓励患者用自己的语言复述，待患者复述正确或操作准确后再进行下个内容。回授法在国外被广泛应用于医院、养老机构、诊所、基层卫生保健中心、家庭等，能降低患者再次入院率，提高患者健康素养，促进患者健康行为的形成。回授法的适用性高于传统方法，它针对当前教育方法的弊端进行相应的改进,注重信息的双向传递,重视对患者知识掌握程度的评价,从而实施个性化宣教,提高宣教内容的知晓率,促进患者的遵医行为。

第二节　血液透析患者健康教育内容

血液透析患者健康教育应系统、动态、连续而又有针对性。护士应根据患者不同的透析阶段(首次透析、诱导透析阶段、维持性透析阶段)由浅入深地实施健康教育,以保证良好的教育效果。

一、首次透析患者的健康教育内容

由于首次透析患者对血液透析治疗的不了解,加上对治疗费用的担心,大多数会产生恐惧、焦虑心理,甚至可能会拒绝血液透析治疗。这部分患者的健康教育重点是心理支持。

(一)透析前访视

对于首次接受透析治疗的患者,在得到预约透析的医嘱后,由血液透析骨干护士对患者进行透析前访视,向患者讲解血液透析的原理、血液透析治疗的过程、设备的安全性监控功能等,必要时可让患者到血液净化中心参观,与治疗中的患者交流,以消除患者对血液透析治疗的陌生感与恐惧心理,顺利接受治疗。由于无法预约需急诊透析的患者,可由治疗单元的主管护士根据患者病情简单向患者介绍透析原理。对于病情危重、昏迷患者,护士可向家属进行相关内容的宣传教育。

(二)治疗前健康教育内容

患者进入血液透析中心应有专人热情接待,接诊护士对血液透析中心的环境、设备情况、透析须知以及主管医师、护士、护士长进行介绍,使患者尽快消除陌生感,适应血液净化治疗环境。如果患者需要进行首次内瘘穿刺、中心静脉置管或动静脉直接穿刺,还应进行相关知识的讲解。

1. 环境及规章制度的介绍

患者进入血液净化治疗,护士应主动进行环境介绍:①候诊区、透析治疗区的位置;饮用水和卫生间的位置;安全通道的位置等。②向患者介绍保持室内清洁安静、限制陪伴或探视的意义。③陪护在接诊处等候,无特殊情况不可随意进出透析治疗区,以减少患者交叉感染。

2. 血液透析基本知识

由主管护士向患者讲解血液透析的目的的、血液透析机和透析器的结构与功能,消除患者的恐惧心理。告知患者定期透析的重要性,让患者严格遵医嘱执行透析治疗。血透过程中需使用抗凝剂,常用药物有肝素、依诺肝素钠注射液(克赛)、低分子肝素钙注射液(速碧林)、尿激酶、华法林、阿司匹林、双嘧达莫(潘生丁)、噻氯匹定(抵克力得)等,主要作用是防止血栓形成。用药过程中应注意出血倾向,监测出凝血指标。观察有无发生插管处渗血、眼结膜充血、牙龈出血、大便出血等。血透患者的长期存活率与每周透析次数和每次的透析时间直接相关,足够的透析治疗能保证有效的血压控制、钙磷代谢平衡、饮食开放等。因此,尿毒症患者应保证至少每周3次、每次4h的透析。为了尽可能减少或延缓透析相关的长期并发症,选用生物相容性较好的透析器,如合成膜,并根据体重大小选择面积适宜的透析器。

3.测量体重和生命体征

告知正确测量体重的重要性与方法、测量生命体征及糖尿病患者测量血糖的必要性。医务人员对患者有无出血情况、外伤等进行问诊及常规体检,制订当次透析计划,进行透析治疗。治疗结束,测量体重和评估生命体征,由医务人员进行评估是否达到预期透析目标。确认下一次透析时间。

4.血管通路相关教育

(1)动静脉内瘘穿刺:首次进行动静脉内瘘穿刺的患者可能会对透析治疗产生恐惧、不配合的心理。护士告知患者应配合护士进行动静脉内瘘穿刺,并重点关注减轻疼痛的方法的使用,必要时可以在穿刺前30～60min在穿刺局部涂抹复方利多卡因乳膏,安排穿刺熟练的骨干护士操作,有条件的可在B超引导下穿刺,尽量一次穿刺成功。对于动静脉内瘘成熟欠佳的患者前三次可采用17G穿刺针进行穿刺,后采用16G穿刺针以保证有效的循环血量。

(2)中心静脉置管:对于无动静脉内瘘的患者还需建立中心静脉置管,应做好围手术期健康教育。由配合手术的护士向患者简单讲解导管置入的方法和配合要点,协助患者取合适体位,并尽可能陪伴在患者身边,以缓解患者的紧张、恐惧心理。告知患者需配合医生择期做好动静脉内瘘。

(3)动静脉直接穿刺:一般情况下不主张该方法,若紧急情况下需进行动静脉直接穿刺,应告知患者因操作可能造成的血管损伤以及可能出现的出血、血肿、假性动脉瘤等并发症。操作前应签署知情同意书并告知患者及时建立其他血管通路的意义。

(三)治疗中的健康教育内容

1.采取正确、舒适的体位

采用中心静脉置管进行血液透析时不正确的体位可能会导致血流量不足。内瘘侧肢体需妥善放置,不要随意摆动。护士应指导患者采取正确、舒适的体位,保证治疗的顺利进行。

2.定期进行监测,交代注意事项

透析过程中需定期进行生命体征的监测,必要时还需使用药物等治疗。交代治疗过程中的注意事项,如避免牵拉血路管,避免进食过多,如有头晕、胸痛、出汗、肌肉痉挛等不适要及时告知医护人员。护士应加强巡视,主动关心患者,让患者感到安全。

(四)治疗结束后的健康教育内容

1.血管通路自我护理要求

(1)动静脉内瘘:透析结束后穿刺部位需要局部压迫10～15min(因个体差异,压迫时间可能不同),逐步放松弹力绷带,放松时先静脉后动脉,注意观察有无出血、肿胀,如果出现出血、肿胀,应立即按压穿刺点,并通知护士进行处理。24h后揭下创可贴,在此期间穿刺处应保持清洁干燥,以防感染。透析24h后,手部握拳锻炼,做到每日触摸内瘘震颤3～4次,热敷,用多磺酸黏多糖乳膏(喜疗妥)局部涂抹或贴土豆片。内瘘侧肢体袖口避免过紧、受压,避免内瘘侧肢体静脉注射,测量血压等。服用降血压药物患者应监测血压,防止低血压引起内瘘闭塞,若发现杂音减弱,立即到医院就诊。

(2)中心静脉置管:①注意个人卫生,保持局部清洁干燥,沐浴时应避免打湿导管,如患者需淋浴应先用导管保护袋或肛门袋保护。若插管处有出血、红、肿、热、痛、敷料脱落、污染等情况,应及时告知医护人员进行处理。②患者应着宽松柔软衣物,卧位时不要压迫导管。③注意留置导管的保护,不可自行拔管;注意固定导管,防止扭曲、滑脱,避免牵拉、挤压,避免特殊的体位,如倒立等。一旦发生导管滑脱,应立即压迫止血,并通知医师处理。留置部位在颈部的患者不可用力扭转头部,尽量穿对襟上衣,以免牵扯导管,导致脱出。行股静脉置管的患者,嘱其减少置管下肢的活动,下肢弯曲不超90°,并注意保持会阴部清洁。④原则上留置导管仅用于透析治疗,一般情况下不做他用,如抽血、输液等。⑤置管后应保证每周至少一次的换药封管,以免导管堵塞和局部感染。

(3)动静脉直接穿刺:为避免穿刺部位出血,穿刺点局部压迫时间较动静脉内瘘压迫时间长,放松时先静脉后动脉,注意观察有无出血、肿胀。24h后揭下创可贴,在此期间穿刺处应保持清洁干燥,以免感染。

2.对于首次透析的患者

对于首次透析的患者如果存在心衰或高钾血症,还需进行饮食护理,指导患者限制水分摄入,避免进食含钾高的食物,如蘑菇、海带、豆类、莲子、卷心菜、榨菜以及香蕉、橘子等。教育患者识别高钾血症的表现,一旦出现心率减慢、四肢及口周感觉麻木等症状,应及时告知医务人员。

3.透析间期应严格控制体重

体重增加过多,会增加心脏负担和心血管疾病的发生率。透析间期体重增加一般应控制在干体重的3%～5%以内。低盐饮食和限制水分的摄入是透析间期控制体重增加的重要措施(透析患者每次透析前需知晓衣、裤、鞋的重量,精准计算净体重,行动不便的患者可带轮椅称重,并了解轮椅的重量)。

4.应定期检查

有时并发症的出现早期患者自我感觉无异常反应,但可通过化验及时发现问题。应做到每月一次血常规、生化检查,每3～6个月一次PTH、铁蛋白、营养状况、透析充分性指标监测,每半年一次心超、肝炎系列、B超、胸片等检查。

5.做好药物宣教

按医嘱服药,透析患者一般需使用促红细胞生成素、铁剂、磷结合剂、叶酸、B族维生素、维生素D、左卡尼汀等。如果服用降压药,不可随意变动。长期低蛋白饮食的患者往往合并严重的营养不良,在饮食增加蛋白质摄入的同时,必须合理的营养治疗,如口服复方α-酮酸片(开同),必要时静脉营养,如补充氨基酸、脂肪乳剂等。

6.保证足够的营养物质摄入

保证足够的营养物质摄入是血透患者提高长期存活率较为重要的因素,血透患者应做到低盐高蛋白饮食,蛋白质的摄入量至少每天每千克体重1.2g;保证足够的热量摄入;适当控制钠盐、钾和磷的摄入;适当注意休息,若情况良好,可参加较轻松的工作,适宜的运动有利于增加血透患者的食欲和体力。

7.戒烟限酒

说明吸烟的危害,吸烟会刺激肺、气管及支气管,使气管、支气管分泌物增加,妨碍纤毛的活动和清洁功能,会导致痰量增多,增加肺部感染的危险。长期饮烈性酒会对食道局部黏膜产生慢性刺激而引起癌变。

(五)预防坠床跌倒

透析患者是坠床跌倒的高危人群,在整个透析治疗过程中均需做好坠床跌倒的预防工作。告知患者穿合适的裤子,并穿防滑鞋;湿性拖地后避免不必要的走动;如在行走时出现头晕、双眼发黑、下肢无力、步态不稳和不能移动,立即原地坐(蹲)下或靠墙,呼叫他人帮助;改变体位应遵守"三部曲",即平躺30s,坐起30s,站立30s,再行走;避免突然改变体位,尤其是夜间。

(六)疼痛宣教

1.告知患者疼痛强度的评分方法

疼痛是主观感受,医务人员很难用仪器来测定,根据评分结果及时向主管医生报告疼痛程度,以便于采取一定的措施来缓解疼痛。

2.告知积极止痛的必要性

疼痛是一种令人不快的感觉和情绪上的主观感受,伴有现存的或潜在的组织损伤。疼痛是机体对有害刺激的一种保护性防御反应。

3.疼痛的原因非常重要

如果有疼痛,医护人员及时评估疼痛的部位和疼痛的程度及有无外伤史,因在血透过程中一般均需用抗凝剂会加重出血,必要时需拍片/CT等进一步检查,并给予合理的治疗。

4.自我引导止痛

①参加趣味活动:如阅读感兴趣的报刊、书籍,进行唱歌、游戏、看电视、交谈、下棋、画画等活动。针对患儿,护理人员的爱抚和微笑、有趣的故事、玩具、糖果、做游戏等都能有效地转移注意力,从而缓解疼痛。②听音乐:优美的旋律对减慢心率、减轻焦虑和抑郁、缓解疼痛、降低血压等都有很好的效果。护士应根据患者的不同个性和喜好选择合适的音乐。③松弛疗法:通过自我控制集中注意力,使全身肌肉放松,可减轻疼痛强度,增加耐痛力。有规律的放松对于慢性疼痛所引起的疲倦及肌肉紧张效果较明显。④指导想象:治疗性的指导想象是利用一个人对某一特定事物的想象而达到特定的正向效果。可以集中注意力,想象一个愉快的意境或优美的风景,并假设自己身处其中,可起到松弛和减轻疼痛的作用。在诱导性想象前,先做规律性的呼吸运动和渐进性松弛运动则效果更好。

二、诱导透析期患者的健康教育内容

患者开始血液透析的最初一段时间,即患者从未经血液透析的尿毒症状态过渡到规律性透析的过程,称为诱导透析期。诱导透析需要循序渐进,一般为2周左右。本阶段患者由于对疾病认识的局限以及可能不耐受透析过程中的不良反应,容易产生紧张、焦虑、恐惧的心理;还有部分患者及家属对治疗期望值过高,当治疗未能达到预期目标时,还会产生消极、急躁的心理。本阶段健康教育重点是心理疏导、血液透析即刻并发症的主动预防、饮食指导,并进一步巩固上一阶段健康教育的内容。

(一)心理疏导

护士应通过健康教育增加患者及家属对血液透析适应过程的了解,并在治疗过程中加强巡视,及时妥善处理机器报警和可能导致并发症的原因,耐心解答患者提出的问题,以缓解患者的不良情绪,增强其信心,顺利渡过诱导透析期。

(二)血液透析即刻并发症的防护

血液透析即刻并发症主要包括低血压、失衡综合征、首次使用综合征、肌肉痛性痉挛、心律失常、头痛、出血、凝血、恶心与呕吐等。由于在诱导治疗期间即刻并发症的发生较普遍,透析患者对自己在治疗期间的变化也比较敏感,护士应加强巡视,提高观察能力,并针对患者可能发生的并发症的原因与表现,将有效的预防措施与治疗方法告知患者,并鼓励患者主动向医务人员反映自我感觉,以便及时发现、治疗并发症。内容详见第四章第四节"血液透析常见并发症及处理"。

(三)饮食指导

诱导透析期患者食欲差的情况尚未得到完全改善,本阶段的饮食指导应根据患者情况选择重点内容进行教育,例如,对于高血压、水肿或血钠较高者,如何限制钠盐摄入、维持水平衡;对于少尿或无尿患者以及血清钾升高的患者,如何控制钾的摄入,以避免高钾血症发生。具体内容详见第四章第六节"血液透析患者的饮食营养管理"。

三、维持性透析期患者的健康教育内容

维持性透析期患者治疗周期漫长,为了保证透析效果,不仅需要定期监测透析充分性的相关指标,还对患者在饮食、活动方面都有严格的要求。随着病情的反复、治疗费用的增加,患者常会出现抑郁、焦虑等情绪的波动,甚至出现放弃治疗的想法。护士应为其建立严格的健康教育计划,使患者逐渐了解维持性血液透析治疗期间的行为规范,重建健康生活的信心。本期患者健康教育重点是干体重的管理、饮食指导、用药指导、血管通路的长期维护、血液透析远期并发症的防护、定期主动与被动监测的意义、休息与锻炼的方法等。

(一)干体重的管理

干体重是医护人员确定超滤量、选择透析器和确定透析时间的重要依据,也是提高患者生活质量的保证,应让患者掌握干体重的概念和定期评估干体重的重要性。具体内容详见第四章第五节"血液透析患者的干体重管理"。

(二)饮食管理

营养状况是影响维持性血液透析患者预后的重要因素,直接影响患者的生活质量和生存率。因此,医务人员应让患者了解饮食控制的重要性。要遵循高热量、优质蛋白、高钙低磷、低盐低钾、控制水分摄入、补充适量水溶性维生素的饮食原则。具体内容详见第四章第六节"血液透析患者的饮食营养管理"。

(三)用药指导

进行维持性透析治疗的患者常需要长期服用多种药物,护士应告知患者每一种药物的作用、副作用与注意事项,并指导患者合理、按时、科学地应用各种药物。透析患者常用药物一般分为以下几类:抗贫血药、心血管系统药、治疗矿物质和骨代谢紊乱药、营养药、降血糖药、抗感染药物、抗凝药物及其他药物等。接下来着重介绍降压药、纠正贫血的用药、钙磷代谢相关药物及左卡尼汀。

1.降压药

90%以上的尿毒症患者有不同程度的高血压,控制血压对降低尿毒症患者心脑血管疾病病死率具有重要作用。主要降压药有钙通道阻滞剂、血管紧张素转换酶抑制剂、血管紧张素Ⅱ阻滞剂、β受体阻滞剂等。指导患者不可随意减少或停止用药,必须在医师指导下根据病情调整用药方案。为防止透析过程中发生低血压,上午透析的高血压患者,早晨停服一次降压药;下午透析患者,中午停服一次降压药,个别患者在停药后发生血压上升,则不必停药。高血压是最常见的并发症,应注意定期监测血压变化。

2.纠正贫血的用药

(1)促红细胞生成素(EPO):肾衰竭患者 EPO 水平较低,往往会出现贫血,EPO 的应用是肾替代治疗的一部分。EPO 给药方法有静脉注射法和皮下注射法。在 EPO 的使用中约有 20%的患者表现出效果比较差,这可能与以下因素相关:①造血原材料的缺乏:如铁、维生素 B_6、维生素 B_{12}、叶酸等缺乏,其中以铁的缺乏更多见。②慢性失血:消化道出血、痔疮、透析器残留血等。③营养障碍:透析疗法多伴有蛋白质异化,维生素 B_6、维生素 B_{12}、肉毒碱、甲硫氨酸在透析中丢失,又因饮食摄取不足和未进行药物补充可发生以上营养素缺乏。④尿毒症毒素:透析不充分,尿素、肌酐等小分子物质及一些中分子物质抑制骨髓造血功能、缩短红细胞寿命。⑤并发症:感染、外伤、肿瘤、甲状腺功能亢进等。指导透析患者使用 EPO 的同时,要保证充分的血液透析、充足的营养,补充铁剂、维生素及叶酸,控制并发症的发生才能有效地纠正贫血。

(2)铁剂:铁是造血所需的主要原料之一,除非有证据显示患者储存铁过多,否则所有的血液透析患者都应该接受铁剂治疗。①常用的口服铁剂,包括硫酸亚铁、富马酸亚铁、葡萄糖酸亚铁。餐前 1h 用药最理想,但空腹服药的胃肠道症状较明显。②静脉铁制剂,常用的有蔗糖铁、葡萄糖酸亚铁和右旋糖酐铁。蔗糖铁的最大优势在于可以安全快速补铁,过敏反应少,克服了口服补铁制剂的缺点,与其他静脉补铁剂相比同样具有优势。由于右旋糖酐铁有发生过敏反应的风险,首次使用时要给予试验剂量,并告知患者在用药期间感觉不适及时告知医务人员。

(3)叶酸、维生素 C 和 B 族维生素:不仅有利于铁的吸收,还补充了其他造血所需的原料。透析患者部分维生素需要量见表 14-1。

表 14-1　透析患者部分维生素每日需要量

维生素	参考值(mg/d)
维生素 C	100
维生素 B_1	4
维生素 B_6	10
叶酸	$400\mu g$ 膳食叶酸当量(DFE)

3.钙磷代谢相关药物

大多数早期透析患者均合并低血钙、高血磷,常需服用钙制剂和活性维生素 D 治疗;大多数的维持性透析患者常合并高血钙、高血磷。

(1)钙制剂:不同的服药方式有不同的作用。在空腹时服用,由于胃内的酸度较高,钙制剂崩解更为完全、迅速,有利于吸收补钙。在餐中服药,分解后的钙离子与食物中的磷结合,形成不能吸收的物质而随粪便排出体外,因此这种服药方法用于降低血磷。护士应根据患者用药目的给予正确的用药指导。

(2)活性维生素 D:肾是合成活性维生素 D 的主要器官,维持性透析患者应根据病情使用活性维生素 D。使用方法有常规口服、口服冲剂和静脉注射疗法。不论使用何种制剂与方法,都应把血清甲状旁腺激素(PTH)控制在目标范围。

指导患者勿大量饮用含乙醇或咖啡因的饮料,以免抑制口服钙剂的吸收。用药期间还需定期监测血钙血磷浓度及血清 PTH 水平。

4.左卡尼汀

左卡尼汀是广泛存在于动物组织中的一种氨基酸,主要功能是参与游离脂肪酸的氧化,同时还促进脂类代谢影响胆固醇及脂蛋白的组成,是肌肉细胞尤其是心肌细胞主要能量来源,脑肾等许多组织器官亦主要靠脂肪酸氧化供能。左卡尼汀在每次透析中丢失较多,所以应常规补充。近年来,国外文献报道,左卡尼汀缺乏可以导致正常红细胞脆性增加,红细胞寿命缩短。常规补充左卡尼汀可改善维持性血液透析患者贫血情况,减少维持性血液透析患者肌肉痉挛的发生率。

(四)血管通路的维护

1.动静脉内瘘的维护

维持性血液透析患者大多使用动静脉内瘘作为血管通路,应在手术前、后给予健康教育。

(1)术前教育:①做好术前教育,告知手术目的与重要性,消除患者焦虑不安、紧张恐惧的心理,取得患者配合。②选择非惯用侧手臂备用作内瘘,该侧血管避免动、静脉穿刺。③避免该侧手臂皮肤破损,并保持皮肤清洁,防止术后感染。④准备宽松的衣服,以避免造瘘侧手臂受压。手术侧手臂的衣袖可用拉链缝合,既保暖又方便治疗。

(2)手术后教育:①术侧手臂应适当抬高,促进静脉回流,减轻肿胀。②每天检查内瘘是否通畅。③包扎伤口的敷料不可过紧,衣袖要宽松,避免吻合口及该侧手臂受压。④禁止在造瘘侧肢体做输液、输血和测量血压等。⑤避免造瘘侧肢体暴露于过冷或过热环境。⑥进行促进内瘘成熟的锻炼。⑦内瘘的成熟一般需要6~8周,最好在手术8~12周以后开始穿刺使用。在此之前应采用临时性血管通路或腹膜透析过渡。

(3)患者及家属自我监测及护理:①患者及家属应学会自我监测内瘘是否通畅的方法,如果发现内瘘疼痛、出血、感染及震颤消失应立即到医院诊治。②患者衣袖应宽松,造瘘侧手臂勿负重,造瘘侧肢体禁测血压、抽血、输液、戴首饰,注意睡眠姿势,避免造瘘侧肢体长时间受压等。③透析前清洁内瘘侧皮肤,透析后24h内保持穿刺处的清洁干燥,以免感染。④透析结束后,于10~15min后减轻压迫,避免因压迫时间过久或按压不当造成的内瘘闭塞。具体压迫时间因人而异,原则上以止血后在最短的时间内解除压迫为宜。⑤出血、血肿等异常情况的正确处理,透析后注意观察穿刺部位情况,如果出血,立即予以压迫,压迫范围应能同时压迫皮肤穿刺点及血管穿刺点。若发生血肿,24h内可以冷敷,24h后如果出血停止,可以热敷或以多磺酸黏多糖乳膏(喜疗妥)外敷。⑥冬季可在患者瘘侧的毛衣和衣袖下方加装拉链,便于透析时穿刺及保暖。

2.中心静脉留置导管的维护

维持性血液透析患者中自身血管条件差的患者无法建立动静脉内瘘作为血管通路而采用中心静脉留置导管,也应在手术前、后给予健康教育。

(1)术前介绍置管的注意事项及其重要性,以取得配合。

(2)置管术后避免剧烈活动,以防由于牵拉导致导管滑脱。

(3)做好个人卫生,保持局部清洁干燥,如需沐浴,应先将导管及导管出口处用人工肛袋或无菌敷贴密封,以免淋湿后导致感染。沐浴后先消毒再更换敷贴。

(4)告诉患者自我保护,不去或少去公共场所。每日监测体温变化,观察置管处有无红、肿、热、痛等现象,如有体温异常和局部红、肿、热、痛等症状应立即告知医务人员,及时处理。

(5)股静脉留置导管者应限制活动,颈内静脉、锁骨下静脉留置导管者运动不受限制,但也不宜剧烈运动,以防过度牵拉引起导管滑脱,一旦滑出,立即压迫局部止血,并及时到医院就诊。

(6)留置导管者,在穿脱衣服时需特别注意,避免将导管拉出,特别是股静脉置管者。颈内静脉或锁骨下静脉置管者应尽量穿对襟上衣。

(7)血液透析患者的中心静脉留置导管,一般不宜作他用,如抽血、输血、输液等。

(8)留置导管患者不宜倒立,饮食避免脂肪餐。

(五)血液透析远期并发症的防护

血液透析远期并发症主要包括心血管系统疾病、继发性甲状旁腺功能亢进、透析相关性淀粉样变、慢性炎症反应、透析性骨病等。并发症的发生会降低患者的活动和自理能力,影响患者生活质量,甚至可能导致患者死亡。护士应将各种并发症的发病原因与表现、治疗、预防措施告知患者,让患者参与到治疗中,共同预防血液透析远期并发症的发生。内容详见第四章第四节"血液透析常见并发症及处理"。

(六)定期检查

维持性血液透析患者应定期检查评估,有时并发症早期不易察觉,但可通过化验及各项检查及时发现问题并作出相应处理。因此,加强维持性血液透析患者的监测管理是保证透析效果、提高患者生活质量、改善患者预后的重要手段。

维持性血液透析患者各项检查项目的意义及目的如下:

(1)营养指标:血常规、铁参数、血清白蛋白、标准蛋白分解率(nPCR)、主观综合性营养评估(SGA)、三日饮食、皮脂厚度、握力测试等。营养不良会大大增加透析患者死亡率,因此应及时正确评估患者营养状况,及时进行干预以防止营养不良的发生。

(2)透析充分性指标:Kt/V 和 URR 评估。评估透析是否充分,及时调整透析处方,以保证高质量的透析效果。

(3)钙磷代谢指标:血钙、血磷、血 PTH 水平、腹部立位侧位片、甲状腺 B 超、骨密度测定等,以便及时发现钙磷代谢异常,及早干预,减轻肾性骨病的症状。

(4)干体重调节指标:胸片(心胸比)、下腔静脉宽度、生物电阻抗测定等,以便及时调整合理的干体重。

(5)心血管结构和功能指标:心超、心电图、颈动脉 B 超、24h 动态血压等,观察心血管功能,防止心血管意外的发生。

(6)内瘘血管检查评估:B 超检查,评估内瘘血管状态,及早发现异常,及早干预,延长内瘘使用寿命。

(7)心理健康评估:焦虑抑郁量表、生活质量量表等。评估患者心理状态,如有阳性患者正规干预,提高生活质量。

(8)其他:凝血功能监测、肿瘤标志物、传染病学指标(常规四项)、肝炎系列、血脂全套、电解质、血糖等。指导用药及透析分区治疗的依据。

具体检验结果评判标准详见第四章第九节"血液透析常规检查"。

(七)运动锻炼

对于长期透析患者而言,合理的运动锻炼不但可以增强肌力,改善心肺功能,提高活动耐受力,还能维持和恢复运动器官的功能,提高患者生活质量,最终达到回归社会的目的。

护士应根据患者的情况,如病情、年龄、以往的运动能力等,循序渐进、科学合理地安排骑自行车、简单的器械运动等。运动应以有氧运动为主,同时注意患者运动时的自我感觉,若有不适,立即终止。

第三节　健康教育评价

维持性血液透析患者的健康教育是一个连续和动态的过程,健康教育的效果受到多种因素的影响,应不断丰富护士的健康教育知识,提高健康教育技能,根据患者情况给予个体化连续性的健康教育,并对健康教育的效果进行及时评估。

一、注重健康教育能力的不断提高

随着医学模式的转变,护士已经成为医院健康教育的主体。为了提高健康教育效果,护士必须运用有效的教育手段,对不同生理、心理、社会及文化背景的患者及家属进行健康教育。因此,要求实施教育的专科护士既要精通专业知识和技能,又要了解心理学、社会学、行为学、伦理学等相关知识,不断提高自身的业务素质、健康教育技能。

二、实施个体化健康教育

由于血液透析患者文化程度、个性、社会家庭环境等不同,导致患者对疾病的认知、接受能力方面存在差异,护士应结合患者特点,采取不同的方式进行健康教育,以保证健康教育效果。

三、保证健康教育的连续性和有效性

维持性血液透析治疗期长,在不同的治疗阶段健康教育的内容不尽相同,护理人员应根据患者的治疗阶段及病情变化开展系统、动态、连续而又有针对性的健康教育,让健康教育始终伴随患者的透析生活。健康教育的内容应实用,避免内容单一、流于形式。

四、合理选择健康教育对象

对于病情危重、年老体弱、生活不能自理、感知异常的患者,健康教育可能无法达到预期效果,护士应将健康教育的重点转移到患者家属和陪护人员,以保证教育效果。

五、对健康教育的效果实施评价与反馈

治疗期间,由专业组长或护士长通过提问患者的方式或通过患者问卷作答形式对健康教育的效果进行评估,对未达到健康教育效果的患者反复强调相关内容,形成评估—教育—评价—再评估—再教育—再评价的反馈系统,达到良好的健康教育效果。

第十五章

血液净化中心(室)应急预案

　　血液净化作为体外循环肾脏替代治疗技术决定了其具有专业性强、风险性大的特点,在治疗过程中可能会出现一些突发情况。为加强血液净化中心的医疗护理质量安全管理,全面提高血液净化中心的应急处理能力,有效地防止医疗安全事故或突发事件的发生,最大限度地减少医疗安全事故或突发事件造成的损失,根据"综合防范、整体效能、反应迅速、有条不紊"的原则,设立应急处理指挥架构,完善关键环节的安全防范措施,组织全体工作人员学习、演练和贯彻实施,提高员工应对紧急事件的能力。因此,我们须制定相应的应急预案,一旦出现紧急或突发事件,立即启动应急系统,各职能组迅速赶赴现场,迅速投入应急处理,达到反应快速、应急处理有效、最大限度地减少医疗安全事故或突发事件造成的损失的目的。应急预案分为透析相关性和透析非相关性。

第一节　血液净化相关性应急预案

一、血液净化治疗过程中低血压的应急预案

　　1. 发生原因

　　(1)透析相关的低血压:有效血容量减少,最为常见;渗透压降低;透析膜生物相容性较差;醋酸盐透析液不耐受;致热原反应等。

　　(2)患者自身因素相关的低血压:自主神经功能紊乱;内分泌性因素(如心钠素、前列腺素代谢失衡及激素功能障碍);使用降压药物;尿毒症所致的心肌疾病、心包炎、心功能不全、心律不齐等;透析过程中进餐;严重感染、中毒、贫血、低蛋白血症、严重创伤、出血、剧痛等。

　　2. 临床表现

　　少部分患者发生低血压时无任何症状,但大多数患者早期可出现一些特殊症状,如打哈欠、便意感、背后酸痛等,需细心观察并及早处理。低血压典型症状是恶心、呕吐、冷汗、肌肉痉挛等,重者常表现为呼吸困难、面色苍白、头晕、焦虑、黑蒙、心率加快、一过性意识丧失甚至昏迷。

　　3. 处理原则

　　透析患者发生低血压时,应迅速将患者采取头低足高位,将超滤率调为零,立即快速静脉输入生理盐水 100～200ml,并同时通知医生。如停止超滤、扩容后仍不能缓解,可遵医嘱给予高渗葡萄糖液、血浆和白蛋白,以提高血浆渗透压。若上述处理后仍不好转,应立即使用升压药物,并应积极寻找有无其他诱发原因,以便采取相应的抢救措施。如患者出现神志不清、呕吐,应立即让其平卧,头侧向一边,防止窒息。

　　4. 预防措施

　　对于首次透析患者要解除其思想顾虑和惧怕心理,主张诱导透析。对于容量相关因素

导致的透析低血压患者,应限制透析间期钠盐和水的摄入量,控制透析间期体重增加不超过3％～5％;重新评估干体重;适当延长每次透析时间(如每次透析延长 30min)等。与血管功能障碍有关的透析低血压患者,应调整降压药物的剂量和给药时间,如透析前停服降压药物,改为透析后用药;避免透析中进食,可以让患者在透析前后进食,特别是透析前一餐可以充足进食;改变治疗模式(如采用低温透析、可调钠透析、序贯透析或血液滤过);在透析方案上应尽量使用生物相容性好的透析膜,主张碳酸氢盐透析。严重低蛋白血症者,透析中可输入血浆、白蛋白和其他胶体液以维持其血浆渗透压。积极处理患者心血管并发症和感染。口服选择性 α_1 受体激动剂盐酸米多君(midodrine)可以减少透析过程中低血压的发生。为防止低血容量引起低血压,需选择预充量小的透析器和动静脉管路,必要时应用白蛋白生理盐水预冲液全预冲上机。

二、血液净化治疗过程中失衡综合征的应急预案

1. 发生原因

血脑屏障学说(大多数学者认为其与脑水肿有关,透析过程中血液中溶质急剧下降,而脑组织及脑脊液中尿素氮和肌酐等物质浓度下降较慢,血浆渗透压相对于脑细胞而言呈低渗状态,水从外周转入脑细胞中,引起脑水肿);低氧血症致脑缺氧;弥散学说(透析时酸中毒纠正过快,二氧化碳比碳酸氢根较易透过血脑屏障而使脑脊液的 pH 值下降,导致脑脊液及脑组织反常性酸中毒等)。

2. 临床表现

早期表现为恶心、呕吐、不安及头痛等,进一步发展为定向力障碍、嗜睡、行为异常等。严重者表现为抽搐、精神失常、惊厥、扑翼样震颤、癫痫样发作、木僵、昏迷,甚至死亡。

3. 处理原则

轻者予吸氧,减慢血流速度,遵医嘱静脉注射高渗溶液,静脉滴注 20％甘露醇,可酌情予镇静剂,缩短透析治疗时间。抽搐、昏迷者要保持呼吸道通畅,给予相应处理。症状严重者应立即停止透析,并根据病情采取必要的抢救措施。

4. 预防措施

首次透析:诱导透析时间≤2～3h,血流量不超过 200ml/min,透析液流量可相应调小,并应用膜面积较小、清除率较低的透析器,避免在诱导透析时使用低钠透析。维持性透析者:采用钠浓度曲线透析液序贯透析可降低失衡综合征的发生率。另外,规律和充分透析、增加透析频率、缩短每次透析时间等对预防有益。

三、血液净化治疗过程中肌肉痉挛的应急预案

1. 发生原因

透析中低血压、低血容量、超滤速度过快及应用低钠透析液等导致肌肉血流灌注降低,引起肌肉痉挛。电解质代谢紊乱和酸碱失衡也可引起肌肉痉挛,如低镁血症、低钙血症、低钾血症等。

2. 临床表现

肌肉痛性痉挛多发生在透析的中后期,尤以老年人多见。以肌肉痉挛性疼痛为主,好发于下肢,如足部、腓肠肌,少数以腹部表现突出。一般持续约 10min,患者焦虑难忍。

3.处理原则

根据医嘱采取降低超滤速度,输入生理盐水 100～200ml、10％葡萄糖酸钙溶液、10％氯化钠溶液或高渗葡萄糖可使症状缓解。对痉挛肌肉采用外力按摩也有一定的疗效。

4.预防措施

针对可能的诱发因素,采取相应的措施。

(1)防止透析低血压发生及透析间期体重增加过多,每次透析间期体重增加不超过干体重的 3％～5％。

(2)适当提高透析液钠浓度,采用高钠透析或者可调钠透析。

(3)积极纠正低镁血症、低钙血症和低钾血症等电解质代谢紊乱。

(4)鼓励患者加强肌肉锻炼。

四、血液净化治疗过程中首次使用综合征的应急预案

(一)A 型反应

1.发生原因

可能与透析器膜材料、管路和透析器的消毒剂(环氧乙烷)、肝素过敏、透析液污染、应用血管紧张素转换酶抑制剂(ACEI)、高敏人群等有关。

2.临床表现

临床中较少见,<5 次/10000 透析例次。常发生在透析开始的 5～30min 内,包括焦虑不安、皮肤瘙痒、荨麻疹、咳嗽、流涕、打喷嚏、腹部绞痛、腹肌痉挛和(或)腹泻、血管性水肿,甚至呼吸困难、休克及死亡等。

3.处理原则

立即终止血液透析,夹住透析管路,丢弃透析管路和透析器中血液,并积极对症处理,包括吸氧,用肾上腺素、抗组胺药和激素。病情严重者给予心肺功能支持。

4.预防措施

透析前应按透析器说明书,严格预充透析器及透析管路。对于已发生过透析器反应的患者,应避免使用同样膜材料和消毒方法的透析器,可选用 γ 射线或蒸汽灭菌的生物相容性好的透析器,透析前应用肝素生理盐水密闭式跨膜循环预充,并将循环液快速排净。高危人群透析前可遵医嘱使用抗组胺药,并停用 ACEI 类药物。

(二)B 型反应

1.发生原因

认为是补体激活所致,与应用新的透析器及生物相容性差的透析器有关。

2.临床表现

较常见,一般在透析开始后 20～60min 出现,主要表现为胸痛伴或不伴背痛,少数伴有不同程度的恶心、呕吐、皮肤瘙痒和难以表达的不适感。

3.处理原则

B 型透析器反应多较轻,明确病因,排除心等器质性疾病,给予吸氧及对症处理即可,勿需终止透析。

4.预防措施

使用生物相容性更好的透析器、应用肝素生理盐水密闭式跨膜循环预充,并将循环液快

速排净可减少发生。

五、血液净化治疗过程中心律失常的应急预案

1. 发生原因

导致透析中心律失常的主要病因仍是电解质或酸碱代谢紊乱,如高血钾、低血钾、低碳酸血症等,透析前服用降压药物,尤其是透析患者因纠正心力衰竭常服用洋地黄制剂,在同时伴发低钾血症的时候最易引起心律失常。ACEI 的服用可引起高钾血症而致心律失常。患者并发的心肌病变、冠心病、心力衰竭、心包炎、严重贫血等也易诱发心律失常。透析中超滤量过大,血流动力学不稳定,各种血管活性物质的产生也易导致心律失常。

2. 临床表现

临床上可出现各种类型的心律失常,以心房扑动、心房颤动最为常见,室性心律失常以频发室性期前收缩为主,严重者可有心室颤动。临床症状常无特异性,可伴心悸、头晕、黑蒙、晕厥,严重时可发生阿-斯综合征,甚至猝死。

3. 处理原则

轻症患者可以减慢血流量,给予吸氧、心电监护,安抚患者以减轻紧张情绪,伴有低血压患者可以适当补充生理盐水,急查电解质、血气分析,纠正电解质、酸碱代谢紊乱。重症患者可根据心律失常的类型给予不同的抗心律失常药物,必要时可遵医嘱终止透析。

4. 预防措施

①去除病因,纠正电解质和酸碱代谢紊乱,改善贫血和营养不良。②避免过快、过量超滤,防止血流动力学变化太大造成低血压,反复发生严重心律失常者应改行腹膜透析。③应用合适的抗心律失常药物,药物治疗无效者可采用电复律或安装心脏起搏器。

六、血液净化治疗过程中空气栓塞的应急预案

1. 发生原因

①透析管路泵前补液完毕,未及时夹住管道,致使空气被吸入血流。②透析器或体外循环血液管路破裂、漏气。③预冲透析器和体外循环血液管路时,未排尽空气。④内瘘穿刺针周围漏气,管道连接不严,接头处松动。⑤透析机除气设备失灵,如肝素注射器漏气或空气捕捉器破损。⑥透析结束时回血不慎,将空气输入血中。

2. 临床表现

空气进入体内后导致的严重程度与进入人体内空气的量、速度及栓塞的部位有关。若少量空气呈微小泡沫缓慢进入血液,可溶解入血或由肺呼出,不发生任何症状。随着空气进入人体的量的不同,轻者可出现阵发性剧咳、气急、胸闷、胸部有压迫感、发绀,严重者可出现抽搐、昏迷,甚至死亡。

3. 处理原则

一旦发生空气栓塞应立即夹住静脉端透析管路,停止血液透析,通知医生,同时抬高下肢,使患者取头低足高位、左侧卧位,使空气进入右心室顶端,不进入肺动脉入口。当出现严重心排血障碍时,应考虑行右心室穿刺抽气。急诊处理过程中,切忌行心脏按摩,以免空气进入肺血管床和左心室而引起全身动脉栓塞。心肺支持,包括吸纯氧,采用面罩或气管插管,有条件的可在高压氧舱内加压给氧。必要时应用激素或呼吸兴奋剂。

4.预防措施

空气栓塞是威胁患者生命的严重并发症之一,治疗较困难,一旦发生,死亡率极高,应以预防为主。预防措施为:①上机前正确安装血路管及透析器,并严格进行规范预冲,排尽血路管及透析器气泡。注意检查血路管及透析器是否破裂。②慎用泵前补液,特殊情况需补液的可用点滴输液报警器或输液泵进行,加强巡视,严防空气进入血液循环系统。③操作人员要严格按照操作规程进行密闭式回血,忌用空气回血,不可违规先打开空气监测阀。④随时注意静脉壶的液面在3/4处,避免液面过低。⑤定期检测透析机空气报警装置的性能,确保安全运行。

七、血液净化治疗过程中溶血的应急预案

1.发生原因

①透析用水或透析液温度过高。②血泵和管路内红细胞的机械损伤。③透析液钠浓度过低。④残留的消毒剂未冲洗干净。⑤透析用水中的氧化剂和还原剂(如氯胺、铜、硝酸盐)引起红细胞脆性增加。⑥血液透析中异型输血。⑦透析液成分异常。

2.临床表现

患者常感气急、烦躁、胸部紧压感、腰背痛,可伴有发冷、发热、低血压、心律失常、血红蛋白尿、呼吸困难等,严重者昏迷,实验室检查发现血细胞比容下降,血离心后血浆呈淡粉色,并伴有高钾血症,静脉回路血液颜色变黑或呈紫红色。

3.处理原则

一旦透析时发生溶血应立即关闭血泵,停止透析,夹住静脉管道,丢弃体外循环血液。给予患者吸入高浓度氧,并输入新鲜血。对症治疗高钾血症、低血压、脑水肿等。在纠正溶血原因后,严重高钾血症者可重新开始透析治疗。

4.预防措施

主要预防步骤包括:①透析器及透析管路在上机前要用肝素生理盐水密闭式跨膜循环预充,并将循环液快速排净,以清除残留的消毒剂和有害颗粒。②透析用水要使用反渗装置处理,并定期维护。③透析机需装有高温监视装置并确保安全运行。④严密监视透析液的浓度及质量。⑤严格查对制度,杜绝异型输血。

八、血液净化治疗过程中发生滤器和(或)血路管凝血的应急预案

1.发生原因

血流量设置过低、血流量不足或吸出不畅;抗凝药剂量不足或进行无肝素透析;无肝素透析时透析中输入血制品或脂肪制剂等。

2.临床表现

血路管及透析器血液颜色变暗、变黑,静脉压升高,跨膜压升高,动静脉壶张力增大。

3.处理原则

严密观察,及早发现,及时处理。①一旦发现异常立即打开动脉管路上的补液通路回输生理盐水,观察透析器堵塞情况,堵塞严重时更换滤器及管路。②报告主管医师,并一同分析凝血发生的原因及制定治疗方案。③向患者解释凝血的原因,注意安抚患者的情绪。

4.预防措施

加强透析过程中监测,早期发现凝血征象并及时处理。①病情及血管通路允许的情况下,适当增加血流量;分析血管通路血流不足的原因,并予以纠正,保持血流通畅。②调整抗凝药的剂量,每次透析结束应及时记录凝血情况。③无肝素透析时血制品或脂肪制剂等在外周血管输入。

九、血液净化治疗过程中血路管破裂的应急预案

1.发生原因

血路管质量不合格;血泵机械破坏;各接头衔接不紧;止血钳钳夹造成的破损。

2.临床表现

破裂处出现渗血,随着血流及裂孔的加大,渗血量也逐渐增加。

3.处理原则

①出现血路管渗血时应立即停血泵,根据血路管破裂位置将体外循环血液回到体内,注意防止发生空气栓塞。②更换血路管重新上机。用生理盐水预冲新血路管后连接透析器恢复透析,各衔接部位要紧密。③如渗血量较大,需急查血常规,必要时输血制品。④密切观察生命体征,安抚患者情绪,配合医师做好对症处理。⑤保留管路及滤器,分析渗血原因。

4.预防措施

①上机前严格检查血路管的质量。②严密观察血液透析管路情况,发现渗血及时处理。③密切观察机器的运转情况,定期检查维护透析机,发现异常及时通知工程师检修。④确保管路连接紧密。⑤避免使用带齿止血钳夹管路。

十、血液净化治疗过程中透析器破膜的应急预案

1.发生原因

透析器本身质量不合格;运输和搬运过程暴力摔打;预冲过程不规范,血路管扭曲、夹闭、粗暴敲打等;短时间内超滤量过大,使跨膜压超过限度;复用时消毒液浓度过大,透析膜损伤;重复使用的透析器未经压力检测。

2.临床表现

透析器内的透析液出现血性液体,透析机出现漏血报警。

3.处理原则

①立即旁开透析液,脱开透析液接口,报告医生。②如果破膜严重,透析液不是超纯,不能将透析器内血回到体内。如果破膜不严重,可将体外循环血液回到体内。③更换透析器及血路管,重新上机。④根据具体情况,遵医嘱给予抗生素治疗,预防感染。

4.预防措施

①透析前做好透析器的检查准备工作,选用质量好的透析器。②规范预冲操作流程,单位时间内超滤量要适中,不可过多,不可超过跨膜压极限。透析过程中注意观察跨膜压的变化,必要时调整治疗方案。③透析开始时放开静脉管路上的夹子,以免因膜内压增高造成破膜。④复用透析器时,应用国家卫生健康委员会规定的具有容量检测和压力检测功能的复用机和透析器专用消毒剂。

十一、血液净化治疗过程中动静脉内瘘穿刺点渗血的应急预案

1. 发生原因

在同一位置上反复穿刺使血管壁受损、皮肤弹性降低；穿刺时皮下组织穿行不足，直接进血管；营养不良导致穿刺点愈合欠佳造成渗血。

2. 临床表现

血液自穿刺点周围渗出，如果发现不及时，可造成大量渗血。

3. 处理原则

①在渗血处用纱布卷或棉球压迫。②用 4～5 根无菌纱布环绕针孔，以螺旋式拧紧。③在渗血处撒上云南白药或凝血酶。④局部覆盖创可贴。⑤适当减少抗凝剂量。⑥经上述处理无效，应更换穿刺点。

4. 预防措施

①采用绳梯穿刺法或钝针扣眼穿刺法，避免区域穿刺法。②穿刺时先进皮下穿行后进血管。③穿刺成功后，将针头两侧皮肤向内拉紧，用创可贴覆盖。④根据患者情况肝素剂量个体化或改为低分子肝素。⑤加强营养。

十二、血液净化治疗过程中静脉血肿的应急预案

1. 发生原因

患者血管纤细、硬化、末梢循环较差；操作者技术欠佳、患者过度活动等造成透析过程中静脉针穿破血管而形成血肿。

2. 临床表现

透析过程中随着血流的加快，患者的静脉出现肿胀、淤血及疼痛。

3. 处理原则

①当透析过程中静脉突然肿胀疼痛时，立即停止血泵，将动、静脉针上的夹子夹闭，同时将动静脉管路用止血钳或夹子夹住并分离穿刺针，用无菌的连接器将动、静脉管路连接后打开止血钳或夹子，将血泵流速降至 100ml/min，关闭超滤，进行离体血液循环，可有效防止血液凝固。此方法循环时间应<10min，因时间过长会造成部分红细胞破裂，有引起溶血的危险，应尽量避免。②此时护士可以有充足的时间重新找血管进行穿刺，穿刺成功后，快速推入生理盐水 50ml，若患者无疼痛感、局部无肿胀证实静脉血管通畅，关闭血泵，连接动、静脉管路，恢复透析状态。③如果短时间内无法立即穿刺成功，应先将体外循环中的血液回输到体内，待穿刺成功后再次引血上机，并适当增加超滤量。

4. 预防措施

①对血管条件较差者应由技术熟练的护士进行穿刺。②透析前用热水袋保暖(尤其冬天)使血管扩张，有利于穿刺。③透析开始时应缓慢提升血流速度，使静脉逐渐扩张。④做好宣教，防止过度活动导致的穿刺针移位。

十三、血液净化治疗过程中低血糖的应急预案

1. 发生原因

①葡萄糖能自由通过透析器膜，目前常用的透析液均为无糖透析液，随着透析时间的增

加,体内葡萄糖由于通过透析器滤出体外而使血糖逐渐降低,故在透析过程中易发生低血糖。②降糖药物的作用:在糖尿病药物性低血糖中以胰岛素引起者最多。③升糖激素减少:尿毒症加重和心力衰竭使体内生长激素、胰高血糖素、儿茶酚胺等升糖激素分泌增多,血液透析开始治疗后,尿毒症及心力衰竭缓解,升糖激素分泌减少,使血糖降低。④胰岛素拮抗作用下降:中、小分子毒素对胰岛素产生拮抗作用,血液透析可清除尿毒症毒素等物质,部分解除胰岛素的拮抗作用和被抑制状态,血糖利用增加,致使血糖降低。⑤组织对胰岛素敏感性增强:透析和某些降压药可以改善组织对胰岛素的敏感性。⑥透析前进食不足,运动量增多:尿毒症患者由于尿素、甲基胍和多胺等尿毒素、酸中毒、贫血等因素,致使食欲低下、恶心、呕吐、腹泻等,使葡萄糖吸收减少。⑦少数患者因运动量增多,糖的利用增多,使血糖下降。⑧由于经济原因及医疗条件所限,有相当一部分患者就诊时间晚,多数存在明显消化道症状,进食明显减少,透析前已有低血糖倾向。如患者透析前的血糖在 4.5mmol/L 以下,透析期间未进食且使用无糖透析液则极易发生低血糖。⑨糖尿病患者、老年患者可多次发生低血糖。这是由于透析一段时间后,透析使尿毒素清除、代谢性酸中毒纠正,从而胰岛素抵抗得到改善。⑩部分患者饮食控制过严,若降糖药物调整不及时,加上每次透析周期(4h)中会丢失 20~30g 葡萄糖,更容易引起低血糖。

2.临床表现

头晕、出冷汗、饥饿感、心慌、手抖、乏力、烦躁、视物模糊等,严重者出现突然意识丧失、肌肉痉挛、血压下降。

3.处理原则

①患者症状发作时,测量血压、脉搏,立即用快速血糖仪检测血糖。符合低血糖(非糖尿病患者血糖值<2.8mmol/L、糖尿病患者血糖值<3.9mmol/L)的诊断标准,按医嘱静脉注射 50%葡萄糖,或嘱患者进食含糖食物。②做好对症护理,注意血糖监测。

4.预防措施

①糖尿病、危重及纳差患者透析前常规监测血糖,当非糖尿病患者血糖值<2.8mmol/L、糖尿病患者血糖值<3.9mmol/L 时,应立即处理。②透析日准备糖块、巧克力、饼干等食品,透析过程中进食防止低血糖发生。③重视透析日饮食的合理搭配,注重蛋白质和热量的补给,及时调整降糖药物的用量,透析过程中严密监测生命体征,随时观察患者病情变化,发现早期低血糖症状(如出冷汗、饥饿感等)立即给予含糖饮食或糖块等,防止发生严重低血糖反应。④对于糖尿病肾病并发尿毒症透析患者,应特别注意做好首次透析的观察及护理。⑤询问降糖药使用情况,透析前需要减量或者不用降糖药,防止发生低血糖并发症。

十四、血液净化治疗过程中穿刺针脱落的应急预案

1.发生原因

固定胶布松脱;患者躁动扯脱或自行拔针;穿刺针和(或)血路管固定不当。

2.临床表现

动脉端穿刺针脱落表现为空气立即进入体外循环,随即透析机出现空气报警,伴随穿刺点出血;静脉端穿刺针脱落表现为血液回到体外,机器低静脉压报警伴随穿刺点出血。出血量大者出现失血症状。

3. 处理原则

①如为动脉针脱落,立即关血泵,同时压迫针眼止血。降低血流量回血,排尽管路中空气,避免空气进入体内。同时尽快建立动脉通路继续透析治疗。②如为静脉针脱落,立即关血泵,同时压迫针眼止血。重新建立静脉通路,如果难以立即再建的,先改用动脉回血,同时建立静脉通路继续透析治疗。

4. 预防措施

①妥善固定穿刺针和血路管。②透析期间对躁动患者进行适当约束,对存在管路滑脱危险因素的患者,根据情况安排专人陪伴。③加强巡视,及时发现并避免穿刺针脱落。④对患者及家属及时进行宣教,使其充分了解预防管路滑脱的重要意义。

十五、血液净化治疗过程中导管滑脱的应急预案

1. 发生原因

固定缝线松脱;导管和(或)血路管固定不当;皮下组织太过松弛,导管未与隧道融合;涤纶套(CUFF)距离导管出口太近(<2cm);患者躁动扯脱或长期缓慢外力牵拉;导管出口有慢性炎症等。

2. 临床表现

导管不全滑脱,导管末端尚在体内;导管完全滑脱,导管与身体分离。可表现为导管出口处出血,机器低静脉压报警,若出血量大可伴随失血症状。

3. 处理原则

①透析中发生导管不全滑脱:立即报告医生,酌情决定是否原位无菌处理后送入固定或拔管重置。②透析中发生导管完全滑脱:立即停止血泵,并顺着血管走向按压止血,通知医生,处理伤口的同时安慰患者,消除其紧张情绪。立即边测量血压脉搏,边用内瘘针开放一路外周静脉通路,将体外循环的血液回入体内,评估失血量,备血,视情况重新建立血管通路继续透析治疗。③非透析中导管完全滑脱:如在医院外非透析时发生,患者或家属立即用手掌顺着血管走向压迫止血。立即电话通知透析室医生,同时来医院。到医院后进行伤口处理,监测生命体征,评估失血量,备血。止血后穿刺点给予无菌敷料覆盖固定,预防感染。根据需要重新置入新的导管。

4. 预防措施

①透析中妥善固定导管和血路管,加强巡视,及时发现并避免导管脱落。②确保导管缝线固定牢靠,临时导管每次透析时检查固定的缝线是否脱开,若脱开及时缝上,并用敷料包扎固定严密;长期导管涤纶套放置的位置要合适,不可距出口太近,等隧道愈合再拆除固定的缝线,每次透析时检查涤纶套的位置,如有脱出及时汇报处理。③透析期间对躁动患者进行适当约束,必要时需专人护理。④透析结束后妥善固定导管,嘱患者穿脱衣服要小心,勿牵拉导管。

十六、患者血液净化治疗过程中如厕的应急预案

1. 发生原因

确实有大便,需如厕解决;血压过低,导致肛门括约肌松弛有便意。

2.临床表现

确有大便者,一般伴有腹痛,烦躁;血压低者有便意,往往伴有精神状态差、出虚汗、面色苍白、打哈欠、流泪等低血压表现。

3.处理原则

①患者主诉如厕,测量生命体征,评估病情,汇报医生,判断是否为低血压反应,如为低血压按低血压处理流程。②若为正常解大便需求,以屏风遮挡,通知家属或护工予便盆床上排便。③不习惯或拒绝床上排便要求离机去卫生间如厕的患者,遵医嘱生理盐水回血,分离中心静脉留置导管或内瘘穿刺针与体外循环管路的连接,导管口或内瘘穿刺针旋上无菌导管帽并妥善固定。④再次测量血压,评估病情,责任护士陪同测体重、如厕,防止内瘘针移位、滑脱确保安全,观察病情及大便有无异常。⑤如厕完毕,再次测量体重,评估生命体征,检查穿刺针或导管,用生理盐水注射器回抽确认畅通、无血栓。⑥按程序引血上机,遵医嘱重新计算设定脱水量。⑦继续透析,在透析单上做好记录。

4.预防措施

①指导患者养成按时排便的习惯。②嘱患者注意饮食卫生,透析当天避免进食生冷食物以免刺激肠胃。③准确评估干体重,合理控制透析间期体重增加,尽量避免透析中低血压的发生。④年老体弱大便失控患者嘱家属透析当天备纸尿裤。

十七、血液净化治疗过程中致热原反应的应急预案

1.发生原因

复用的透析器及管路消毒不彻底;水处理系统未能及时消毒;执行无菌操作不严格;复用透析器消毒有效期已过。

2.临床表现

透析开始0.5~1h出现畏寒、寒战,继而发热38℃以上,持续2~4h,即刻查血常规检查白细胞与中性粒细胞均不增高,血培养(一)。

3.处理原则

①若患者寒战,遵医嘱给予地塞米松5~10mg静脉注射,并做好保暖。②患者出现高热时给予对症处理,如药物或冰袋物理降温。③如果透析后2~3d体温仍高应做血培养,不必等结果就应给予抗生素治疗。

4.预防措施

①复用透析器时应用专用的复用机,有明确的容量、压力等监测指标,消毒液应用专用产品并监测有效浓度。②水处理系统及送水管道定期消毒,防止反渗膜及管道内壁生物膜及内毒素的生长。③严格执行无菌操作技术。④保证复用透析器在有效期内。

十八、血液净化治疗过程中发生癫痫的应急预案

1.发生原因

血液净化治疗过程中发生毒性代谢性脑病和器质性脑病。透析中低血压相关性缺血性脑损伤、透析失衡综合征、酗酒患者、高血压脑病、低血糖等均可引起毒性代谢性脑病;器质性脑病常导致局部癫痫发作,常见原因有脑血栓、脑梗死、脑出血。

2.临床表现

癫痫发作在血液透析中较为少见,常见于透析时间较短患者。小发作的患者常表现为短暂的意识丧失,时间不超过 1min;精神运动性发作在意识障碍的基础上出现错觉、幻觉;局限性发作表现为身体某一部分节律性抽动,持续数秒,意识清楚;大发作表现为意识丧失、全身抽搐。

3.处理原则

①立即汇报医生,保护患者,防止坠床,维持呼吸道通畅,防止舌咬伤,给予吸氧、心电监护,监测生命体征。②按医嘱使用解痉药物,若血糖浓度低,缓慢静脉输注 50％葡萄糖注射液。③妥善固定导管及穿刺针,以免脱落引起出血危险。④经处理无效,结束血液透析治疗,并做好转运准备送入相关科室。

4.预防措施

①透析中避免低血压、低血糖及失衡综合征的发生,戒烟酒,积极治疗高血压。②积极治疗脑血栓、脑梗死、脑出血。

第二节　血液净化非相关性应急预案

一、血液净化治疗过程中水质异常的应急预案

1.发生原因

透析用反渗水中细菌＞100cfu/ml,内毒素＞0.25EU/ml 及离子浓度超标。常见原因有:反渗机出现故障;预处理系统未定时反冲、再生;未按时消毒及维护,包括透析液容器的消毒,或消毒不规范,导致消毒不彻底或消毒液残留;未及时更换前处理系统的内装置及反渗膜。

2.临床表现

即刻反应有血压下降、恶心呕吐等;远期表现有痴呆、心脏异常、骨软化、致癌等。

3.处理原则

①立即停止透析,安抚稳定患者,对急诊及重症患者可行 CRRT 治疗。②抽血化验以了解病情严重程度,积极治疗。同时为水质异常寻找原因。③留取各个环节的水样标本,进行检测,明确发生问题环节。④明确原因后积极进行解决,尽快恢复透析。如一天内解决不了问题,需要对患者进行分流,以免耽误患者透析。⑤记录并上报不良事件,讨论分析,从严整改工作流程。

4.预防措施

①水处理系统定期消毒及维护,反渗水及透析液检测结果超过标准的 50％及时干预。②每年检测水质情况,以 YY0572—2015 标准或欧洲药典为准。③每月检测细菌数,内毒素至少每 3 个月检测一次,每日检测水质硬度,最好班班检测,发现异常立即处理。④选择合格、达标的热消毒模式水机;采取规范的化学消毒方式。

二、血液净化治疗过程中停电的应急预案

1.发生原因

突然停电;透析机短路;电线老化等。

2.停电表现

停电报警、无储电功能的透析机血泵停止转动。

3.处理原则

①首先看机器是否能自行恢复,查看电源插头是否脱落。②如为短时停电不必忙于回血,因透析机内有蓄电池可运行 20～30min。告知患者透析机具有备用电源,消除其恐惧心理。③无储电功能的透析机血泵停止转动时,应首先将静脉管路从静脉夹中取出,以防部分机器因停电静脉夹未打开而出现溢血或管路破裂,并缓慢转动血泵(以 50～60ml/min 速度转动),防止停泵时间过长造成患者血液在体外凝固。④立即通知电工组及行政总值班进行处理。如为透析机故障,应回血结束透析。⑤若等待时间超过半小时,应向患者做好解释工作,并及时通知下一班透析患者,让下一班患者在家等待或告知改动后的透析时间。⑥即刻报告护士长及相关部门,24h 内进行事件通报,联合相关科室针对该案例进行分析讨论,对存在的问题进行质量改进。

4.预防措施

①血透室应双路供电。②定时对透析机进行检修维护。③接到有关部门停电通知后,了解停电时间、范围、原因,停电期间禁止透析治疗。

三、血液净化治疗过程中停水的应急预案

1.发生原因

通知停水;驱水泵发生故障;输水管道发生断裂;水源不足或水处理机发生故障等。

2.停水表现

透析机低水压报警。

3.处理原则

①预先通知停水的处理:接到上级有关部门停水通知后,了解停水时间、范围、原因,停水期间禁止透析治疗,急诊或重症患者预先做好安排;告知患者停水时间、原因,做好解释工作,取得患者的配合。按照恢复供水的预计时间,重新安排透析时间。②突然停水的处理:安抚患者,保持透析室正常秩序;与透析室工程师共同查找停水原因,如果是水处理的故障,等待工程师处理,若维修时间预计超过 60min,停止透析,所有患者回血等待;如果非水处理的原因,与水工组联系,节假日、晚夜间与总值班联系,协助查找原因及维修工作。并及时通知下一班透析患者,让下一班透析患者在家等待或告知改动后的透析时间。

4.预防措施

①透析室应双路供水或备有蓄水罐。②定期维护驱水泵和输水管。③定期对水处理机进行维护。

四、血液净化治疗过程中发生火灾的应急预案

1.发生原因

电线短路;不安全用氧;易燃易爆物品保管不当;人为纵火。

2.火灾表现

烟雾报警器报警,发现明火。

3. 处理原则

①发现小的火情立即就地取用血液净化中心的灭火器扑灭火焰,防止火情扩散,事后报告科室领导及医院保卫科,并查明起火原因,防止类似事件再次发生。②发现较大火情,需立即进行以下处理:启动消防警铃,立即拨打院内消防分机;报告医院保卫科组织灭火;切断氧源、电源,撤离就近易燃易爆物品;稳定患者及陪客情绪,切勿慌乱;夹闭动静脉血路管,同时立即与患者的血管通路分离,准备撤离现场;打开消防通道,医护人员协助或指引患者(湿毛巾捂口鼻)经安全通道有秩序地紧急疏散、撤离;及时报告科室主任、科护士长、护理部。通知下一班透析患者,告知改动后的透析时间。

4. 预防措施

①加强消防知识的学习及培训,每年至少一次消防演练。②保卫部门定期检查全院消防设施性能,保证消防设施随时处于功能完好状态。③保证消防通道畅通。④注意用氧、用电安全。⑤加强易燃易爆物品的管理。

五、血液净化治疗过程中发生地震的应急预案

1. 发生原因

地震属于自然灾害,且当今科技难以准确预测。

2. 可能造成的后果

房屋倒塌;停水、停电;血液透析的终止;可能的人员伤亡。

3. 处理原则

①由科主任、护士长或主管医生立即成立应急指挥小组,全体工作人员坚守岗位。②如地震轻微,未造成破坏,工作人员安抚患者及陪客的情绪,避免紧张慌乱,并等待医院应急指挥部门的进一步指示。③如震感强烈,具有破坏性,应急指挥小组应立即进行人员安排,停止透析:夹闭动静脉血路管,同时立即与患者的血管通路分离,准备撤离。避免乘电梯,必要时关闭所有电源,避免进一步诱发火灾。④应急小组随时保持与上级指挥部门的联系,听从上级的指示,必要时请求医院其他相关部门的协助,最大限度减少人员伤亡。

4. 预防措施

①加强地震知识的培训及应对演习。②保证消防通道通畅。③保卫部门定期检查全院消防设施性能,保证消防设施随时处于功能完好状态。④加强宣教,让患者及陪护人员熟悉科室环境及消防通道。

六、血液净化发生感染暴发的应急预案

1. 发生原因

未按照操作流程,未严格执行无菌操作技术而导致传染病暴发流行。

2. 临床表现

短时间内发生 3 例或以上同种同源感染病例的现象。

3. 处理原则

①当出现医院感染暴发流行时应立即向上级领导(院领导、院感科、科主任)报告。②医院感染专职人员接到报告后应立即组织人员到现场进行感染调查及监测工作,根据有关数据分析可能的感染源和感染途径,及时采取有效的处理和控制。③积极救治患者,实行感染

患者和普通患者分开管理,对疑似病例及时排除或确诊,同时保护易感人群,防止感染进一步扩散。④做好病原体污染场所的消毒隔离及医疗垃圾和污水处理工作,防止进一步交叉感染与污染。

4. 预防措施

①成立质量控制小组,设专职感控员。②护士应严格遵守消毒隔离制度,加强对感染知识的学习,提高认识,建立"检出""隔离""随访""治疗"和"预防"等制度。③尿毒症患者在透析前应检查常规四项(乙肝、丙肝、梅毒、HIV)、肝炎系列、肝功能,患者需定期检查,根据需要进行疫苗接种,对肝炎患者进行积极治疗。④严格无菌操作,正确执行手卫生。⑤使用一次性耗材,不复用透析器。⑥治疗贫血时尽量避免输血,可使用促红细胞生成素。⑦阳性患者需定机、定区域透析,若患者 HIV 阳性转传染病隔离病房或指定医院治疗。机器用热消毒或化学消毒,床单位及机器表面用消毒湿巾擦拭,治疗区每日用紫外线或等离子空气消毒。操作前后都应洗手并戴手套,必要时穿隔离衣。

七、血液净化发生医疗纠纷的应急预案

1. 发生原因

医护人员的法律意识及自我保护意识不强;医德医风不良,服务态度差;违反医疗护理各项操作规程;对各项规章制度如岗位职责、查封制度、医疗安全制度等没有落到实处;部分医护人员过于自信,对病情发展演变过程观察不细;透析前向患者及家属解释不全面,对透析风险未明确告知;医患沟通不到位,医患双方对病情的认识存在严重差异等。

2. 处理原则

①一旦发生医疗事故争议,需立即通知科领导,同时报告医务处,不得隐瞒,并积极采取补救措施,挽救患者生命。②完好封存现场,包括透析器、血路管、透析液、反渗水、血液、消毒液、透析机、穿刺针等,并立即检验。③由院医务处根据患者或亲属的要求决定封存《医疗事故处理条例》中所规定的病历内容。④对不明原因的患者死亡,应动员家属进行尸体解剖,且应在死亡 48h 内进行,若不愿尸检应签字或做记录。⑤科领导及院医务处共同指定接待患者及家属的人员,由专人解释病情。⑥当事科室的科领导需在 24h 内就事实经过以书面形式上报至院医务处,并根据要求拿出初步处理意见。⑦遇患者及家属情绪激动,不听劝阻或聚众闹事,影响医院医疗工作正常秩序者立即通知保卫处到场,按治安管理原则办理。

3. 预防措施

①加强法制观念,增强自我保护及保护他人的意识,认真学习《医疗事故处理条例》等有关管理制度。②不断健全、认真落实各项规章制度。③加强证据意识,如透析记录的完整性、齐全性和正确性。完善知情同意、风险告知等医疗风险防范制度。④抢救记录应真实准确,未及时书写的病历应在抢救后 6h 内追记,并加以注明。⑤严格使用一次性透析耗材,有国家卫生健康委员会的报批手续,对产品的来源、去向、使用有严格的登记制度。

八、血液净化工作人员针刺伤后的应急预案

1. 发生原因

①工作人员自身原因:工作粗心、紧张、繁忙、技术不熟练、不严格执行相关操作规程。②工作人员操作原因:注射、抽血、缝合时不小心刺伤;用后针头回套针帽,将针头投入不耐

刺的容器(垃圾袋)中、注射器用后不及时处理针头、将穿刺针放入锐器盒时针头朝上是引起医务人员锐器伤害最常见的原因。

2. 处理原则

①医务人员在进行操作时应特别注意防止被污染的锐器划伤刺破。如不慎被乙肝、丙肝、HIV、梅毒污染的尖锐物体划伤刺破,应立即挤出伤口血液,然后用肥皂水和流动清水冲洗,再用碘伏和乙醇消毒,必要时去外科进行伤口处理并进行血源性传播疾病的检查和随访。②被乙肝、丙肝阳性患者血液、体液污染的锐器刺伤后,应在24h内去预防保健科抽血查乙肝、丙肝抗体,必要时同时抽患者血样进行对比。对乙肝病毒职业暴露者同时注射乙肝免疫球蛋白,按1个月、3个月、6个月接种乙肝疫苗。③被HIV阳性患者血液、体液污染的锐器刺伤后,应在24h内去预防保健科抽血查HIV抗体,必要时同时抽患者血样进行对比,按1个月、3个月、6个月复查,同时口服拉米夫定(贺普丁),每日1片。④被梅毒阳性患者血液、体液污染的锐器刺伤后,应在24h内去预防保健科抽血查梅毒螺旋体,必要时抽患者血样进行对比,同时注射青霉素预防,按1个月、6个月、12个月复查。⑤不慎被乙肝、丙肝、HIV、梅毒污染的尖锐物体划伤刺破均需通知院医务处、院内感染科进行登记、上报、追访等。

3. 预防措施

①在进行侵袭性诊疗、护理、实验操作过程中,要保证环境宽敞、光线充足,并特别注意防止被针头、缝合针、刀片和安瓿等锐器刺伤、划伤或割伤。②采用有安全保护装置的锐器:使用防止血液污染的针尖回缩式注射器、输液器。使用适宜的电灼器、钝化针具和U型针具,使用带有刀片回缩处理装置或带有刀片废弃一体化装置的手术刀,以避免装卸刀片时被手术刀伤害。③锐器用完后应直接放入防穿刺、防渗漏、有警示标识或安全标识和中文警示说明的锐器盒中。④规范操作行为:禁止引起锐器伤的高危操作;禁止将利器端直接传递给他人;禁止将使用过的一次性注射器针头回套针帽;禁止对使用过的一次性注射器手工毁形;在工作场所不得徒手直接拾取破碎的玻璃器皿。

九、血液净化患者发生坠床跌倒的应急预案

1. 发生原因

年纪大于65岁行动不方便;无人照顾;肢体功能障碍,步态不稳;治疗结束后体位改变过快导致体位性低血压;治疗结束后容量改变也可能导致低血压;服用影响意识及活动的药物,如安眠药、心血管药物等;营养不良、虚弱、头晕;意识障碍(失去定向感、躁动混乱等);睡眠障碍。

2. 处理原则

①一旦发生坠床跌倒,应立即测量生命体征,同时通知医生。②评估并妥善安置患者。③评估损伤程度。④进行必要的检查(X线、CT)。⑤遵医嘱正确处置患者。⑥记录时间、地点、事件经过、受伤部位及伴随症状与体征、周围环境、患者衣裤是否潮湿、生命体征及采取的措施等。⑦汇报科主任或护士长。⑧不良事件上报。

3. 预防措施

①穿合适的裤子,并穿防滑鞋。②湿性拖地后避免不必要的走动,并放警示标识。③躁动不安患者透析时将床栏拉起,应有人陪护。④将随身物品放在易取之处,如有需要,主管

透析护士应随时帮助。⑤如果头晕或服用镇静安眠药物,下床前先坐于床缘,再由照顾者扶下床。⑥如果在行走时出现头晕、双眼发黑、下肢无力、步态不稳和不能移动时,立即原地坐(蹲)下或靠墙,呼叫他人帮助。⑦改变体位应遵守"三部曲",即平躺 30s,坐起 30s,站立 30s,再行走。避免突然改变体位,尤其是透析治疗结束时。⑧如透析结束后有高血压或低血压等不适情况,在得到医生的许可前不要自行离开血透室。⑨尽量将私人常用物品(如轮椅等)放置在固定位置,保持走道通畅。

第十六章

血液净化设备的维护及消毒

第一节　血液透析机的日常维护

随着科学技术的迅猛发展,集数字化、智能化、信息化于一体的血液透析设备广泛应用于肾脏替代治疗,成为血液透析诊疗中心必不可少的工具。血液透析设备也在很大程度上提高了医院诊疗水平和工作效率,同时也对临床工程技术人员提出了前所未有的挑战。

虽然市场上透析机品牌多,但血液透析机的基本构造可分为两大类,一类是经典血液透析机(也称个人机),另一类是无透析液配比装置的血液透析机(也称多人机)。经典血液透析机是一个较为复杂的机电化设备,由体外循环系统、透析液配比供给系统、微电脑监控系统组成。无透析液配比装置的血液透析机相对来说是一个较为简单的机电化设备,由体外循环系统、微电脑监控系统组成。经典血液透析机的透析液配比供给系统由除气加热系统、配比系统、超滤系统等构成;微电脑监控系统由控制系统、检测系统、保护系统等构成;体外循环系统由血泵、动静脉压力监测及空气监测等组成。根据《医疗器械分类规则》,血液净化设备属于第Ⅲ类医疗器械,即用于支持、维持生命,同时对人体具有潜在危险,对其安全性、有效性必须严格控制。血液透析机的正常运行直接关系到临床治疗的安全及效果。不同型号血液透析机的操作方法和日常维护方法也不同。目前大多数血液透析诊疗中心所配备的血液透析机数量尚不能满足实际工作需要,部分血液透析诊疗中心都开展三班透析,每天每台血透机工作时间长达 10～15h。

反渗水到每个透析机位的管路可设计成小循环,每晚热消毒时就实现了无死腔的循环消毒,或每月进行化学消毒;若无小循环设计,需定期更换连接管或进行连接管消毒。血液透析机必须配备细菌滤器并定期更换,严格按照厂家规定的使用寿命,一般使用 100～150次或连续使用 900h 后应立即更换。

根据 2014 年国务院令第 650 号《医疗器械监督管理条例》规定:医疗器械使用单位对需要定期检查、检验、校准、保养、维护的医疗器械,应当按照产品说明书的要求进行检查、检验、校准、保养、维护并予以记录,及时进行分析、评估,确保医疗器械处于良好状态,保障使用质量。

血液透析设备的维护保养主要由三方人员担任:厂家工程师、医院医学工程人员、第三方服务机构。医院医学工程人员与厂家工程师或第三方服务机构密切配合,做好日常维护、检测和维修工作。

根据《血液净化标准操作规程(2010 版)》要求,血液透析机必须有国家药监局颁发的注册证、生产许可证,每台透析机均需建立独立的档案并编号,档案中应记录出厂信息、操作运转和维护情况,以便于查询管理。维护保养分为日常维护保养和年度维护保养及周期性安全检测。

一、日常维护保养

透析机的每日保养包括装置使用前、使用中、使用后的检查。

1. 血透机使用前的检查

血透机与电源插座连接良好；电源线、插头等没有损坏；供液/排液软管没有弯折及松脱；设备没有漏液；每次透析前必须实施透析机自检。

2. 血透机使用中的检查

血透机工作参数无异常；治疗时血透机无漏液、无异常音、无异臭。

3. 血透机使用后的检查及保养

血透机无漏液、无异常音、无异臭；血透机正常进行消毒；对机器外表进行擦拭消毒。

二、年度维护保养及检测

年度维护保养及安全性检测都是预防性维护（preventive maintenance，PM），即通过校准、部件更换、润滑、清洁等维护活动延长设备寿命并预防故障。根据设备的损耗情况，有针对性地进行预防，用主动维护的方式，减少故障的发生率，降低医疗设备的故障维修费用。从医疗安全和稳定性角度来讲，预防性维护比维修更可靠。安全性检测的依据是《医用电气设备》（第 2～16 部分　血液透析、血液透析滤过和血液滤过设备的安全专用要求）和厂家的规定。

(一)年度维护保养

1. 体外循环系统

血泵转速传感器正常、泵盖传感器灵敏、泵盖磁铁无松动；肝素泵的工作状态正常；血路压力传感器零值和线性值在厂家要求的范围内；气泡探测功能正常，气泡探测灵敏度以及静脉夹开闭正常。

2. 供水减压加热除气

过滤器的使用状况，按厂家的要求定时清理，更换；除气室浮子以及密封圈使用情况，定期更换；热交换器、加热器无泄漏。

(二)透析机的周期性技术安全检测

1. 目视检查

水路连接管的状态，无漏液，无异常曲折；水路零件无漏液，无结晶，无变形；电路连接紧密，没有腐蚀；接地线的状态正常；报警提示灯正常显示。

2. 设备安全性的功能确认

(1)进行模拟报警，确认设备保护系统是否正常运行，详见表 16-1。

(2)系统相关参数是否在安全范围。①体外循环系统：血泵设定流量和实际流量在厂家规定范围内；肝素泵设定注入量和实际注入量在厂家规定范围内；动脉压、滤器前压、静脉压零值和线性压力测量校正。②供水减压除气：减压阀的工作状态，进水减压后进水压在正常范围；除气压为 $-500\sim600$ mmHg（按厂家说明书）；进水电磁阀正常开闭；温度传感器检查定标。③透析液配比系统：电导率传感器与校准仪器测得值在厂家要求的范围内，超出时定标；内毒素过滤器定期更换。④密闭回路超滤：相应的流量计显示；相应超滤平衡装置（平衡腔、复式泵、超滤流量计等）的状态正常；透析液压力传感器的零值和线性值在厂家要求的范围内,需要时进行定标;相关背压阀、泄压阀压力在厂家要求的范围内,需要时进行压力调整。⑤消毒液供给:吸液量在厂家要求的范围内。⑥电气试验:设备漏电流检测;患者漏电流检测;接地状态确认;备用电池确认。

表 16-1　模拟报警设备动作确认

	透析液供给	加热器	血泵	静脉回路	报警形式
温度报警	停止	停止	停止	—	声光报警
浓度报警	停止	—	—	—	声光报警
透析液压报警	停止	停止	—	—	声光报警
跨膜压报警	停止	—	—	—	声光报警
静脉压报警	—	—	停止	报警时夹子关	声光报警
漏血报警	停止	停止	停止	—	声光报警
气泡报警	—	—	停止	报警时夹子关	声光报警

(3)设备重要参数的检查。虽然不同厂家透析机设计不同,在某些参数上可能有不同的要求,但由于透析机实现的目的是一致的,所以重要参数相同。根据国家计量技术规范 JJF 1353—2012,对血透机的部分相关参数做了相关要求,重要参数检查详见表 16-2。

表 16-2　重要参数检查

校准项目	技术要求
透析液电导率	最大允许误差:±5%
透析液温度	最大允许误差:±0.5℃
动(静)脉压力监控	最大允许误差:±1.3kPa
透析液压力监控	最大允许误差:±2.7kPa
透析液流量监控	最大允许误差:标称流量的-5%～10%
抗凝泵注入流量监控	最大允许误差:读数的±5%
透析液 pH 监控(若有此功能)	最大允许误差:±0.1pH
称重计(若有此功能)	最大允许误差:±5.0g
脱水量	最大允许误差:±100ml/h
外壳漏电流	不大于 $100\mu A$

三、透析机的周期性保养维护

相对于故障设备的维修,预防性维护面对的是所有的血液净化设备,会耗费大量的人力、物力、财力,然而带来的价值具有隐蔽性和长久性,不如维修立竿见影。因此,设备的保养维护容易被忽视,绝大部分医院为了节省费用,拒绝按照周期性要求更换易损配件,只要设备不发生故障就不更换,可能导致几千甚至上万元的泵损毁。部分配件损毁后可能短期内无法被更换,在国内血液透析诊疗中心备用机严重不足的情况下,会给临床造成不必要的困扰。随着使用年限的增加,预防性维护的效果会更加明显。推行预防性维护方案,对于加强医疗设备的管理和应用水平,提高医疗设备的安全性、有效性、可靠性、经济性以及规范性具有深远意义。

1. 设备易损件的定期更换

具体零件的更换方法可以参考各透析机的厂家说明书。

2. 设备重要参数的校正

根据 GB 9706.2—2003《医用电气设备》(第 2~16 部分　血液透析、血液透析滤过和血液滤过设备的安全专用要求)及厂家的要求,血液透析机重要参数的检测项目和方法如下:

(1) 血泵流量示值误差:血泵运行 30min,使用 37℃的液体(例如水),将血泵泵速设定为 400ml/min(或者设为最高血泵泵速),使血泵前动脉压为−200mmHg,用精度优于 1g 的电子天平称量,秒表计时,测量 3 次,每次 3min,测定实际流量,测定值应在厂家规定的范围内。

(2) 动(静)脉压力示值误差:动(静)脉压力示值最大允许误差为±1.3kPa。

(3) 动(静)脉压力报警:①零值确认,将传感器压力测定端口向大气开放,确认传感器显示值在 0±1.3kPa。②线性确认,将标准压力计与注射器连接到传感器压力测定端口,用注射器将标准压力机的显示值变为一定压力(按厂家说明书),确认设备的显示值在标准压力机显示值的±1.3kPa 以内。

(4) 透析液温度示值误差:透析液温度示值最大允许误差为±0.5℃。

(5) 透析液超温报警:室温为 20~25℃,将透析液温度设定为 37℃,透析液流量设为最大,测量透析液入口透析液温度,连续记录 30min;透析液流量设为最小,测量透析液入口透析液温度,连续记录 30min;比较设定温度与实际测量温度。

(6) 透析液电导率示值误差:透析液电导率示值最大允许误差为±5%。

(7) 透析液电导率报警:①电导率控制功能试验,设置血液流量 200ml/min,透析液流量 500ml/min 或者最大流量,超滤率 1000ml/h,使设备运行在血液透析模式,电导率设定为默认值。待设备稳定后,用精度优于 0.1mS/cm 的电导率测试仪测量透析液浓度,比较电导率测量值与设定值。继续试验,人为使透析液浓缩液浓度偏离+10%或−10%,待电导率稳定后,用精度优于 0.1mS/cm 的电导率测试仪测量透析液浓度,比较电导率测量值与设置显示值。②电导率监测功能试验,设置血液流量 200ml/min,透析液流量 500ml/min 或者最大流量,超滤率 1000ml/h,使设备运行在血液透析模式,电导率高限报警设为 14×(1+5%)mS/cm,电导率低限报警设为 14×(1−5%)mS/cm。待设备运行稳定后,在 10min 内以 2min 的时间间隔在血液透析机的透析液入口处用精度优于 0.1mS/cm 的电导率测试仪测量透析液浓度并计算平均值,不应超出之前计算的电导率平均值的±5%的范围。

(8) 透析液流量示值误差:透析液流量示值最大允许误差为标称流量的−5%~10%。

(9) 透析液流量报警:进入模拟透析模式,将透析液流量设为最高,测定相应的透析液实际流量;将透析液流量设为最低,测定相应的透析液实际流量;比较实际透析液流量与设定透析液流量。

(10) 超滤示值误差:超滤示值最大允许误差为±100ml/h。将配套的透析机和体外循环管路按透析动作模式连接好,并将血路的动静脉端浸入盛水的容器中,进入模拟透析模式,将透析液流量设为最高,透析液温度设为 37℃,将超滤率设为 0ml/h(或最小超滤量),血泵流量设为 200ml/min,血液出口处压力设置为低于最高的规定 50mmHg,用精度优于 1g 的电子天平测量,测量 30min 的累积超滤量,比较实际超滤值与设定超滤值;将超滤率设为最大,测量 30min 的累积超滤量,比较实际超滤值与设定超滤值;将血液出口处压力设置为高于最低的规定 20mmHg,将超滤率设为最大,测量 30min 的累积超滤量,比较实际超滤值与设定超滤值。在血液滤过/血液透析滤过模式下,将置换液流量分别设为标称最大值和最小值,参照上述实验方法测量 30min 的累积超滤量,比较实际超滤值与设定超滤值。

四、血液透析机的清洁消毒

保持机器的清洁,每次上下机后用消毒湿巾或擦布擦拭消毒机器表面,防止交叉感染。若自行配制消毒液需每日进行消毒液浓度的检测。每次透析结束后按照生产厂家的要求进行热消毒或化学消毒。目前,血液透析机都具有热消毒功能,热消毒更安全、更有效。两班透析之间应用热消毒或化学消毒,每日结束后可用柠檬酸、枸橼酸或冰醋酸进行脱钙清洗、热消毒。

第二节　多功能肾脏替代治疗机的日常维护

根据 2014 年国务院令第 650 号《医疗器械监督管理条例》规定:医疗器械使用单位对需要定期检查、检验、校准、保养、维护的医疗器械,应当按照产品说明书的要求进行检查、检验、校准、保养、维护并予以记录,及时进行分析、评估,确保医疗器械处于良好状态,保障使用质量。

多功能肾脏替代治疗机的维护保养主要由三方人员担任:厂家工程师、医院医学工程人员、第三方服务机构。医院医学工程人员与厂家工程师或第三方服务机构密切配合,为保障治疗正常进行,每隔 6 个月必须对机器进行维护、技术安全性的检测工作,并在维护保养日记上记录操作日期和类型。

根据《血液净化标准操作规程(2010 版)》要求,多功能肾脏替代治疗机必须有国家药监局颁发的注册证、生产许可证,每台治疗机均需建立独立的档案并编号,档案中应记录出厂信息、操作运转和维护情况,以便于查询管理。维护保养分为日常维护保养和年度维护保养及周期性安全检测。

机器表面的清洁消毒。操作人员应在每次治疗完成后,拆除所有的管路系统和传感器保护罩,仔细检查每个压力传感器是否干净,确认无任何异物黏附在表面,并使用消毒纸巾或擦布擦拭机器的外部和带有底轮的机座。擦拭所使用消毒剂种类及浓度需按厂家机器说明书进行,了解有关消毒产品用途、操作浓度、应用领域以及使用安全性等内容。由于机器控制单元系统中的每个器件都不会直接接触患者的血液,所以操作人员不需要对机器内部器件进行消毒。

第三节　水处理系统的维护及消毒

水处理设备作为透析治疗所需水源的集中供应设备,在整个透析治疗过程中发挥了极为重要的作用,如在透析过程中水处理设备因故障等原因停止运行将造成停止透析的严重事故。因此,为保证设备持续、稳定、安全运行,及时和正确地对水处理设备进行日常维护及保养是十分重要的。水处理设备的日常维护和保养,主要是针对设备的易损件及耗材类产品的维护和更换。不同设备生产厂家硬件配置不同,但最基本的配置易损件和耗材类却基本相同。

血液透析用水的质量控制在血液透析过程中有着至关重要的作用,透析水中所含有的有害物质,会影响透析液电解质浓度,对血液透析设备造成损坏,会通过透析膜扩散进入患者体内,可致硬水综合征等急性并发症,导致患者不适,并可以引起动脉粥样硬化、免疫功能下降或透析脑病等慢性并发症,甚至导致毒血症、败血症或急性溶血等致命并发症,其所影响的一般不是个体,往往是群体,后果可能是灾难性的。如 1996 年荷兰某地血液净化中心反渗机故障导致 15 名透析患者因铝中毒而死亡。2001 年澳洲雪梨某透析中心人员误接未经处理含高浓度氯胺的水源,导致 6 名患者因接触氯胺而中毒。所以定期进行水处理系统的维护和消毒是保障患者安全透析的前提。反渗水制备及应用的关键步骤包括前处理(粗滤、砂滤、活性炭吸附、树脂软化)和一级二级反渗以及管道的输送。

一、预处理系统的保养和维护

透析用水预处理包括:原水—粗滤芯(为了去除自来水中颗粒较大的杂质)—砂滤罐(去除水中悬浮物、胶体、泥沙、铁锈,可以进一步滤过水中杂质)—炭滤罐(吸附水中部分有机物,去除水中的余氯)—软水器(包括盐桶,去除水中的 Ca^{2+}、Mg^{2+})—保护滤芯(是防止活性炭和交换树脂微粒进入反渗主机,避免损坏膜元件)。

当粗滤滤器水阻压力大于 0.06MPa 时应更换滤芯或根据情况定期更换(更换周期应小于 3 个月)。每天巡视观察砂滤、树脂、活性炭罐控制阀(头)的工作情况。各控制器的显示时间应与当前时间相符,若误差大于 30min 应校准。观察自来水进水水压,砂滤、树脂、活性炭罐出水水压,并做记录。当砂滤、树脂、活性炭罐水阻增大,不能满足反渗透主机用水时应查找原因,常见原因是反冲洗不良。观察树脂罐的工作情况,控制阀(头)应能正常吸入饱和盐水、向盐缸注水,盐缸内可见大于 1/3 盐缸体积的未溶解盐,一旦发现盐量不足,应及时添加。观察砂滤、活性炭罐的工作情况,检查设定的自动反冲洗时间是否正确,观察反冲洗过程是否正常。砂滤罐反冲洗、活性炭罐反冲洗、树脂再生应分别进行。

1. 砂滤

根据用水量的大小、水质情况设置砂滤罐的冲洗、反冲洗频率。若水中杂质少可隔日冲洗,如水中杂质多则应每日冲洗。一般水处理系统的砂滤罐为单罐,冲洗或反冲洗时产水停止,冲洗用的水也是未经处理的自来水,本身带有杂质,影响冲洗效果。有条件的可使用双罐并联方法,可同时工作,提高出水量,冲洗时互用滤过水,可延长使用寿命,但是费用大,设计安装操作复杂,目前使用较少。

2. 炭滤

活性炭冲洗能清除水中生长的细菌。当水质较差时,砂滤不能完全清除杂质,若杂质进入炭罐内,会减少活性炭的表面积,影响吸附效果,故应根据具体情况决定冲洗次数,同时每月做一次细菌培养,如反渗水中菌落计数大于 50cfu/ml,应增加冲洗次数。

(1)活性炭罐的出水总氯检测:活性炭罐出水的总氯含量应<0.1mg/L。建议每日透析治疗开始前检测。例如,活性炭罐供水时打开出水处的取样阀,排放 10s 后用透明容器取水 15ml,滴入试剂 10 滴(3,3′,5,5′-四甲基联苯胺溶液,透明无色,试剂遇氯显黄色,色度与氯含量有关,可用比色板比色定性水中残余氯含量),10min 后观测水样的颜色变化,与比色板比对,总氯含量<0.1mg/L 为合格。其他能提供相同结果的检测方法也适用。对总氯监测

指标进行分析比较,以判断活性炭罐的工作状态。若总氯含量>0.1mg/L应立即停止该水处理设备供水,查找原因。常见原因有接触时间<5min(反冲洗不良、用水量激增、活性炭失效或减少)、控制器故障、供电不良、时间设定错误、密封泄漏、中心管断裂等。如果透析水中的氯含量过高,患者会出现难以解释的贫血加重、溶血、恶心和乏力等症状。活性炭更换比较麻烦,一般都由工程师完成。先将炭罐内的活性炭运用虹吸原理吸出,再将新的活性炭灌入炭罐内,并安装到位,然后进行多次正冲洗和反冲洗,直到冲洗出水干净不发黑为止,再测定水中的氯含量,达到标准才能进行透析。

(2)更换活性炭的注意事项:①首先根据炭的来源、颗粒大小、活化程度选用质量好的活性炭,一般为椰壳型。②最好由专业工程师进行操作。③炭量要适当,不宜过多也不能太少。④各个部位安装到位,千万不能有泄漏现象(水未通过炭罐全部或部分流出去)。⑤安装后要仔细检查各个阀门开关。⑥更换后的一周必须每日测定水的氯含量。

3. 软化

软水是指自来水经过砂滤、活性炭吸附、树脂软化去除水中硬度(Ca^{2+}、Mg^{2+})而形成的水。由于离子交换树脂的吸附能力有饱和的缺陷,为保证软化能力处于最佳状态,应使盐液始终处于饱和状态,需及时添加再生盐以保证树脂的软化能力。如患者使用的是硬水,则很容易发生硬水综合征。硬水综合征是指因透析用水处理不当,在透析过程中引起以高钙和高镁血症为特征的急性透析并发症,可因透析用水未经软化或因软化器内再生盐未及时添加而失效或软化器控制监视部分故障而引起,可发生于透析开始后1h、透析中或透析后。硬水综合征表现为恶心呕吐、血压增高、头痛、嗜睡、肌无力、感觉异常或皮肤烧灼感等症状,严重者可致死亡。

(1)树脂罐的出水硬度检测:树脂罐的出水硬度,推荐离子浓度<17.1mg/L,建议每天透析治疗开始前进行检测。根据用水频率、树脂的质量定期进行再生。如树脂失去软化能力,在再生前已饱和,则大量的钙、镁离子进入反渗机,阻塞反渗膜,影响反渗膜寿命。树脂罐供水时打开出水处的取样阀,排放10s后用透明容器取样检测。树脂罐出水硬度升高时应查找原因,常见原因有树脂再生不良(树脂丢失、结块、破裂)、盐水未饱和或吸入量不足、再生周期过长、控制器故障、产生偏流、密封件泄漏、中心管断裂等。

(2)树脂罐再生周期的设定:一般情况下进水总硬度、钠型树脂的体积与交换容量变化较小,可根据用水量测定树脂罐出水硬度的方法来确定再生周期。例如,时间型控制器的树脂罐,在第1天透析治疗结束后的透析机清洗消毒结束后对树脂罐进行有效再生。在第2天早晨,水处理系统运行30min后测定树脂罐出水硬度,如硬度不合格,则说明再生无效或树脂罐故障,此时重新再生或查找其他原因;如硬度合格,则可正常使用。在第2天透析治疗结束后的透析机清洗消毒结束后再次测定树脂罐出水硬度,如硬度不合格,则说明现树脂不能满足1d的透析治疗用水量,应更换树脂或增加树脂量;如硬度合格,第3天透析治疗结束后的透析机清洗消毒结束后用同样的方法测定树脂罐出水硬度,如硬度不合格就应每天对软水器进行再生;如硬度合格,则第4天同时、用同样方法测定树脂罐出水硬度,测定至第N天不合格,树脂罐再生周期确定为N减2d(N>2)。再生的方法是将氯化钠放入盐桶中,使盐桶里的溶液成为饱和溶液,同时保证盐桶能看到有残盐,再启动软水器。可以手动再生,也可以设定自动再生程序。

4. 反渗

反渗水是一种血液透析用水,由反渗水生成装置生成。利用反渗透技术可以有效地去除水中的溶解盐、胶体、细菌、病毒、细菌内毒素和大部分有机物等杂质。反渗膜对除去水中的污染物质是非常有效的,但要保证膜的完整性和框架的紧密性,膜的效果在很大程度上决定于材料,也和水中的化学物质及细菌的相互作用有关。如果水中的离子浓度很高,反渗膜的整体效果可能受影响。所以对膜的消毒问题目前存在两种不同的意见:一种意见是反渗膜不需要消毒。其理由是,由于水在自由流动的状态下不会出现大量的微生物,特别是在规模较大的透析中心,透析患者很多,用水量很大,每日启动反渗机,水处理系统每日在正常状态下工作,不断产水,不会造成反渗膜的污染和细菌的残留。若平时做好水处理输送管道的消毒,每月一次细菌培养和每3个月一次内毒素监测合格,则不需要消毒。如果进行消毒,则消毒后消毒液必须冲洗彻底,且水处理机处于消毒状态时必须要有明显标识。有报道,境外一血液透析室曾因误将反渗机消毒状态当作工作状态,将消毒液输送到透析机而造成严重后果。反渗机消毒后经测试无消毒液残留后才能正常工作。另一种意见是反渗膜必须消毒,目前按照0572—2015要求反渗膜应每3个月消毒一次,预防细菌生长,这是因为如果反渗膜不经常消毒,细菌便在一些管道的内壁上积累和增生,时间长了就形成生物膜,而生物膜是内毒素的主要来源。传统的监测方法是无法监测到生物膜的,而用化学方法消毒不能有效地清除生物膜,因此反渗膜必须定期消毒,预防形成生物膜。

目前国际上比较推崇的水处理消毒方法是热消毒。热消毒水处理系统分为两种,一种是只能对反渗水循环管路进行热消毒,而且管路也必须用耐热的PVDF、PEX或不锈钢管等材料制成;另一种热消毒是能够对反渗膜和反渗水循环管路全部进行热消毒。热消毒功能往往是水处理系统自身配置的,操作较简单,因此可以频繁操作。另外,热消毒只对水进行加热,没有化学药剂,不存在残留问题,安全性高,对患者和操作人员没有伤害。

热消毒系统一般是在水处理系统上设置一个可以自动控制的加温系统,在消毒时,加温系统自动将水加热到85~90℃,同时将热水循环至整个水处理系统,达到消毒的目的。应该注意的是,能够进行热消毒的水处理系统与普通水处理系统是不一样的,主要是反渗膜的连接材料、管路、阀门等需要加热的部位需要使用特殊材料,装备要求也更严格一些。如果是可进行反渗膜热消毒的水处理系统,要求是能够耐高温的反渗膜。热消毒相对于化学消毒方式有很多优点:没有消毒剂残留的危险;节省了大量用于冲洗消毒剂的反渗水;消毒程序可以自动化进行,不需要人员守候。但是也要注意,热消毒系统的效果决定于加热的温度和加热的速度,一旦温度和加热速度没有达到消毒的要求,其消毒效果就会大打折扣。热消毒操作简单,能够频繁进行,可以预防生物膜的产生。另外,热消毒系统虽然不消耗化学消毒剂,每次消毒成本也不高,但是由于设备造价高,加之目前我们对水处理系统在整个透析设备中重要性认识尚不够充分,因而限制了热消毒在我国的普及。

反渗机工作时观察高压泵出口,反渗膜产水(透析用水)与排水(浓水)侧的压力,反渗机进水、产水(透析用水)的电导率变化,产水(透析用水)与排水(浓水)的流量,进水温度等重要参数。反渗机的脱盐率、产水量和回收率是其重要的性能指标。产水量大小与反渗膜压力差、进水温度、含盐量等有关。水处理系统中反渗机部分标准产水量是指水温25℃时的产水量,进水温度每下降1℃,产水量约下降3%。低压反渗膜的标准工作压力为1.05MPa(膜压差)。系统脱盐率大于96%,系统回收率控制在60%~75%(双级反渗透系统的第二级回收率可控制在 75%～85%）。脱盐率≈（1－产水电导率/进水电导率）×100%。回收率≈产水流量/（产水流量＋排水流量）×100%。反渗水（透析用水）供水压力控制在 0.1～0.3MPa，产水量应大于最大用水量的 120%，保证透析机充足的反渗水供应。我国北方地区无供暖的水处理间应注意温度变化对产水量的影响，在寒冷天气（例如冬季水处理间室温 5℃时）同样需保证产水量大于用水量的 120%。

5. 输送管道消毒方法

消毒方法有化学消毒和热消毒。①可用次氯酸钠（浓度力 1000mg/L）、0.3%过氧乙酸、氧化酸性电位水溶液进行化学消毒。消毒后必须冲洗干净，经测试确定无残留消毒液后才能正常工作。每月定期做细菌培养。②如果条件允许，最好采用热消毒，以免化学物质的残留。

6. 其他

定期更换滤芯，根据其清洁情况决定更换频率。贮水桶、反渗水管道应定期进行清洗消毒，夏天每月一次，冬天每 2～3 个月一次。冲洗消毒时应将所有出口都打开，让消毒液充满管道，包括平时不用的出口，防止盲端内细菌生长。

第四节　　抢救设备的维护

一、电除颤监护仪的维护

1. 日常维护

（1）更换记录纸：及时检查记录纸是否用完，如发现记录纸将用完，及时放入新的热敏记录纸，确认热敏的一面安装正确。

（2）清洁内置打印机的打印头，如果打印机打印出的心电图较淡或浓度不均匀，那么需要对打印头进行清洁，可用酒精或四氯化碳棉球擦拭打印头。

（3）外表面的清洁：①用软布清洁外表，用柔软的小刷子清洁电极表面和周围的污物。②可以用消毒湿巾清洁电缆、导线及机器表面。不得使用丙酮或三氯乙烯这类强溶剂。同时应防止液体流入机器内，造成损坏。

（4）功能测试：①检查电源：将除颤仪电源开关置于"ON"，"BATTER"灯点亮，说明蓄电池供电正常。接入交流电，"电池充电"灯点亮，对于 HP Codemaster 机型，用"能量选择旋钮"开关选择 150J 或 360J 的测定能量，按下"充电"按键，显示屏滚动显示能量数值，并稳定在所选能量，同时有文字或声音提示充电完成，充电周期一般应小于 10s。②功能测试步骤：对于 Philips Hearstar XL 机型：拔下电源，按下"Strip（条图）"键，同时将"能量选择按钮"旋到"Manual On（手动通）"位置，启动测试。单独按下每个除颤仪电极板上的放电按钮，除颤仪应不会放电，然后同时按下两个电极板上的放电按钮，除颤仪应能通过内部负载放电。检查报告内容，包括时间，测试项目是否通过。测试完毕后，接回电源，存放好打印报告。

2. 使用后的维护

（1）使用完毕，务必将电源开关设定在"OFF"状态，以确保除颤仪自动释放存储能量。

（2）将除颤仪放回相应的位置，并连接电源插头到合适的电源上，及时充电，确认"电池充电"和"外接电源"指示灯亮。

（3）每次使用后彻底去除电极板上的导电糊，保持电极板清洁，清洁所有的接线盒。清点并保管好全部附件,做好使用记录。

(4)确定有充足的记录纸、导电糊供下次使用。

二、多功能监护仪的维护

1.日常维护和预防维护

(1)一般要点:保持监护仪、各种模块、电缆等机器配件整洁无灰尘。

(2)外表面的清洁方法:①先切断监护仪电源。②可以用消毒纸巾清洁外表面,不要让液体进入机器壳内部及任何液体停留于设备表面,绝对不能使用磨损性材料。不得使用丙酮或三氯乙烯这类强溶剂。

(3)每月进行下列功能测试:①检查设备和配件是否清洁,有无物理损坏。②检查电缆和电线是否有物理损坏。接上监护仪后,检查是否有偶发性故障,确保患者安全。

2.使用前检查

(1)环境及电源符合要求。

(2)监护仪外壳干净、无污迹。外壳、按键、旋钮、接口和附件无机械性损坏。

(3)电源线无磨损、绝缘性能良好,接地线连接正确。仅使用指定的电极、传感器和探头等附件。

(4)监护仪的时钟准确。声音报警和指示灯报警功能正常。

(5)记录仪工作正常,记录纸符合规定的要求。

(6)检查电池的性能,系统的各种监护功能处于良好的工作状态。

3.常见故障及问题处理

(1)呼吸监测(respiration,RESP)的问题:①导联的位置应减少与心脏位置重叠,避免肝区和心室处在呼吸电极间(RA,LL)的连线上。②腹式呼吸,左腿电极在左腹扩张最强的地方,以获得最强呼吸信号。

(2)影响心电信号的因素:①心电电极片没有安置好。②对干扰信号没有进行过滤(肌点干扰)。③使用质量不佳、过期或重复使用的一次性电极片。④皮肤未清洁或皮肤干燥、汗液导致电极接触不良。⑤运动干扰。

三、电动吸引器的维护

1.使用前

(1)确认吸引器的外观完好,附件齐全。

(2)吸引器压力表指针在"0"位。

(3)吸引瓶的管路连接正确。

2.使用中

经常注意储液瓶中液面的高度。一般使用时,如果第一个储液瓶液面上升至标定容量时应停止使用,待倒空、清洗储液瓶后再使用(吸引液体若溢出进入吸引器马达,将引起马达烧毁)。吸引器最长连续工作时间为30min,超过30min应停机休息5min再重新启用,以免马达过热烧毁。

3.使用后

关机前一定要先让负压降低到0.02MPa以下。先关掉吸引器上的开关,再从电源插座上拔下电源插头,切断电源。使用后用消毒湿巾擦拭机器表面;清洁、浸泡消毒储液瓶,干燥备用。

4.日常维护

(1)保持电动吸引器清洁、干净、无尘,做好防潮、防高温,避免剧烈震动。

(2)定期开机检查各项功能是否正常。压力是否达到设定要求。如果机器有故障,应及时维修。

(3)如果空气滤器吸入泡沫或塞满尘埃,将导致滤膜由浅变黑,吸力明显减小或消失,真空表负压不断上升至 0.04MPa 以上,应及时替换空气滤器,并集中销毁。

四、简易呼吸皮囊的维护

(一)简易呼吸皮囊的清洁与消毒

1.环氧乙烷灭菌

(1)简易呼吸皮囊清洁处理流程:将简易呼吸皮囊各配件依顺序拆开,先初洗(用流动水清洗每一部件,初步去除污染物),再酶洗(在 1∶100 多酶液中浸泡 5～10min,用软毛刷在水面下刷洗残留的污渍),然后漂洗(再次在流动水下手工刷洗每一部件,特别是内腔和关节),消毒(在酸性氧化电位水中浸泡消毒 2min),最后终末洗(用纯水冲洗每一部件)。取出后使用流动水冲洗所有配件并晾干。

(2)消毒前功能检查如下:①皮囊主体、储氧袋、呼气末正压通气(positive end expiratory pressure,PEEP)检查。②送气检查:封闭皮囊送气端,用力按压皮囊,在正常情况下皮囊不能凹陷。③进气检查:按压皮囊后,观察皮囊能否自动复原。④呼气检查:皮囊接模拟肺(或手套),送气后观察模拟肺(或手套)是否自动复原以确认皮囊功能是否完好。

(3)清洗质量合格,进行包装和消毒灭菌。

2.消毒液浸泡消毒

按上述简易呼吸皮囊清洁处理流程处理后将简易呼吸皮囊各配件置入 500mg/L 含氯消毒剂浸泡 30min,取出后使用流动水冲洗所有配件并晾干(储氧袋只能擦拭消毒,禁用消毒剂浸泡,因易损坏)。消毒后的部件应完全干燥后检查是否有损坏,将部件依顺序组装,然后做好功能测试工作,备用。

(二)简易呼吸皮囊使用前功能检测步骤

(1)简易呼吸皮囊外观整洁,各配件连接完整,面罩充气约 1/2～2/3 满,不超过 2/3。

(2)挤压球体,球体易被压下,鸭嘴阀张开;将手松开,球体很快自动弹回原状,说明鸭嘴阀、进气阀功能良好。

(3)将出气口用手堵住并关闭压力安全阀,挤压球体时,球体不易被压扁,说明球体、进气阀、压力安全阀功能良好。

(4)将出气口用手堵住并打开压力安全阀,挤压球体时,有气体自压力安全阀溢出,说明压力安全阀功能良好。

(5)把储氧袋接在患者连接口(出气口),挤压球体,鸭嘴阀张开,储氧袋膨胀,堵住储氧袋出口,挤压储氧袋,检测储氧袋是否漏气。

(6)将储氧袋接在患者连接口(出气口),挤压球体,储氧袋膨胀,堵住储氧袋出口,挤压储氧袋,可见呼吸阀打开,气体自呼吸阀溢出,说明呼吸阀功能良好。

第十七章

腹膜透析技术及护理

第一节　定义及概述

腹膜透析(peritoneal dialysis，PD)，简称腹透，是将配制好的透析液灌入腹腔，利用腹膜的弥散和超滤作用，将体内蓄积的代谢废物排出，以维持水、电解质和酸碱代谢平衡的疗法。此方法是慢性肾衰竭患者一体化治疗中的主要措施之一，已广泛应用于临床。与血液透析相比，腹膜透析具有操作简单、无须特殊设备、易于在家庭开展且对患者血流动力学影响小的优点。

第二节　适应证和禁忌证

一、腹膜透析适应证

1. 急性肾功能衰竭

(1)出现尿毒症症状。

(2)急性肺水肿。

(3)血钾≥6.5mmol/L。

(4)高分解代谢状态：每日尿素氮(BUN)上升≥14.3mmol/L，血肌酐(Cr)上升≥178μmol/L，血钾上升≥1mmol/L，碳酸氢根离子下降≥2mmol/L。

(5)非高分解代谢状态：少尿或无尿2d以上，血肌酐(Cr)≥445μmol/L，尿素氮(BUN)≥21.4mmol/L。

2. 慢性肾功能衰竭

腹膜透析是终末期肾疾病维持性治疗的主要措施之一。通常建议非糖尿病患者肾小球滤过率(GFR)<10ml/(min·1.73m^2)，糖尿病患者GFR<15ml/(min·1.73m^2)时需开始进行透析。

腹膜透析尤其适用于以下情况：

(1)老年人、婴幼儿和儿童。

(2)有心脑血管状态不稳定。

(3)血管通路建立困难。

(4)凝血功能障碍伴出血或出血倾向。

(5)尚存较好的残余肾功能。

(6)偏好居家治疗，需要白天工作、上学或经常旅行者。

3. 中毒及药物过量

相对分子质量<50000 的毒物或药物可从腹膜透出。

(1)腹膜透析可透出的药物:①镇静安眠药:巴比妥类、苯二氮䓬。②兴奋剂:苯丙胺、帕吉林。③抗生素:庆大霉素、卡那霉素、链霉素、万古霉素、头孢菌素类、多黏菌素、氯霉素、四环素、磺胺类、异烟肼、利福平等。④消炎止痛药:阿司匹林、水杨酸钠、非那西丁、对乙酰氨基酚等。⑤抗心律失常药和降压药:奎尼丁、硝普钠、甲基多巴等。⑥醇:乙醇、甲醇、异丙醇、乙二醇等。⑦金属类:铜、钙、铝、铁、汞、钾等。⑧卤化物:溴化物、氯化物、碘化物、氟化物等。

(2)内源性毒素:氨、尿酸、胆红素、乳酸等。

(3)农药:乐果、敌敌畏、敌百虫、美乐灵等。

(4)生物毒:毒蕈、鱼胆、河豚等。

(5)其他物质:砷、氯磺丙胺、5-氟尿嘧啶、樟脑、一氧化碳、环磷酰胺等。

4. 水、电解质和酸碱代谢紊乱

(1)高钾血症:腹膜透析每小时能清除钾 10~15mmol。

(2)严重代谢性酸中毒:腹膜透析适合于循环超负荷,不宜静脉补充碱性药物者。

(3)高钙血症:腹膜透析可治疗高钙血症危象,使用低钙腹膜透析液。

5. 急性胰腺炎

腹膜透析能直接清除胰腺炎周围的脂肪酶,从而减少胰腺的坏死。若重症胰腺炎或急性胰腺炎经 24h 内科治疗无效,除进行 CRRT 治疗外也可进行腹膜透析治疗。

6. 骨髓瘤

腹膜透析可清除一定量异常的免疫球蛋白,减轻大量异常蛋白质在肾等组织沉积所造成的损害。

7. 轻链沉积病

腹膜透析可清除血浆中较大量的游离轻链。

8. 自身免疫性疾病

腹膜透析能清除血中的 T_4,故可治疗甲亢危象。

9. 银屑病

腹膜透析能清除某种致病因子,使银屑病得以缓解。

二、腹膜透析禁忌证

1. 绝对禁忌证

(1)已证实的腹膜功能丧失或广泛的腹部粘连,这限制了腹膜透析液的流量。

(2)患者存在精神神经问题,不能成功进行透析液交换,透析依从性差,不能有效识别或解决透析过程中可能出现的问题,但又缺乏合适的助手。

(3)有不可纠正的机械缺陷(如外科无法修补的疝、脐突出、腹裂、膀胱外翻),阻碍了有效的腹膜透析或增加了感染的危险性。

2. 相对禁忌证

(1)腹腔内异物(如腹腔内血管假体术、右室-腹腔短路术后 4 个月内)。

(2)腹部大手术 3d 内。

(3)腹腔有局限性炎性病灶。

(4)不能耐受获得充分腹膜透析所需的透析液量。

(5)炎症性、缺血性肠病或反复发作的憩室炎。

(6)腹壁或皮肤感染。

(7)极度矮胖。

(8)严重的营养不良。

(9)高分解代谢者。

(10)严重的全身性血管病变。

(11)严重呼吸功能不全时,入液量过大会使腹腔压力增加,加重呼吸功能不全。

第三节　腹膜透析导管的置入及护理

一、腹膜透析置管术

1.手术置管法

手术切口的位置应根据患者的身高、体重、体型而定,一般耻骨联合至脐的距离应为透析管在腹腔内的长度。常选择脐下 2～3cm 左旁正中切口。方法为切开皮肤 3～5cm,逐层分离腹壁各层组织至腹膜,暴露腹膜后做一小切口植入腹膜透析管,荷包结扎,观察透析液进出通畅后缝合腹壁各层。腹外段经皮下隧道引出皮肤。检查切口无渗液、渗血后返回病房。

2.腹腔镜法置管

该方法可在直视下将腹膜透析导管末端置于膀胱直肠窝或子宫直肠窝。此法简便、安全、创伤小、恢复快,但该法技术要求较高,需由具有资质的专科医生实施,如条件允许可酌情开展。

3.穿刺置管法

该方法即切开皮肤后用金属套管针直接穿刺腹膜,然后拔出针芯将腹膜透析管植入。该技术简单易行,创伤小,但需由有经验的医生进行操作,在B超引导下可减少腹腔脏器损伤的危险。

二、腹膜透析置管的术后护理

(1)术后当天嘱患者卧床休息,取平卧或半卧位。术后第一天鼓励患者起床活动;前三天活动量不宜过多,3d后根据腹部切口情况逐渐增加活动量,特殊患者(如糖尿病、营养不良)伤口愈合缓慢,可延迟下床活动;术后避免下蹲后快速站起,避免用力咳嗽、排大小便等增加腹压的动作,避免长期单侧卧位,以免漂管及疝形成。

(2)术后观察生命体征,观察腹部切口和出口处敷料是否包扎固定好,有无出血、渗液。注意倾听患者主诉,有不适及时观察处理。

(3)遵医嘱予半流质或低盐优质蛋白饮食,蛋白质摄入量控制在 $1.0～1.2g/(kg \cdot d)$。注意饮食卫生,勿进食花生、牛奶、豆浆等产气食物;保持大便通畅,防止腹泻和漂管。

(4)做好基础护理,保持患者口腔、皮肤、会阴的清洁,床铺平整清洁,减少探视和不必要的人员流动。

三、导管及出口处护理

1. 导管早期出口处(导管置入后<6周)护理

(1)伤口保持清洁干燥,妥善固定导管,避免牵拉外伤,距离出口6cm以外再顺着导管的弧度固定导管;早期伤口用腹带保护,2周后可改用腹透腰带。

(2)换药频率:术后3d换药一次,检查切口和出口处情况,如无异常,一周后再次换药。无感染出口处,拆线后隔天或3d换药一次。如有渗血、渗液、污染情况或异常疼痛需检视伤口并换药。

(3)换药方法:遵守无菌操作原则洗手、戴口罩,若条件允许可去腹透室或治疗室换药,避免使用刺激性消毒剂,如酒精,用碘伏由内向外环状消毒出口处附近皮肤,直径5~8cm,用生理盐水擦洗出口处。有痂皮不可用力去除,用碘伏或生理盐水软化后让其自然脱落。用柔软透气性好的敷料覆盖出口处。

(4)洗澡:2周内不沐浴,可以擦身;2~6周无感染可以保护下淋浴,淋浴后进行出口处护理。

2. 导管长期出口处(导管置入后>6周)护理

(1)每天或隔天检视出口处,敷料保护者可2~3d检视一次,观察出口处有无红、肿、分泌物,按压隧道和出口处周围有无疼痛,进行出口处护理,沐浴或出汗多时加强护理,有感染征象需加强换药。保持出口处干燥清洁,可用消毒皂液清洗或用消毒剂擦拭。保护导管,妥善固定,不拉扯导管,不可在出口处任意使用油剂或粉剂,不可在导管附近使用锐器。

(2)导管及外接短管应紧密连接,避免脱落。

(3)外接短管每6个月必须更换,如有污染、破损等情况应立即更换。

(4)一周以上不使用的腹透导管必须每周冲管一次以防止导管堵塞。

3. 手术切口护理

严格无菌操作,每周至少换药1次,使用透气性好的无菌敷料,但如有出血、渗液多、敷料污染、出汗较多、脱落等情况,应及时加强换药。术后根据切口缝合方式10~14d拆线,切口愈合差的患者,可延长拆线时间。

四、拔管及处理

(一)拔管指征

(1)当抗感染治疗效果不佳时,对复发性腹膜炎、难治性腹膜炎、真菌性腹膜炎、难以控制的出口处或隧道感染、药物治疗无效的分支杆菌或多种肠道细菌导致的腹膜透析相关腹膜炎必须拔管。复发性腹膜炎是指腹膜炎痊愈后4周内再次发生同一致病菌引起的腹膜炎。难治性腹膜炎是指合适的抗生素治疗5d后,临床症状无改善,透出液白细胞计数仍>$100×10^6$/L。

(2)腹膜透析引流不畅经处理仍不能恢复正常引流。

(3)溶质清除不足,持续存在的Kt/V或Cr不达标,如每周总Kt/V<1.7或总Cr<50L/1.73m²并有尿毒症症状,通常考虑透析不充分。

(4)腹膜功能衰竭、超滤失败。对于各种腹膜衰竭,尤其是腹膜高转运状态、硬化性腹膜炎、腹膜广泛粘连等患者。

(5)腹膜透析相关并发症,如腹膜透析后出现胸腹漏、严重疝气、肠穿孔和涤纶套破损可暂时退出腹膜透析,等并发症控制后可重新置管。

(6)血糖难以控制的糖尿病患者。

(7)肾移植成功,以及需转做血液透析患者。

(二)拔管后处理方法

(1)因腹膜炎拔除的导管剪取末端做培养,以了解导管感染的致病菌,拔管后一般需继续使用抗生素 5~7d。

(2)其他原因导致腹膜透析终止而需拔管者,拔管后勿需抗生素治疗,用无菌敷贴覆盖至自然愈合。

第四节　并发症及护理

一、感染性并发症

(一)腹膜透析相关腹膜炎

腹膜炎是腹膜透析最常见的并发症,也是引起透析失败的主要原因之一,直接影响腹膜透析的继续进行及患者的存活率。近年来随着无菌操作技术及连接装置的改进,从"O"装置、"Y"装置至双联系统,感染率明显下降。病原菌主要是由于患者操作不当沿着透析管管腔及管周进入腹腔,少数是邻近器官感染蔓延所致,最常见的症状是腹透液浑浊。每个腹透中心应该尽力预防腹膜炎以改善腹透预后。每 2 次腹膜炎发生的间隔(月)是指某一腹透中心总透析患者月除以腹膜炎发生次数(即多少/患者月或多少透析月/次)。腹透中心的腹膜炎发生率应不超过 24/患者月或 24 透析月/次。

1.临床表现

腹膜炎大致可分为细菌性腹膜炎、真菌性腹膜炎、化学性腹膜炎和结核性腹膜炎等,尤以细菌性腹膜炎最常见。

(1)细菌性腹膜炎:①透出液浑浊(最早出现、最常见的症状)。②持续性腹痛且逐渐加剧(分为局部性和广泛性,少数伴有恶心、呕吐)。③发热,低(中)度发热常见,少数患者有寒颤。④由于蛋白凝块堵塞腹膜透析管,可导致透析液引流不畅。

(2)真菌性腹膜炎:其临床表现与细菌性腹膜炎相似,特点是持续性发热、腹痛,易出现肠梗阻,引起堵管者居多,透出液培养检出真菌。

(3)化学性腹膜炎:其临床表现酷似细菌性腹膜炎,但发热较轻,透出液培养常无致病菌。常为使用同一批透析液的多个患者同时发病,改用另一批透析液后症状可消失。

(4)结核性腹膜炎:主要表现为透出液浑浊,透出液内白细胞计数$>100\times10^6$/L,单核细胞比例$>50\%$,普通致病菌培养阴性,结核杆菌培养阳性,患者通常患有结核病。

2.诊断

腹膜透析患者具备以下 3 项中的 2 项或以上可诊断腹膜炎:

(1)腹痛,透出液浑浊,伴或不伴发热。

(2)透出液中白细胞计数$>100\times10^6$/L,中性粒细胞比例$>50\%$。

(3)透出液革兰染色或细菌培养找到致病菌。

当发现感染征象时,立即留取透析液标本做透出液常规检查,涂片进行革兰染色及细菌培养、真菌培养和结核杆菌培养,及时做药物敏感试验。

3.治疗

(1)用不含抗生素的透析液进行腹腔灌洗,每次 500～1000ml,共 4000～8000ml,待透出液外观清亮后改为持续不卧床腹膜透析(continuous ambulatory peritoneal,CAPD)加抗生素。

(2)抗生素选择应根据细菌培养及药敏结果进行。在未获得培养结果前,采用经验性腹腔用抗生素。2005 年,国际腹膜透析协会(International Society for Peritoneal Dialysis,ISPD)推荐,根据透析中心特点早期经验性治疗需覆盖革兰阳性和阴性微生物。针对革兰阳性菌选择第一代头孢菌素或万古霉素,针对革兰阴性菌选择第三代头孢菌素或氨基糖苷类药物,使用氨基糖苷类抗生素不宜超过 2 周,防止耳毒性发生。腹腔内使用抗生素可采用连续给药或间歇给药的方式。间歇给药时,加入抗生素的腹膜透析液至少留腹 6h。对厌氧菌感染者可选用甲硝唑静脉滴注。

(3)腹腔感染透出液浑浊程度较重时,常有纤维蛋白增多,可添加肝素(500U/L,肝素1mg 相当于 125U)以预防纤维素凝结阻塞透析管,必要时可用尿激酶 5000～20000U 封管20min 后再做透析。

(4)若治疗有效,抗感染疗程至少需要 2 周,重症或特殊感染需要 3 周甚至更长时间。若治疗无效,应反复做透出液培养并调整用药。如仍培养阳性或反复感染,则应考虑拔除腹膜透析管。

(5)真菌性腹膜炎预后差,病死率高。透出液涂片或微生物培养结果证实后立即拔管,并继续使用敏感药物(如卡泊芬净、氟康唑、伏立康唑)等治疗至少 10d。

4.防治对策

(1)提高患者机体免疫力,鼓励患者锻炼身体,预防感冒。

(2)严格按照无菌操作规程换液、换药。

(3)注意导管出口处的护理,观察导管出口处隧道有无红肿、压痛,及时进行分泌物细菌涂片培养。

(4)对发热患者均应检查导管出口处及隧道有无感染迹象。

(5)注意个人卫生,勤更衣,洗澡时要防止导管口进水。

(6)保持大便通畅,不吃生冷及不洁食物,预防肠道感染。

(二)出口处感染和隧道感染

两者统称为腹膜透析导管相关感染,是导致腹膜透析相关腹膜炎和拔管的主要原因之一。

1.病因

腹透管外口和隧道感染可导致难以治愈的或反复发作的腹膜炎,甚至不得不拔除腹膜透析管。透析患者的免疫功能低下,若无菌技术观念不强、操作不慎,会使细菌在腹膜透析管外口引起炎症反应。感染的病原菌大多数是金黄色葡萄球菌,其他病原菌有厌氧菌、链球菌、军团菌、真菌及铜绿假单胞菌等。

2.临床表现

急性腹透管出口感染者腹透管出口有脓性和(或)血性分泌物,并伴有红肿、压痛。慢性腹透管出口感染可以是急性感染未治疗或治疗不充分的结果,也可以是急性感染消退后停用抗生素后复发所致。慢性感染症状与急性感染症状相似,但外口及窦道内外生的肉芽组织较常见,有时外口肉芽组织被大的硬皮或痂皮覆盖。慢性感染红、肿、痛常不明显。

隧道感染表现为隧道口周围红肿和压痛,可间歇性或持续性,有脓性和黏性分泌物,可自动流出,也可压迫涤纶套后流出。隧道感染常是隐匿的。大多数隧道感染伴出口感染,且发生腹膜炎的危险性增加。

3. 治疗

(1)如有脓性分泌物应做培养,根据细菌培养及药敏试验结果局部或全身使用抗生素,时间为 2～3 周。

(2)加强局部清洁消毒,局部使用莫匹罗星(mupirocin)软膏,同时加强手卫生,如有渗出,及时更换敷料。

(3)必要时除去腹膜透析管涤纶套。

(4)对治疗无效的感染尤其是合并腹膜炎者应拔管。

4. 预防

(1)严格无菌操作,并规范置管手术。

(2)减少出口处及隧道创伤,注意出口处的护理。

(3)避免导管扭折、弯曲,导管固定妥当。

(4)在常规护理中不能强行除去硬皮和痂皮,应用双氧水、生理盐水或碘伏浸泡出口处,使之软化后除去。

(5)对鼻腔携带葡萄球菌的患者,可每天 2 次局部使用莫匹罗星软膏,每月进行 1 个疗程治疗,为期 5～7d。

(6)严格培训患者,规范操作步骤。

二、非感染性并发症

(一)腹痛

腹痛常由腹膜炎引起。但透析温度过高或过低、灌注或排出液体过快、透析管位置过深、透析液 pH 偏低或高渗透析液都会引起腹痛,一般对因处理即可。腹膜透析液灌入末期由于腹部膨胀而引起疼痛时,可立即排出液体或调整交换容量,腹痛即可缓解。大网膜包裹透析管时患者常有腹部固定性疼痛,尤以入液时疼痛明显,同时伴有引流不畅,应来院就诊。

(二)引流不畅

1. 常见原因

(1)血块、纤维蛋白凝块阻塞腹膜透析导管或大网膜包裹透析管。

(2)腹膜透析导管移位和透析管扭曲。

(3)管腔、肠腔内气体过多。

2. 处理方法

(1)更换体位、轻压腹部。

(2)稍改变导管方向。

(3)透析间期应下床加强活动,做踮脚动作和下楼梯运动,利用重力原理使管路复位。

踮脚法:适用于体力较弱者。患者穿平底鞋,双手叉腰,脚尖踮起,后跟下蹬,每次如此反复 100 下,每天 5 次。

下楼梯法:适用于体力较好者。让患者乘电梯上 10 楼,然后以脚后跟落地下楼,如此循环往复,每次 5 个循环,每天 3 次。上述两种方法也可交替使用。

(4)服用导泻剂、灌肠等保持大便通畅。

(5)及时排尿。

(6)用肝素 625～1250U 或尿激酶 10000～20000U 加 5～10ml 生理盐水注入透析管内。

(7)必要时在 X 线透视下调整透析管位置或更换透析管。

(三)血性透析液

血性透析液常见于腹部缝合不紧密、腹腔脏器表面血管损伤及女性患者月经期等情况下,如为少量渗血,不必停止透析,应寻找原因。

(四)透析液渗漏

透析液渗漏可因导管腹膜荷包缝合不紧密、固定线松脱或透析管放置过浅引起,多见于老年、腹壁水肿明显或低蛋白血症者。

(五)水过多和肺水肿

水盐控制不当、滴注药物、透析液引流不畅、负超滤等原因可使患者水潴留加剧,如伴有难控制的高血压,则易发生肺水肿。

(六)腹膜超滤衰竭

4.25％葡萄糖腹膜透析液 2L,留腹 4h 后引流,超滤量小于 400ml 称为超滤衰竭。超滤衰竭常因腹膜炎反复发作,导致腹膜纤维化,通透性降低,使其对水的超滤和溶质清除能力下降,腹腔淋巴回吸收增加。如腹腔淀粉样变导致腹膜毛细血管基底增厚,致糖梯度下降,超滤量下降。

(七)营养不良

营养不良是腹膜透析的突出并发症之一,在我国腹膜透析患者营养不良的发生率高达58％,其与蛋白质和能量摄入不足、从腹膜透析液中丢失、微炎症状态、代谢性酸中毒、透析不充分、容量负荷过多等有关。研究证实,透出液中丢失蛋白质为 5～15g/d,丢失氨基酸为1.2～4.0g/d。

第五节　患者管理与培训

一、患者管理

大多数终末期肾衰竭患者都可以选择腹膜透析治疗,但患者在进行腹膜透析治疗前,必须了解腹膜透析的常识,做好接受腹膜透析的心理准备。由于受经济、医疗条件、环境等方面的限制,在我国首选腹膜透析治疗的患者更看重的常常是这种治疗方式的经济性、灵活性,而往往会忽略自己所要承担的独立自我管理工作的复杂性。腹膜透析医护人员必须从一开始就要运用专业知识对患者进行全面教育,让患者从选择治疗方式开始就形成正确的意识。不仅如此,在长期居家腹膜透析治疗的患者中,同样普遍存在依从性较差的问题。居家透析患者常规情况下均在自己生活的环境里进行家庭透析治疗,所有治疗和护理操作均由自己或陪护的家人独立完成。这类患者依从性差的原因除了对腹膜透析知识的理解和掌握有偏差,甚至形成错误的认识以外,很大程度上是思想上的懈怠。因此,对患者的培训和教育应该是一个长期的贯穿整个腹膜透析治疗始终的过程。长期有效的培训教育对维持透析的充分性,减少并发症的发生,提高患者的生活质量都是非常重要的。具体来说,对家庭腹膜透析患者,护理人员应采取以下措施:

(1)对患者和家庭成员讲解疾病的基本知识,让其了解有关疾病的护理常识,定期参加专题讲座和培训,以增强对疾病的了解。

(2)帮助家庭成员学会设身处地地理解患者,增进其与患者的亲密度,提高患者的安全感,如安置较好的生活空间、保持房间整洁和空气流通、经济上给予大力支持、提供合理的营养等。

(3)帮助患者改变认知态度,使患者用更积极的方式接受新生活,争取早日重返社会。疾病稳定期应鼓励患者适当运动,参加力所能及的家务劳动,如买菜、烧饭等。

(4)给家庭成员提供在应急情况下可利用的资源,如急救电话、心理咨询门诊。

(5)用激励机制,让患者树立依靠自己解决问题的信心。家属可鼓励患者读书、看报、看电视等,让患者了解社会,相信科学,陶冶情操,保持良好心态,力求自食其力。

二、开始腹透治疗时的培训与宣教

(一)腹膜透析植管手术前

在行腹膜透析术前通过发放健康教育及观看影像资料的方式,让患者和家属对腹膜透析治疗有一个感性的认识,了解腹膜透析的原理,并且可以介绍已经开始进行腹膜透析治疗的患者和他们进行交流,将他们的亲身感受传递给他们,同时也可消除患者术前的焦虑和不安情绪。

(二)第一阶段培训

在行腹膜透析术后,由于绝大部分患者对腹部新插入的腹膜透析管的不适应、伤口的疼痛不适感、食欲的降低,使患者往往感觉疲乏,如果这时给患者进行知识培训,其效率是很低的。因此,培训计划最好是在患者术前或术后 10d 开始进行。根据患者学习能力分 7～10d 完成,建议最短培训时间为 15h,培训内容包括换液操作、出口处护理操作、腹膜炎等并发症处理、居家紧急情况处理、饮食管理、生活和运动等。

(三)考核

在术后第一阶段培训结束后分 1～2d 完成考核,如有问题,分析原因,评估患者对培训内容的掌握程度,有针对性地制定个体化培训方案,进行再考核,合格后方可出院居家腹透。

三、长期随访中的宣教与再培训

(一)随访方式

目前,在我国社区护理还不完善、临床护理人员尚不充足的情况下,通过门诊、家庭随访与通讯联系相结合的方式,对家庭透析患者进行追踪随访管理,动态了解患者的透析情况,及时反馈信息,是对患者透析质量全面管理的有效手段。随访过程中应该做到定期为患者讲授有关透析知识,传递腹膜透析技术的最新发展信息,对患者进行再培训,及时发现问题和解决问题,使患者对家庭腹膜透析充满信心和安全感。国际腹膜透析协会(ISPD)建议腹膜透析患者再培训的时机是住院后、腹膜炎或者导管感染后、出现操作灵活性、视力或精神灵敏度变化、首次培训后 3 个月,此后至少每年一次进行常规培训。

1. 门诊随访

门诊随访是我国居家透析患者的主要随访方式,自从患者开始进入家庭腹膜透析治疗阶段起即成为随访对象。初次门诊随访时间一般在出院后 2 周~1 个月,以后根据情况可每 1~2 个月来医院随访一次,外地患者可适当延长至每 3 个月来院随访一次。门诊随访常常通过电话预约的方式进行,也可以在进行当次随访时预约下次随访时间。随访工作由腹膜透析医师和护士共同完成,其中大部分工作由护士来完成。

2. 电话随访

电话随访是透析中心与居家透析患者有效沟通的必要手段,尤其是居住在离透析中心较远的患者。透析中心应设有 24h 咨询电话。患者出院时,应得到腹膜透析专职人员全天候咨询的电话号码,鼓励患者在出现问题时随时与透析中心联系,以便及时解决问题。对逾期未来门诊随访和来电随访的患者应进行主动电话随访,主动电话随访最好不少于每个月一次,以便及时掌握患者居家透析的动态情况。

3. 家庭随访

对家在市区的患者,新患者出院后 1 周最好进行初次家访,出院后半年内最好每月家访一次,半年后可视情况每 3~6 个月家访一次。检查腹膜透析室布置及各种物品放置是否符合要求。遇到特殊情况的患者如老年人、腹膜透析顺应性差等,应适当增加家访次数。

(二)随访内容

1. 门诊随访

门诊随访内容包括观察患者现有症状和体征,评估腹膜透析管出口处情况,腹膜透析导管状况;根据患者的居家腹膜透析记录和讲述,详细了解患者的透析情况;分析近期相关实验室检查结果,腹膜功能及残余肾功能检查结果,评估透析是否充分及营养状况。然后医师根据评估结果调整透析处方及修正治疗方案,使腹膜透析治疗取得最佳治疗效果。

(1)一般状况及透析情况:随访时对患者的贫血状况、血生化、血压状况、液体平衡、饮食、睡眠和用药等进行直接评估,记录患者目前透析方式、剂量、透析液浓度、超滤量、残余尿量等。长期随访的腹膜透析患者监测指标和频度:每 1~3 个月检查 1 次的项目包括血常规、血生化、iPTH、糖化血红蛋白、充分性,每 6 个月检查 1 次的项目包括铁三项、CRP、血清前白蛋白、血清转铁蛋白、主观综合性营养评价(SGA)、腹膜功能,每 12 个月检查 1 次的项目包括肿瘤标志物、术前四项、肝炎系列、胸片、心电图、心超、血管彩超等。

(2)出口处及隧道的评估:出口处是否有渗液、损伤、感染、出血、结痂,沿隧道移行处是否有压痛。

(3)导管评估:腹腔内导管是否移位;管路是否受压、扭曲、堵塞;短管是否闭合不良、破裂;短管与钛接头接口是否脱落;6 个月有无更换腹膜透析外接导管等。

(4)腹膜透析操作评估:操作者能否说出双联系统各个部分的正确名称;是否知晓换液场所的要求;能否正确检查、观察和加温透析液;能否正确换液、观察透出液以及丢弃废液袋。

(5)腹膜功能及残余肾功能评估:化验指标包括尿素、肌酐清除率、蛋白分解率、腹膜平衡试验结果,以及尿量情况等。

（6）透析充分性评估：目前比较认同的充分性指标包括：①尿毒症的临床症状和体征控制良好。②充分的溶质清除（包括通过 Kt/V、Cr 对小分子物质的测定和通过维生素 B_{12}、β_2-MG 检查对中、大分子物质的测定等）。③充分超滤和良好的容量控制，无体液过多和脱水征象，血压控制良好。④酸中毒和水电解质的平衡控制良好。⑤充分的营养摄入和良好控制。⑥钙、磷和 PTH 的控制良好。⑦贫血纠正、对促红细胞生成素的反应良好。⑧良好的生存质量。⑨其他：神经症状、炎症、心血管疾病、糖尿病和其他并发症的有效控制。

（7）营养状况评估：腹膜透析患者生存率与透析开始时及长期随访过程中的营养状况有关。有研究显示透析的质量和剂量影响患者的营养状况，而营养状况也是评估透析充分性的一个重要方法，纠正营养不良可以改善预后。对于成人腹膜透析患者，应采用血清白蛋白、前白蛋白、蛋白氮呈现率（protein equivalent of nitrogen appearance，PNA）、体重指数和主观综合性营养评价（SGA）等来评价其营养状况。

（8）生活质量评估：应连续评估腹膜透析患者的生活质量，以作为反映预后的一项指标。可采用针对一般的或某种疾病的方法，常用的一般性调查方法是生活质量评价量表（SF-36），较好的自评方法包括健康经历问卷和肾脏病生活质量问卷。

2. 电话随访

腹膜透析患者可通过电话咨询居家腹膜透析的常见问题及处理方式，透析中心也可定期通过电话对患者进行一般状况及并发症的追踪随访。

（1）居家腹膜透析的常见问题及处理：①出口处感染：指导患者用过氧化氢清洗后再用生理盐水冲洗，根据出口处情况及细菌培养结果选用局部、口服或静脉用抗生素。②透析液渗漏：指导患者注意保持皮肤周围清洁，防止继发感染；采用半卧位少量多次交换法透析；若渗漏较多不能自止，则立即到医院处理。③外接短管脱落：指导患者立即用夹子将近皮肤侧的透析管夹住，绝不能再将其连接上，钛接头开口端用无菌纱布或者新拆一个碘伏帽包裹，立刻到医院进行消毒并更换腹膜透析短管。④导管破损渗漏：指导患者立即用夹子将近皮肤侧的透析管夹住，立即到医院处理，绝不能先放液再到医院处理。⑤透析液引流不畅：指导患者检查透析管路各部位有无扭曲、受压，指导其改变体位，用力踮脚或者下楼梯，解除便秘；如果仍无效，应立即到医院进行检查处理。⑥腹膜炎：指导患者立即携带换下的浑浊透析液至医院处理，若腹痛难忍，可居家先冲洗几次缓解疼痛。

（2）一般状况的追踪：目前透析剂量、体重变化、血压状况、超滤量、残尿量、24h 入液量、出口处状况、导管状况、饮食与运动、睡眠、用药等情况。

（3）并发症的追踪：①腹膜炎：是腹膜透析严重并发症之一。腹膜透析护士在教育培训患者时应教会患者观察透出液的状况，识别腹膜炎的其他症状与体征。每次腹膜炎治愈后 2 周左右需电话随访一次，1 个月左右需行腹膜平衡试验一次。②导管出口处感染及隧道感染：是腹膜透析严重并发症之一。注意定期追踪病情变化、用药情况与转归。③心血管并发症：心血管疾病是腹膜透析最常见的致死性原因之一。注意追踪观察患者有无心力衰竭、心律失常、恶性高血压等发生。④水肿：主要表现为双下肢、眼睑水肿或伴血压升高等。应加强随访，追踪水肿程度、部位、体重、血压等变化情况；教育患者如出现异常情况，应与透析中心联系，对腹膜透析方案及降压药物进行调整。⑤电解质紊乱及酸中毒：定期进行血生化、血气分析等检查，及时纠正。⑥疝：若透析时间延长，形成疝的危险性增加，常见为腹壁疝和切口疝，脐疝也可发生，膈疝等腹内疝少见。应严密追踪患者症状，若腹部疼痛、肿胀加重伴恶心、呕吐、便秘等,应及时与透析中心联系或到附近医院就诊。⑦生殖器水肿:包括大小阴唇和阴囊水肿,应立即到透析中心就诊,查找原因。如为渗漏可停透 1～2 周,再进行小剂量交换透析,逐渐过渡到 CAPD。⑧胸腔积液:量少时,可引起轻微的呼吸困难;量多时可表现为胸闷、呼吸困难。应密切追踪患者症状,出现呼吸困难加重、不能平卧需及时与透析中心联系并回院就诊。若证实为胸腹漏,可根据胸腔积液和渗漏程度予小剂量坐位透析,密切监测肾功能和电解质,必要时改血液透析治疗。

3. 家庭随访

定期家访可以对患者进行居家腹膜透析指导,了解患者的心理状况及家庭社会支持条件,帮助患者解决一些问题。

(1)居家透析环境检查:患者的透析操作间环境设置是否符合要求,如有无单独的操作房间或相对独立的房间,房间通风、采光是否良好,室内应设操作台。检查室内空气质量是否达标,空气消毒设施是否安全有效,如每日用紫外线灯或负氧离子发射器消毒 1～2 次,每次 40min,桌椅用消毒液擦洗 1 次。腹膜透析液放置是否规范,如不可与其他杂物堆放在一起,离地 20cm,避免重压,保持干燥,避免阳光直射等。

(2)无菌操作检查:患者腹膜透析液交换操作是否符合无菌操作原则,指导或协助患者液体交换。包括操作前正确洗手、戴口罩,严格按照双联系统的六步操作规程进行;注意入液前冲洗管路;换液时关闭门窗和停止使用电风扇,避免尘土飞扬;碘伏帽不能重复使用等。

(3)腹膜透析液的温度检查:患者的透析液加热设备和加热方法是否正确,如选择恒温箱进行加热,维持腹膜透析液温度 37℃左右,加热时切勿除去外包装袋,管路朝上放置,不能用湿热法。

(4)腹膜透析管出口处护理检查:腹膜透析管出口处是否保持清洁干燥、妥善固定,有无避免牵拉、避免机械性损伤的正确措施。查看淋浴设施和卫生用品是否适用。

(5)腹膜炎:教会患者识别其早期症状,如发现透析液浑浊、引流不畅、腹痛、腹胀、发热等情况,立即将透出液保存送检,同时尽快到医院就诊。

(6)膳食及营养指导:为了保持氮平衡,指导患者每日蛋白质摄入量 1.0～1.2g/(kg·d),以优质蛋白为主,如牛奶、鸡蛋、瘦肉、鱼类等,尽量少用植物蛋白,注意控制高磷食物,根据生理需要以及代谢状况补充必需氨基酸和足够的热量 125.5～167.3.0kJ/(kg·d),以有利于蛋白质的充分利用。水溶性维生素的补充不予限制,但脂溶性维生素则不宜过多补充,以免引起中毒反应。适当多食水果、新鲜绿叶蔬菜等。一般不需要严格限制水钠摄入,如果发现体重迅速增加、高血压和少尿等,则限制水钠摄入,注意调节电解质。

(7)用药指导:帮助患者改变不良的服药习惯,指导其遵医嘱服药,监测并记录血压、血糖及自身感觉的变化,对不重视服药或常忘记服药的患者,可帮助其设定闹钟进行提醒;询问服药情况,及时发现和纠正少数患者因费用问题或凭感觉自行减量或换药;对于使用特殊药物如洋地黄制剂者,因 CAPD 对洋地黄清除不完全,易致洋地黄中毒,应告知患者中毒表现及急救程序。

第六节　自动化腹膜透析

一、概述

自动化腹膜透析(automated peritoneal dialysis,APD)是一项近年来飞速发展的腹膜透析技术,其操作过程由一台全自动腹膜透析机完成,自动控制透析液循环进入腹腔并记录留置腹腔时间及超滤量。APD 与 CAPD 主要的生理学差异是腹膜透析留腹的时间不同,APD 采用相对较短的留置腹腔时间,而且频繁交换透析液,因此需要较大的腹膜透析液量,而患者夜间休息、卧位状态下可耐受更大剂量的腹膜透析液,更能提高腹膜与腹膜透析液有效接触面积,最终提高腹膜透析效果。APD 其他的优点是方便、容易操作、可减少腹膜炎的发生率,且能使患者生活质量提高。APD 还可以帮助腹膜透析患者解决长期治疗上的技术问题,特别是针对某些特殊患者,如残余肾功能进行性下降时,可以采用加大透析剂量,实现充分透析和改善生活质量。由于 APD 利用患者整晚的休息时间自动进行腹膜透析,故白天,患者及助手均可不受任何约束地安排日常活动或参加力所能及的工作,使患者重返社会,为社会、家庭创造价值。

自动化腹膜透析机由特定的一次性密闭式管道、温度控制系统、腹膜透析液计量系统、腹膜透析液顺序流动控制系统、压力感受控制系统、报警系统组成。

二、适应证与透析模式的选择

(一)适应证

(1)常规行 CAPD 无法获得充分的超滤量和溶质清除率的患者。

(2)不能耐受过高的腹腔内压力的患者。

(3)经济条件许可的 CAPD 患者。

(4)手工操作有困难的患者。

(5)腹膜炎发生率高的患者。

(6)形体高大的患者。

(二)透析模式选择

根据腹膜透析操作的方法不同,APD 分为持续循环腹膜透析(continuous cyclic peritoneal dialysis,CCPD)、间歇性腹膜透析(intermittent peritoneal dialysis,IPD)、夜间间歇性腹膜透析(nightly intermittent peritoneal dialysis,NIPD)和潮式腹膜透析(tidal peritoneal dialysis,TPD)等,各种透析模式均有各自适应的患者。

1. 持续循环腹膜透析(CCPD)

CCPD 是自动化腹膜透析的主要形式。其方法是患者在夜间入睡前,将腹透导管与腹膜透析机连接,先将腹腔内透析液引流干净,然后进行透析液交换,每次使用 2~3L 腹膜透析液,在腹腔内留置 2.5~3h,最末袋透析液灌入腹腔后即可关闭透析机,并将腹透导管与机器脱离。白天透析液一般在腹腔内留置 14~16h,也可根据患者容量情况、治疗方案调整透析液留置时间和交换次数;日间患者可自由活动,夜间再与腹膜透析机连接。先将腹腔内液体全部引流后,再开始新一天的治疗。此种方式适用于需他人帮助的腹膜透析患者(如儿童、盲人、老人)或需白天工作者,以及因操作不当导致反复发生腹膜炎的 CAPD 患者可行 CCPD 以减少腹膜炎的发生。另外,腹膜溶质转运功能轻度低下,进行 CAPD 不能达到充分透析的患者,可考虑改做 CCPD。

2. 间歇性腹膜透析(IPD)

IPD 适用于有残肾功能、夜间不需留腹的患者。通常每次灌液量 1~2L,每次 1~2h,整个治疗过程持续 8~12h,每周透析 7d,透析液量及透析周期均根据患者的腹膜转运特性制定。IPD 适用于行 CAPD 伴腹内压升高,出现腰背痛、疝气、腹膜透析管周渗漏以及腹膜高转运者。由于透析时间较短,故对大、中分子物质的清除较差。

3. 夜间间歇性腹膜透析(NIPD)

NIPD 是在夜间进行的一种 IPD 腹膜透析模式。

4. 潮式腹膜透析(TPD)

TPD 是指在透析开始时向患者腹腔内灌入一定量的透析液后,每个透析周期只引流出腹腔内部分透析液,并用新鲜透析液替换,这样使得腹腔内腹膜组织始终与大部分透析液接触,直到透析治疗结束后再将腹腔内所有的液体尽可能引流出来。通常在白天进行,先灌入 3L 左右腹膜透析液(或患者能耐受的最大灌入量),然后每 20min 放出与灌入 1.5L 液体,共 10h,然后保持干腹至次日再次行 TPD。TPD 也可在夜间进行,称为 NTPD。对于腹膜高转运患者,为使透析充分及达到合适的超滤量,可选择 TPD。

三、操作

具体操作参照各腹膜透析机说明书进行,见图 17-1 至图 17-6。

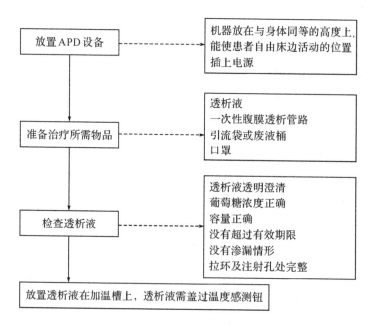

图 17-1　透析前准备

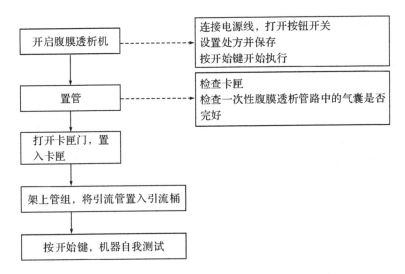

图 17-2　开始透析治疗

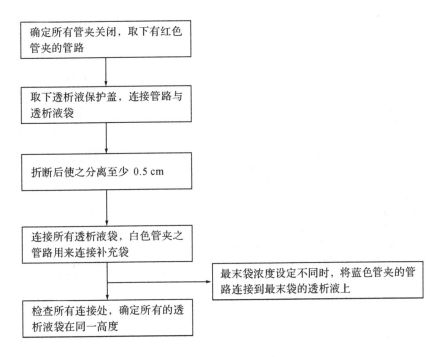

图 17-3　连接透析液

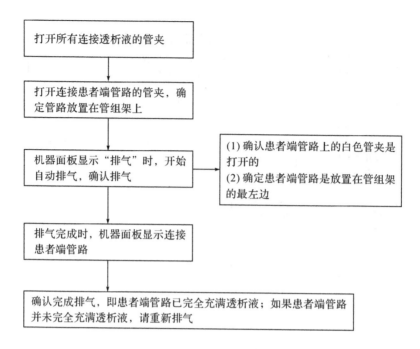

图 17-4　排气操作

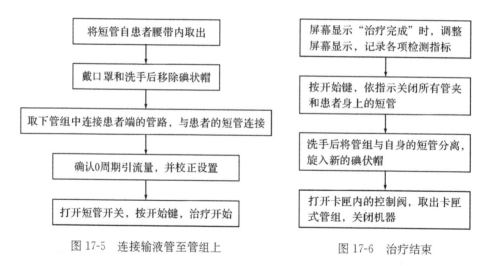

图 17-5　连接输液管至管组上　　　图 17-6　治疗结束

四、设置治疗参数

1. 检查和修改

每次操作前需检查透析方式及各个治疗参数的设置,可通过上下键进行修改并保存相应的治疗参数。

2. 需要设置的参数

(1)治疗总量:此参数是指整一次 APD 治疗所需的腹膜透析液的总量,不包括机器排气所需的液体量。一般机器排气需要 400～500ml 液体量。

(2)单次注入量:此参数是指每个透析循环需灌入患者腹腔内的液体量,一般为 2L,必要时可增加至 2.5L,甚至 3L,以提高透析效果。也可减少至 1L,以减轻患者腹腔内压力。

(3)治疗时间:分为治疗总时间和腹腔内留置时间。治疗总时间是腹腔内留置时间×周期数+每次腹膜透析液灌入放出时间×周期数。一般一次腹膜透析液灌入放出时间约 20min。

(4)最末袋留置:此参数是最后一个透析周期灌入患者腹腔的腹膜透析液的量。若患者需干腹状态,则设置为否;若患者需留置腹透液,则需设置灌入的量。

(5)0 周期引流量:此参数是 APD 开始第一个循环前的引流量。若患者是干腹状态下,则一般设置 10ml;若患者腹腔内有腹膜透析液,则一般设置为留置量的 60%~70%。

五、处方制定及调整

1. APD 患者需要增加溶质清除率时,可考虑以下方法:

(1)增加夜间腹膜透析液的每次留腹时间。

(2)增加夜间每次换液剂量。

(3)增加换液次数及留腹剂量。

(4)增加腹膜透析超滤量。

2. APD 患者需要增加超滤时,可考虑以下方法:

(1)减少摄入盐和水分量。

(2)根据腹膜转运特性和清除需要,可缩短白天留腹时间为 2~8h;或根据特殊清除需要,白天留腹 2 次。

(3)白天留腹时,可采用艾考糊精腹膜透析液。这种多聚葡萄糖透析液不会被腹膜重吸收,白天留腹期间能保持稳定的渗透压梯度。

(4)对于仍有尿的患者可使用袢利尿剂增加尿量。

3. 对于合并入液或出液过程中有疼痛的患者,建议使用潮式腹膜透析模式。

4. APD 的模拟程序设定应在标准腹膜平衡试验的基础上,以建立最理想的透析模式。

第十八章

血液净化护士的素质培养

近十几年来,我国血液净化事业发展迅速,各种血液净化新技术不断应用于临床,依赖血液净化治疗的患者越来越多,这一切都对作为血液净化工作主体的护理从业人员提出了更高的要求。护士应具备高素质的护理理念和特定的护理技能,帮助患者获得与治疗相关的知识以及保持健康的能力,减少透析并发症的发生,延长患者寿命,提高患者生活质量。

第一节　血液净化护理工作的特点

随着血液净化技术的迅速发展,血液净化治疗成为终末期肾脏病患者赖以长期生存的重要手段。由于此类患者存在严重的生理功能和心理功能障碍,所以血液净化护理工作专业化程度高、技术难度大等,与其他临床护理工作相比有着自己的特点。

一、患者来源复杂

血液净化治疗的患者不仅是终末期肾病,还有急性肾功能衰竭、急性药物或毒物中毒、严重的水电解质及酸碱代谢紊乱等。因此我们护理工作面对的患者可以分为三类。

1. 常规患者

这部分患者主要是指维持性透析患者。患者病情稳定,绝大多数患者不需要住院治疗,只需在透析日到医院接受治疗。对于此类患者,护士不仅要保证患者每次都能得到高质量的透析治疗,而且要了解患者在非透析日的自我感觉情况、用药情况、心理状态、饮食运动情况,以及血管通路情况,尽可能给予患者更多的健康指导,提高患者遵医嘱用药,保证营养摄入的依从性,提高患者的自我管理能力及生存质量。

2. 住院患者

住院患者主要包括四个方面:新入院接受透析治疗的患者、准备接受脏器移植的患者、维持性透析患者因病情变化入院治疗者、急重症患者需要肾替代治疗或特殊血液净化治疗。

对于新入院的透析患者,血液净化护士要热情主动接待,简单地介绍血液净化中心的环境以及患者所接受的治疗。在治疗过程中,尽可能确保治疗过程平稳,保证患者舒适,以消除患者对血液净化治疗的紧张心理。在治疗结束后,护士要根据患者血管通路的具体情况给予指导,根据医嘱预约下一次治疗时间。

对于在其他医院已接受过透析治疗的患者,血液净化护士要尽可能地了解患者治疗的情况,如治疗过程中有无不适、每次治疗是否能顺利完成、抗凝剂使用的情况、血管通路的情况及血流量的大小等。护士要热情接待,以消除患者对新透析环境的陌生感。对于准备接受脏器移植的患者还要了解大致的移植时间,以安排治疗。

住院患者治疗结束后,血液净化护士要主动与患者所在病区的护士取得联系,向病区护士介绍患者的治疗情况及注意事项。

对于急重症需要进行肾替代治疗或特殊血液净化治疗的患者,血液净化护士不仅需要熟练掌握各项特殊治疗的操作技能,还应具有对危重症患者监护的临床经验,从而提高危重病救治的成功率。

3.急诊患者

大多数急诊患者病情复杂危重,血液净化护士要主动了解患者的病情,备齐抢救物品。治疗过程中密切观察病情变化,确保治疗安全。

二、患者自身的特点

血液净化治疗患者与普通内科、外科患者相比,有着自身的特点,主要表现在以下方面。

1.病情危重

血液净化治疗患者大多是长期慢性病患者,而且伴有各种并发症,在治疗过程中可能发生各种病情变化,如低血压、高血压、心律失常等。另一部分患者为多脏器功能衰竭、急性中毒等需要进行 CRRT、HP、PE 等特殊血液净化治疗。护士要严密观察,及时发现并处理,确保患者治疗安全。

2.治疗周期长

近几年,随着治疗技术的不断进步,维持性透析患者的替代治疗效果越来越好,患者的生活质量越来越高,透析寿命越来越长。透析治疗十几年的患者大有人在,浙大一院血液净化中心透析龄最长的达 30 余年。

3.经济压力大

透析治疗费用高。费用高不是因为单次费用,而是因为治疗周期长,病情稳定的透析患者每周 3 次透析,如果发生病情变化,费用就很难预料。但目前政府部门对于尿毒症患者的治疗已经有了更完善的政策。

4.患者社会支持力量小

透析患者因病情的特点,使社会、家庭角色弱化,给家庭和社会带来了巨大的负担,有些患者甚至成了家庭的包袱。与普通住院患者相比,许多透析患者得到的支持力量明显要小。

5.心理负担重

维持性血液透析治疗患者必须依赖透析治疗生存,这实际上是一种较痛苦的生活。超长的治疗周期,经常发生的病情变化,难以估计的治疗费用,使他们的社会生活、工作及家庭关系都发生了很大的变化,对自己的生命、预后、事业、前途忧心忡忡。再加上血管通路手术、反复穿刺造成的痛苦、经济上的负担、性功能减退等问题,都可能转化为精神上的压力,给患者及家庭造成了极大的心理负担。

三、工作专业化程度高、技术难度大

血液净化护理工作与普通病房护理工作不完全一样,血液净化护理工作具有以下特点。

1.工作专业化程度高

血液净化护理工作要求血液净化护士除了掌握普通护理技能外,还要掌握血液净化专科护理技能,能及时处理各种透析并发症,熟练掌握血液净化设备的操作程序及各种报警的发生原因和解除方法,熟练掌握各种血管通路的使用和保护方法。

2.技术难度大

这主要表现在以下两方面:仪器设备多;操作程序复杂。随着血液净化技术的不断进步,各种新型血液净化设备不断应用于临床,如新型血液透析机、床旁血滤机、血浆置换机以及各种新型水处理设备。这些新设备不断应用于临床,就要求血液净化护士不断学习,熟练掌握各种设备的性能和操作方法。另外,为确保危重患者得到有效的抢救和治疗,血液净化中心还配有各种抢救设备,如心电监护仪、除颤仪。要求血液净化护士熟练掌握这些抢救设备,以备患者发生病情变化时得到及时的抢救。

正因为血液净化护理工作有以上特点,所以对血液净化护士提出了较高的要求。

第二节　血液净化护士的作用及形象

一、血液净化护士的作用

血液净化设备包括血透机、床旁血滤机、血浆置换机以及各种新型水处理设备,这些设备均由护士操作,护士遵医嘱设置治疗参数,护士需密切观察患者对治疗的反应。在患者治疗过程中,护士要不断观察机器设备的运转是否正常,当日医生制定的治疗方案是否合适,如果发现问题要及时处理。每次血液净化治疗中,护士的观察能力和应急反应能力直接决定患者是否出现并发症或并发症发生的程度。

维持性透析患者的治疗由三方面组成:充分的透析,充足的营养,适量的运动。这三方面的有机结合,才能保证患者延长透析寿命和提高生活质量,这三方面都需要透析护士作为主角参与其中。患者长期的治疗对护士很容易产生依赖,所以易产生较强的依从性。护士是血液净化中心的支柱,不仅承担了大量的常规血液净化治疗工作、护理工作、消毒隔离工作、健康宣教工作,同时还要随时参与急诊抢救工作。因此,护士专业素质的高低直接决定了一个血液净化中心的治疗水平。血液净化护士在患者的治疗过程中承担了80%~90%的工作。因此,在血液净化工作中,护士起着主导作用、核心作用。

二、血液净化护士的形象

血液净化工作的特点决定了透析护士必须具有良好的形象,以更快地赢得患者对护士的信任,提高患者的依从性。血液净化护士的形象主要表现在以下三方面。

1.精神方面

在精神方面,要求血液净化护士必须具有真诚、善良、可爱的精神风貌。真诚是与人交往的基础,只有真诚相待才能赢得患者的信任。血液透析患者因病情及治疗的特殊性,特别需要医护人员能以"仁爱之心"对待他们,所以血液净化护士的善良可爱也是非常重要的。

2.性格方面

血液净化治疗的特殊性要求血液净化护士必须具有热情、爽朗、幽默的个人魅力。急症透析患者因病情较重和对环境的陌生会产生恐惧心理,如果在患者治疗时,护士能热情亲切地接待,可大大减轻患者的恐惧感。而维持性透析患者因长期的病痛折磨和经济压力,许多患者情绪低落,甚至患上忧郁症。与这样一个群体密切接触,要求护士必须有爽朗、幽默的性格,以缓解患者的心理压力。一个人性格的形成与遗传、成长经历、周围环境密不可分,但血液净化护士必须在工作中努力培养热情、爽朗、幽默的性格。这样的性格不但可以更好地为患者服务，而且也可以减轻自己的工作压力。

3. 职业方面

血液净化治疗的特殊性要求血液净化护士具有高度的责任心、良好的职业道德、严谨的工作态度、较强的综合分析能力和敏锐的洞察力。

第三节　血液净化护士的素质

护士素质是指护士应具备的职业素养，不仅体现在仪表、风度、动作等外在形象上，更体现在护士的道德品质、业务能力等内在素养上。各类专业人员都应具备本职工作所要求的特有素质。血液净化护士的素质要求主要有以下几方面。

1. 良好的职业道德

良好的职业道德是每个职业人必须具备的基本素质。作为一名血液净化护士具有良好的职业道德显得尤为重要。

2. 深厚的人文底蕴和良好的人际交往能力

在与透析护士几年甚至几十年的交往中，患者对护士相当了解。维持性透析患者来自社会各阶层，要想赢得每位患者对护士的尊重，维持良好的护患关系，护士必须具有良好的人文底蕴和人际交往能力，有好的沟通能力，善于与各阶层人员进行交流。

3. 扎实的医学护理理论

血液净化护士接触的是肾衰竭患者，患者的病情复杂、变化快，这要求护士具有扎实的医学护理理论指导日常工作。

4. 敏锐的观察力、较高的综合分析能力和逻辑推理能力

患者瞬息万变的病情，操作复杂的设备，随时可能出现的各种报警和故障，都要求护士必须敏锐地观察，结合实际情况综合分析和推理。

5. 果断的决策力和应变能力

患者发生严重的病情变化或机器出现故障后，都要求护士不但要及时通报，还要根据具体情况及时应变或当机立断，果断处理。

6. 敏捷的技术操作能力

目前在我国的血液净化中心1名护士通常需负责5台透析机的观察和护理，上下机时非常繁忙。因此，要求护士身手敏捷，技术操作熟练。

7. 组织管理能力和健康宣教能力

血液净化中心工作的特点决定了血液净化护士须具备一定的组织管理能力和良好的健康教育能力。

第四节　人文关怀在维持性血液透析患者治疗中的作用

维持性血液透析患者在治疗过程中受到疾病本身、治疗费用、家庭角色转换、社会功能缺失等因素的影响，往往会产生较多的心理障碍。维持性血液透析患者的心理特征及其影响因素如下。

一、维持性血液透析患者的心理特征

1. 焦虑心理

大多数尿毒症患者病程长、病情重,往往会对自身疾病能否顺利康复产生较多顾虑,加之透析费用昂贵,经济压力大,易引起患者焦虑。

2. 恐惧心理

恐惧心理多见于首次接受透析治疗的患者。文化程度低、对疾病没有充分认识、治疗过程疼痛感较大、病情危重等因素刺激患者,使患者产生恐惧心理。

3. 悲观绝望心理

此心理主要见于维持性血液透析半年以上的患者。由于病情重,患者变得麻木不仁、得过且过、消极治疗,因此产生了悲观绝望心理。

4. 抑郁心理

有些患者因住院时间长,对医院环境产生厌恶,对治疗结果失去信心,往往会表现出不愿沟通、自闭、消极治疗等现象,从而产生抑郁心理。

二、人文关怀护理对维持性血液透析患者的作用及意义

人文关怀,又称人性关怀、关怀照护。护理人文关怀,是指在护理过程中医护人员以人道主义的精神对患者的生命与健康、权益与需求、人格与尊严的真诚关怀和照护。除了为患者提供必需的诊疗技术服务之外,还要为患者提供精神的、文化的、情感的服务,以满足患者的健康需求。对于容易产生心理障碍的维持性血液透析患者来说,人文关怀护理就显得尤为重要。

随着医疗技术的不断进步,血液透析技术也取得了飞速的发展,挽救了无数患者的生命,提高了透析患者的生存质量。但是随着社会的进步,患者的需求也不断增加,患者渴望在治疗疾病的同时能够享受到更好的服务。这就要求医护人员不断提高医疗水平,改进服务理念,将对患者的关怀作为一切护理服务的出发点,将优质护理服务的关怀提供给血液透析患者,使他们在透析中能够感受到温暖、关心与尊重,这样有助于增进护患之间的理解和沟通,增强患者对护理人员的信任,有效地减轻护患矛盾与医疗纠纷。目前随着优质护理服务的全面推行,人文关怀在护理工作中的重要作用也将越来越明显,护士应将"以人为本"的人文关怀理念认真贯彻执行到血液净化治疗护理中。

三、维持性血液透析患者人文关怀护理实践策略

1. 营造舒适治疗环境

基于维持性血液透析患者的心理特征以及人文关怀护理的重要作用,可从以下环节入手营造舒适治疗环境:在病房布置上充分考虑患者的日常生活需求,设计必要的扶手、挂钩;床单被套干净整洁,一人一换;放置电视,摆放报纸杂志;血液净化中心始终保持空气流通清新,光线明朗柔和,温度适宜,让患者充分感受到就医环境的人文关怀。

2. 落实健康知识宣传教育

对于首次进入治疗室的患者,护士应主动向患者介绍当班医生、护士以及治疗室的环境、治疗流程,消除患者刚进入陌生环境的恐惧及焦虑情绪;积极主动地向患者讲解简单的

肾脏病和血液透析相关知识,使患者及其家属对疾病有更加深入的认识;鼓励患者,增加其战胜疾病的信心。

3. 治疗过程人性化操作

在透析过程中,护士定期测量患者的生命体征,经常询问患者有无不适,特别是对病情较重、年老体弱和反应迟钝的患者更应给予更多的关怀,为患者取食、倒水、送药及递便盆,尽量满足患者的生活需求。通常安排经验丰富、技术娴熟的护士对患者进行穿刺,操作时保持沉着冷静,若发现患者在治疗过程中表现出不适感,应及时予以安慰和暗示,减轻患者的疼痛感。血液透析过程中若发现患者的生命体征发生异常变化,一方面及时通知医生采取措施,另一方面积极安慰鼓励患者,并随时做好抢救准备。

4. 采取宣泄、解释相结合的方式,加强心理护理

鼓励患者尽情发泄,把自己的忧虑、恐惧全都诉说出来,做患者的忠实听众。待患者心情稍平静后,再给予疏导和耐心解释,帮助患者分析病情及预后,消除其忧虑和恐惧,缓解心理压力,并指导患者如何积极配合治疗。对有绝望、厌世情绪的患者采用忍让、宽容、理解、同情法,通过各种渠道了解患者绝望、厌世的真正原因。理解和同情患者,根据具体情况给予宽慰、解释和开导。采用意识转移法,引导交谈一些轻松愉快的话题,鼓励讲述有趣的、愉快的经历,指导患者自娱自乐,激活患者的主观能动性;指导患者进行放松训练以改善心理状况,必要时求助于心理医师,帮助患者控制混乱的思想和重建心理平衡。

5. 组织开展丰富的文化活动

通过开展形式多样的文化活动,使患者的生活不再单调乏味,让尽可能多的病友参与其中,丰富他们的生活,有助于患者身心健康的恢复和心态情绪的调节。例如,定期举办大型肾友会,请病情恢复快、疗效好的病友交流经验,这有利于患者增强信心;也可举办卡拉 OK比赛、织毛衣、十字绣、书法、徒步行走等活动,缓解患者紧张焦虑的情绪,促进交流,减少自闭心理的产生。

6. 创建和谐家庭、提高社会支持

积极争取家属配合,告诫患者家属,其言行及情绪的好坏会直接影响患者的心理及治疗,劝其家属在患者面前要保持良好的心情,经常安慰鼓励患者,在病情许可的情况下,鼓励患者生活自理,参加一些社会活动,使他们感到自己不是处处需要别人照顾的患者,仍是对社会、对家庭有用的人。向患者家属和朋友讲明人文关怀的重要性,让其主动关心患者,增强交流,发挥家庭支持系统的作用;对于有单位、有组织的患者,主动地与他们单位联系,一方面汇报患者近况,另一方面争取组织上给予他们更多的关心和照顾,让患者与组织之间的联系更加紧密;对于没有单位的患者,就与患者所在的街道办事处和居委会进行沟通了解,让患者多掌握一些医疗救助及医疗保险政策和信息,为他们争取到更多的福利,如介绍重大疾病救助的办理、医保和低保的申请等,由此可适当减免部分医疗负担。

第十九章

血液净化护士的职业防护

随着现代医学科学的迅速发展和对医院感染认识的提高,护士自我防护问题越来越受到国内外同行的关注。职业危害是指在生产劳动过程及其环境中产生或存在的,对职业人群的健康、安全和工作能力可能造成不良影响的一切因素的总称。严格的自我防护不仅使医护人员免遭疾病的侵袭和危险因素的伤害,同时与减少医院内交叉感染、降低医院感染发生率密切相关。血液净化中心是一个频繁暴露于血液的工作环境,而通过血源性传播的传染病有肝炎、梅毒、艾滋病等多种,这些疾病的病原体主要存在于患者的血液和体液(粪便、尿液、唾液、阴道分泌物、腹水)中,护士可因穿刺和皮肤黏膜暴露等职业暴露而感染此类疾病。另外,由于血液净化中心使用化学消毒剂种类多,数量大,而血液净化中心又是一个封闭式管理的环境,室内空气流动差,易造成污染。因此,必须加强血液净化过程的职业防护。

第一节 血液净化工作中的职业危害因素

一、物理因素

1. 空气中的有害成分

血液净化中心治疗区域人员密集,且透析患者普遍存在畏寒怕冷的现象,不愿意开窗通风,因此较多存在通风不良、室内空气不新鲜的现象,而透析护士每天要在透析室工作 8~12h。另外,透析患者的抵抗力低,侵入性操作多,易发生各种感染。因此,血液净化中心每日透析结束后需用紫外线照射消毒,这种具有杀菌作用的紫外线的波长恰好与对人体有害的紫外线的波长相似,易损害眼睛与皮肤,甚至诱发癌变,所以目前临床已逐渐淘汰。

2. 噪声

血液净化中心设备较多,如透析机、水处理系统、各种抢救设备等,设备运转时发出一定分贝的噪声,再加上透析机的报警声,特别是水处理系统的噪声,都对护士的健康造成一定的影响。护士长时间处在这种环境中容易出现头痛、情绪低落、注意力下降等症状,严重影响身心健康。

3. 辐射

由于透析机、电脑及监护仪等设备的频繁使用所产生的电磁辐射将在一定程度上对护士身体产生损害。

4. 其他

(1)透析患者病情变化快,在透析过程中,护士需密切观察病情。再加上透析前的准备和结束后的处理,在一个班次的透析护理中,护士需长时间地站立,导致下肢静脉血液回流不畅,易产生下肢淤血,长时间可造成下肢静脉曲张。

(2)透析护士长时间需探身、弯腰、提重物等工作姿势,易导致肌肉拉伤或劳损。

二、化学因素

透析患者的抵抗力低，侵入性操作多，易发生各种感染，所以临床常使用消毒剂进行环境及物品消毒。血液净化中心常用的消毒剂有过氧乙酸、次氯酸钠、瑞诺灵、戊二醛、含氯消毒剂等。化学消毒剂在用于水处理管道的消毒、透析机的消毒及血滤器的消毒和复用等方面发挥积极作用的同时，也对医护人员存在潜在的毒性反应。例如，瑞诺灵主要用于复用透析器及血路管的消毒，成分是 2.7% 过氧化氢、4.5% 过氧乙酸，带有一定的腐蚀性，皮肤和眼睛接触此消毒剂，可导致眼睛受损和皮肤过敏；溅到衣物上，会造成衣服褪色并灼烂。含氯消毒剂在医疗废物二次消毒或透析治疗室的用物、地面消毒等方面发挥着不可替代的作用，皮肤接触后会造成轻度损伤。另外，长期接触透析液对皮肤刺激性大，引起皮肤灼伤或过敏，损伤手部皮肤。

大量的消毒液、透析液在使用时易挥发到空气中，造成血液净化中心空气中存在低浓度挥发性化学消毒剂。小剂量可刺激呼吸道黏膜，会出现流泪、流鼻涕、打喷嚏、呛咳等症状；严重者会出现眼睛刺痛、面部潮红、呼吸困难、喘咳等过敏性症状。长期慢性接触这些污染性气体有致敏、致癌作用及神经系统症状。

三、生物因素

维持性透析患者由于透析治疗、重复使用透析器、重度贫血需输血等原因，易受病毒感染，特别是感染丙型肝炎（HCV）病毒的高危人群。HCV 是一种 RNA 病毒，患者多次输血、透析治疗可被感染。有报道，HCV 感染与输血次数和血透时间有明显关系，透析时间越长，阳性率就越高。另外，我国是乙型肝炎病毒感染大国。近几年，我国艾滋病发病也进入了快速增长期。其他如梅毒、淋球菌等都可以通过血液传播。在血液透析的体外循环操作中，为患者进行穿刺和拔针及处理穿刺处渗血等操作时，透析护士与患者血液接触机会最多，如防护措施不到位，很容易通过血液交叉感染。

四、机械因素

一般机械性损伤指的就是锐器伤。锐器伤是医院感染最常见的职业危险因素，其危害不仅限于刺伤本身，且刺伤后存在经血液—体液传播疾病的危险。在血液净化中心，护士常常要为患者进行穿刺、注射、输血等操作，因此锐器伤成为了血液净化中心护士严重的职业健康问题。

五、心理因素

（1）患者因素：维持性透析患者需终身依赖透析维持生命，治疗周期长，费用高，社会家庭角色弱化。因此，大多数患者存在或多或少的心理问题。患者长期在身心双重压力下，大多心情抑郁，脾气暴躁，护士就成了发泄的对象，患者常常为一点小事而大发雷霆。

（2）由于血液透析治疗的特殊性，工作时间长、强度大，随时需要观测机器情况、血液循环情况、病情变化情况，再加上操作难度大，要求血液透析护士必须保持高度集中的注意力、敏锐的观察力及敏捷的反应力，保证患者的生命安全。长时间精神压力大，工作超负荷，思想高度集中易造成护士的心理损伤。

（3）当治疗的患者中有 HIV、HCV、HBV 等病症时，护士在对其长期治疗过程中由于担忧感染而产生严重的心理压力。

第二节　职业防护措施

一、环境管理

血液净化中心包括功能区域和治疗区域，都必须进行严格的环境管理。透析治疗区域是指在医疗机构内为患者通过建立体外循环进行血液净化治疗的专用场所。

1. 血透净化中心（室）布局合理

根据院感管理要求，必须设置功能区域和治疗区域。功能区域包括候诊区（室）、接诊区（室）、透析准备室（治疗室）、水处理间、配液室、干湿库房、用餐间、卫生间、办公区、污物处理室等；治疗区域包括普通治疗区、隔离治疗区，有条件的可设置观察治疗区、专用手术室等。保持室内清洁、干燥、安静，限制人员流动，防止交叉感染。

2. 透析室定时空气消毒

透析室可使用中央控制等离子空气消毒或空气净化器进行空气消毒，无条件的可在每日透析结束后使用紫外线照射消毒 1h，并注意空气湿化。

3. 加强通风

每班全部患者离开后，将透析室门窗打开，自然通风 30min。

4. 地面及物体表面消毒

工勤人员穿戴合适的工作服和防护用品（配制施康消毒液时戴口罩、眼罩或面屏、手套，穿防渗漏的围裙或隔离衣，做好消毒液浓度测试，每天记录备查）。

（1）地面消毒：一个透析治疗室（区）使用一块地巾，治疗室、办公室、值班室、走廊等区域各使用一块地巾。如地巾脏时需随时更换。使用操作流程为取出清洁地巾，用 500mg/L 的含氯消毒液完全浸湿后取出，绞干放置在清洁的容器中，放于保洁车中进行湿式拖地，注意洁、污地巾分开放置。当地面受到血液、体液污染时，先用吸湿材料去除可见的污染物，再用 500mg/L 的含氯消毒液消毒。

（2）物体表面消毒：按标准预防原则进行物体表面消毒。机器表面、操作台面等分别用消毒湿巾进行擦拭。

5. 透析机内部消毒

血液透析机每次用后均应消毒，每天脱钙一次。

6. 床上用品

床上用品做到一人一用一换。

7. 透析器复用

尽可能选用全自动复用机复用透析器，减少护士与消毒液密切接触的机会。取用完消毒液后应及时拧紧瓶盖，以防消毒液挥发。

二、护理管理

1. 树立标准预防的理念，提高安全防护意识绝大多数护士职业损伤是完全可以避免或降低其损伤程度的。目前,对护士进行教育已被大多数国家认为是减少职业危害的主要措施。因此,在日常工作中应不断强化护士的安全防护意识,加强工作操作流程、临床技能、医院感染预防知识等培训,在临床工作中加强监督检查,强化落实,并转变护士的传统观念。

2.合理安排班次,适当降低劳动强度

透析中心应实行弹性排班,在患者治疗相对集中的时间或有危重抢救患者时,应适当增加人员,以减轻护理人员职业紧张,减少因工作忙乱而引起的不必要损伤。

3.配备防护用品

配备口罩、帽子、眼罩或面屏、手套、围裙、手卫生用品及设施等。

4.建立职工健康档案

护理人员上岗前应进行健康检查,乙肝表面抗体阴性者应注射乙肝疫苗,以后每两年加强注射1次。在职护士每年做常规健康体检,并存档。对护理人员身心健康进行动态监测。

5.加强学习,提高对传染病的认识

血液净化中心应定期组织护理人员学习有关心理学、社会学、伦理学等方面的知识,提高护士的职业道德修养,树立"以患者为中心"的护理理念,在学习中提高心理素质,增强心理承受能力。

6.丰富业余生活,提高身体素质

在工作之余,血液净化中心可组织护理人员进行一定的室外活动,以增强护士的身体素质,提高抵御职业损伤的能力。组织护士参加一些体育活动,如健美操、爬山等,丰富护士的业余生活。此类活动不但能增强护士的身体素质,还可使护士放松心情。

三、患者管理

1.治疗前检查

患者接受血透治疗前均做肝炎系列、丙肝、梅毒和艾滋病的检查,并登记结果,根据检查结果分机分区透析。设肝炎患者专用透析机,在隔离治疗区接受治疗。维持性透析患者没有使用血液制品者每半年行肝炎系列监测一次;使用血液制品者,使用后一个月监测一次,第三个月再监测一次,如有异常,应复查,并根据复查结果调整机器。

2.传染病指标阳性患者的管理

乙肝、丙肝病毒标志物阳性者和其他通过血液传播的传染病患者分机分区治疗,并使用一次性血路管、透析器等耗材。

3.复用透析器管理

传染病指标阴性患者的透析器必须遵守透析器复用规范,复用时透析器应贴好标签,标签的内容包括姓名、复用时间、使用次数等。

4.加强与患者及其家属的沟通交流

对患者及其家属加强卫生宣教工作,要求其严格执行血液净化中心的各项规章制度,尽可能地减少交叉感染机会。定期对患者及家属进行健康教育,提高患者的依从性,提高患者的治疗效果;对存在心理问题的患者,护士应及时与其沟通,了解患者的思想情况,给予及时疏导,维护良好的护患关系。对危重患者的家属,医护人员应及时与其沟通,让他们及时准确地了解患者的病情变化,了解并理解护士的工作,以取得更好的配合,避免发生护理纠纷。

四、其他防范措施

1. 锐器伤的预防措施

所有锐器用完后必须放入利器盒内,尽量避免二次处理,利器盒内容物超过 3/4 时应及时更换,如内容物少,也应在 48h 内及时更换。正确使用注射器、内瘘穿刺针等锐器。护士在掰玻璃安瓿时,为防止被玻璃刺伤或划伤,应用无菌纱布包裹,抽吸完药液后,应及时放入利器盒内,不要再进行二次处理;在使用注射器抽吸药液后,严禁回套针帽,禁止用手分离污染的针头和注射器;透析结束,内瘘针拔出后应立即放入利器盒内,避免二次处理。

2. 锐器伤的处理

医务人员在临床操作中做好防护措施可大大减少针刺伤的发生率,但也避免不了针刺伤的发生。一旦不慎被乙肝、丙肝、HIV、梅毒污染的尖锐物体划伤刺伤,正确处理流程包括:离心方向轻轻挤压伤口,尽可能挤出损伤处血液,用肥皂液和流动清水反复冲洗伤口,再用碘伏和乙醇消毒,禁止伤口的局部挤压,必要时去外科进行伤口处理并进行血源性传播疾病的检查和随访;立即报告科室领导并书面报告及填写《医务人员职业暴露登记表》;可疑被HBV 感染的利器刺伤时,应尽快(24h 内)注射抗乙肝病毒高效价抗体和乙肝疫苗;可疑被HIV 感染的利器刺伤时,应及时找相关专家就诊,根据专家意见预防性用药,最好在 4h 内实施,最迟不能超过 24h,并尽快检测 HIV 抗体;可疑被梅毒螺旋体感染的锐器刺伤时,应在 24h 内去预防保健科抽血查梅毒螺旋体,必要时抽患者血样进行对比,可注射青霉素预防,定期复查。

3. 个人防护

(1)屏障保护:护士在进行血液透析操作或接触被血液、体液污染的物品时需戴口罩、眼罩或面屏、手套。进行复用透析器处理时,需穿袖套、戴双层手套、防护眼镜、穿防护围裙。手套、袖套、防护围裙及眼罩一直被认为是减少医务人员血液暴露的主要措施之一。如工作服被患者血液或体液污染,应先用 1000mg/L 含氯消毒液浸泡 30min 再清洗。如化学试剂或消毒液不慎污染皮肤,应用流动水反复冲洗皮肤;如溅到眼中,应用洗眼器冲洗眼睛 15min。

(2)严格执行手卫生:手卫生是最有效的预防感染措施之一。无菌操作前后、接触患者前后及处理患者用物后都必须彻底洗手,使用有抑菌效果的洗手液,按标准六步洗手法洗手。若未被血液或体液污染,可使用快速消毒液洗手。

(3)工作中应正确运用力学原理,注意节力技巧,避免运动功能损伤。

4. 科学处理污物

及时收集医疗废物,处理时应采取分类收集原则,尽量减少有害有毒废弃物和带传染性废弃物的数量,有利于废弃物的回收利用和处理。

第二十章

护理科研

　　护理科研(nursing scientific research)就是从工作实践中发现需要研究的护理问题,然后通过系统的方法研究和评价护理问题,得出的结果直接或间接地用以指导护理实践的过程。护理科研是医学科学研究的一个重要组成部分,开展护理科研是为了探索护理学基本理论,找出科学依据,在逐步丰富理论的基础上形成具有我国特色的护理理论体系,为护理实践服务。通过科研工作不仅可以巩固和发展已有的理论知识,总结经验,还可以扩大知识范围,提高思维能力和工作能力,从而促进护理工作不断发展。

第一节　护理科研的基本方法

　　掌握和运用正确的科研方法,才能使科研工作卓有成效。护理科研的基本方法与其他医学研究方法基本一致,一般可根据研究设计方法来进行分类。

一、按研究设计内容分类

　　1. 实验性研究

　　实验性研究(experimental study)应具备以下三要素:

　　(1)干预(intervention):对受试对象确定人为的施加因素,如观察不同护理措施的护理效果的差别,则护理措施就是干预因素。

　　(2)对照(control):有比较才有鉴别。均衡对照的目的是排除干扰因素,控制其他变量(伴随变量)的影响,使研究结果具有可比性。

　　(3)随机抽样与随机分配:由于研究对象的个体差异较大,为了使研究结果能较准确地反映研究对象群体的真实情况,使研究结论具有代表性,在护理科研过程中,必须严格遵循有关科研设计的随机化原则进行抽样,使总体中每个研究对象都有同等的机会被抽取进入样本中进行研究。随机分配则是为了使实验组与对照组均衡可比,在对研究对象进行分组时,要确保样本中每个研究对象都有同等的机会被抽取进入实验组或对照组。

　　2. 非实验性研究

　　非实验性研究(non-experimental study)是指对研究对象不施加任何护理干预和处理的研究方法。在完全自然的状态下进行观察,而研究结果不能解释因果关系,可作为实验性研究的重要基础。

　　(1)描述性研究(descriptive study):应用最多,目的是观察、记录和描述某研究问题的状况、程度等,以便从中发现规律或探讨相关的影响因素。如现况调查、评价研究(evaluation study)等就属于描述性研究。

　　(2)相关性研究(correlative study):探讨各变量之间的相互关系(因果关系的前提,但不一定是因果关系)。如病例对照调查等就属于相关性研究。

（3）比较性研究（comparative study）：在自然状态下对两种或多种不同的事物、现象、行为或人群的异同进行比较的研究方法。比较性研究与描述性研究的区别在于描述性研究是对一种现象的描述，而比较性研究是针对已存在差异的至少两种不同的事、人或现象进行分析比较的研究。如队列调查、历史性研究等就属于比较性研究。

二、按研究目的分类

（1）现况研究（prevalence study），也称横断面研究（cross-sectional study），对现有资料进行描述性研究，从中发现问题，总结经验，提出假设，为进一步研究提供线索。

（2）回顾性研究（retrospective study），也称病例-对照研究（case-control study），是一种由果推因的研究，根据结果与因素之间的相互关系，进行病因初筛。回顾性研究是一种试探性研究，其结果不能做出因果判断。变量之间存在相互关系是因果关系的前提，但不一定就是因果关系。

（3）前瞻性研究（prospective study），也称队列研究（cohort study），比较不同组研究对象在自然状态下持续若干时间后的变化情况。这是一种由因观果的研究，其结果可作为因果判断的初步依据。

三、按研究性质分类

（1）量性研究（quantitative research），又称定量研究，通过收集数量资料来研究现象的因果关系。量性研究可用于解释所提出的研究问题变量之间的因果关系，验证理论，进一步发展某理论或学说。量性研究的观察指标客观、具体，便于统计分析，是最常用的一种研究类型。如实验研究（动物、人体）、调查研究（现况、回顾、前瞻）、历史研究（文献研究）等广泛应用量性研究方法。

（2）质性研究（qualitative research），又称定性研究，凭研究对象的主观资料或研究者进入当事人的处境中参与分析资料，找出内在联系，用文字描述报告结果。这是一种面对面的个案互动的研究方式。如个案研究、现象学（phenomenology）研究、根基理论研究（理论框架）、人种学研究等就属于质性研究。

第二节　护理科研的伦理原则

伦理是指处理人与人之间关系的基本原则。与其他医学学科一样，护理学研究的对象往往是人，护理研究中要处理人与人之间的关系。在处理这种关系中，护理研究者需遵循一定的伦理规范，只有这样，被研究者的基本权利才有可能得到保障。

一、最基本的伦理原则

在以人类为受试对象的研究中，最基本的伦理原则包括以下几个方面：尊重人的尊严原则、有益原则和公正原则。

1. 尊重人的尊严原则

尊重人的尊严，是指在研究中尊重研究对象的自主决定权、隐私权、匿名权和保密权。

自主决定权指研究对象是一个自主的个体，研究者应该让被研究者知悉关于研究的事宜,让研究对象决定自己是否参与这项研究,并有权力在任何时候终止参与研究。研究人员不得使用蒙骗的手段使研究对象的自主决定权受到侵犯。当研究对象退出研究时,也不得在治疗和护理中受到任何形式的责罚和歧视。

隐私权是指自然人享有的与公共利益无关的个人信息、私人活动不被他人非法侵扰、知悉、收集、利用和公开的一种人格权。

匿名即不具名或不署真实姓名。在大多数研究中,研究者通过保证对外不公开身份和姓名获得被研究者的基本资料和信息。

保密权指研究者必须对研究对象私人信息加以保密,未经研究对象的同意,不得向他人公开。

2.有益原则

有益是指有利益,有好处。研究者在开展研究前要评估研究的益处和风险,尽最大可能使研究风险降低到最低。

3.公正原则

公正是伦理学的基本范畴,意为公平正直,没有偏私。护理研究中的公正原则涉及公平选择研究对象和公正对待研究对象两个方面。

二、护理研究中伦理审查的内容

1.知情同意

知情同意是指被研究者在知情的基础上作出的同意参与研究的决定,是尊重被研究者自主权的重要体现。知情同意由知情权和同意权两个密切相连的权利组成,知情是同意权得以存在的前提和基础,同意权则是在充分知情的情况下自主作出同意的决定。

2.知情同意书的内容

(1)介绍研究目的。研究者应该向受试者介绍本研究的主要目的,如果受试者不认同这种目的,可以拒绝参与。

(2)介绍研究过程。研究的时间、场所,受试者需要参与的各个阶段,测量的方法,需要受试者参与的范围和程度都需要详细介绍,以便让受试者知道参与研究需要做哪些方面的配合。

(3)介绍研究的风险和可能带来的不适。研究者应告知受试者研究可能带来的任何风险和不舒适,并说明准备采取哪些措施来降低这些风险和不舒适。

(4)介绍研究的益处。研究者要恰如其分地介绍研究给受试者本人或其他人群或人类(即公共利益)带来的益处。

(5)匿名及保密的保证。研究者要说明自己对研究资料采取的匿名或保密措施,以及在研究报告和出版物中受试者的信息会公开到何种程度,哪些信息会得到保密。

(6)参与的自愿原则。研究者必须告知被研究者,参与研究是基于自愿原则的,患者有权不参与,并且在医疗护理过程中不受歧视。

(7)退出研究的权力。被研究者有在任何阶段退出研究的权力,并且不需要提供任何理由。

(8)研究者或参与研究的相关人员的联系方式。

第三节 护理科研的基本过程

护理科研的基本过程包括:①确认研究的问题。②开展文献检索。③进行科研的研究设计,确定研究对象、研究方法等。④收集研究资料。⑤分析整理资料。⑥撰写研究报告,发表论文。⑦研究结果的推广。

一、确定研究问题

(一)研究问题的常见来源

(1)护理实践活动:护理研究的兴趣经常从护理实践活动开始。这与人们生产实践过程中遇到问题、解决问题的模式相同。很多的想法不是凭空而来的,都是从实践过程中来的,这是护理研究问题的主要来源。

(2)研究者之间的交流活动:研究者之间或者专业人员之间的交流也会促进研究兴趣的产生、发展和研究问题的确定。学术交流活动是常见的机会,可以有会议、讲座、座谈等多种形式。

(3)阅读专业文献:作为研究问题的想法,也可以从阅读与护理相关的学术著作、教科书、报刊中找到。在阅读的过程中,对所阅读的内容进行不断的审视和提问,往往能够找到值得研究的问题。另外,还要养成广泛联想的习惯,从不同角度、不同层面,对所阅读的文献展开广泛的联想,往往能在已有知识的基础上产生新的研究问题。

(4)科学研究基金申请指南:申请科研基金是常见的研究者工作方式,也是为了维护研究工作运转的必要途径。所以,以申请基金项目为目的去寻找合适的研究问题也是常见的途径。

(二)选题的标准

为了选准研究问题,必须明确选题时要依据的主要标准。常见的标准有四个方面:重要性、创造性、可行性和合适性。

(1)重要性:重要性是指研究问题所具有的意义或者价值,一般指所研究的问题具有哪些用途或者作用。在考虑某一研究问题的重要性方面,需要研究者提出以下主要问题:做这项研究有没有用途? 有哪些用途? 对护理理论以及护理实践将有怎样的贡献? 理顺这些问题,有利于明确研究问题的最终方向和目标。

(2)创造性:创造性也叫创新性或者独特性,指的是研究问题应该具有某种新的东西,具有某种与众不同的地方,具有自己鲜明的特点。

(3)可行性:可行性是指研究者是否具有完成某一项研究课题所需要的主观和客观条件。

(4)合适性:合适性是指所选择的研究问题是否适合研究者的个人特点。

研究者对某一个护理现象产生的各种兴趣、想法和思路还不是严格意义上的研究问题。初学者常常由于缺乏经验容易选择一个比较宽泛、笼统甚至模糊的研究题目。在通常情况下,我们可以通过两方面的努力将研究问题明确化:缩小研究问题的范围、清楚明确地陈述研究问题。

(三)与研究问题有关联的概念

研究问题通常是一个或几个疑问句,包含一个或多个变量。研究问题主要阐述此项研究的变量和变量之间的关系。

(1)研究目的:研究目的是指要开展此项研究的理由和目的。

(2)研究目标:研究目标是指为了实现研究目的、为了回答研究问题而确定的具体的研究内容。研究目标经常包括一系列在研究过程中逐步达到的研究内容。对研究目标的基本要求就是所设定的研究目标必须是简介、具体、可测量的。研究目标中包括研究对象、研究变量。

(3)研究假设:研究假设是指对研究内容的两个或多个变量之间可能存在的关系设定一个预期结果。它是一个暂时性的预测或者初步推断,通过将来的研究来证明这个预测或者推断正确与否。

二、文献检索和利用

(一)常见文献类型

文献是指记录知识的一切载体。具体而言,人类发现和掌握的知识,一旦被记录在某种载体上就变成了文献。由定义可知,文献具有三个基本属性,即文献的知识性、记录性和物质性。文献有存贮、传递和交流信息的功能。文献是科学研究的基础,也是科学研究不断继承和发展的成果。在科学研究中,文献是通过各种手段(文字、图形、公式、代码、音频、视频、数字等)记录科学技术信息的载体。科学研究中所用到的文献种类纷繁复杂,根据载体形态、出版方式和加工层次等不同维度,可进行不同的分类。

(1)按载体形态分类:根据载体形态的不同,文献可分为手写型文献、印刷型文献、缩微型文献、声像型文献和数字型文献。

(2)按出版方式分类:根据出版方式不同,科学研究的常用文献可分为图书、期刊、会议文献、学位论文、专利文献、标准文献、科技报告、产品资料、技术档案和政府出版物等类型。

(3)按加工层次分类:根据对信息的加工层次分类,文献可分为零次文献、一次文献、二次文献和三次文献。①零次文献。零次文献是指未经出版发行的手稿或未进入社会交流的原始文献。②一次文献。一次文献也称为原始文献,是以科研生产活动中的第一手成果为依据而创作出版的文献,包括期刊论文、科技报告、会议论文、专利说明书、标准文献、专著等。③二次文献。二次文献也称为检索性文献,是把一次文献的内在特征(即与文献主题内容密切相关的检索标识,如分类号、主题词、关键词等)和外部特征(即与文献主题内容没有关系或关系不大的信息)整理出来,供研究人员查阅,以便快速获取一次文献。二次文献包括目录、索引、文摘等。④三次文献。三次文献即利用二次文献提供的线索,选用大量一次文献的内容,经分析、评述和综合加工,再度出版的文献,包括各种评述、进展报告、动态综述、资料汇编,以及手册、年鉴、百科全书等。

(二)文献检索程序和方法

1. 文献检索程序

(1)分析待查项目,明确主题概念。应分析待查项目的内容实质、所涉及的学科范围及其相互关系,明确要查证的文献内容、性质等,根据要查证的要点提出主题概念,明确哪些是主要概念,哪些是次要概念,并初步定出逻辑组配。

（2）选择检索工具，确定检索策略。选择恰当的检索工具，是成功实施检索的关键。选择检索工具一定要根据待查明的内容、性质来确定，选择的检索工具要注意其所报道的学科专业范围、所包括的语种及其所收录的文献类型等。

（3）确定检索途径和检索标识。一般的检索工具都根据文献的内容特征和外部特征提供多种检索途径，除主要利用主题途径外，还应充分利用分类途径、著者途径等多方位进行补充检索，以避免单一途径不足所造成的漏检。

（4）查找文献线索，索取原文。应用检索工具实施检索后获得的检索结果即为文献线索，对文献线索进行整理，分析其相关程度，根据需要，可利用文献线索中提供的文献出处，索取原文。

2. 文献检索方法

在文献检索过程中，有一些基本的检索方法，包括：

（1）布尔检索：利用布尔逻辑算符进行检索词或代码的逻辑组配，是现代信息检索系统中最常用的一种方法。常用的布尔逻辑算符有三种，分别是逻辑或"OR"、逻辑与"AND"、逻辑非"NOT"。用这些逻辑算符将检索词组配构成检索提问式，计算机将根据提问式与系统中的记录进行匹配，当两者相符时则命中，并自动输出该文献记录。

（2）截词检索：截词检索就是用截断的词的一个局部进行的检索，并认为凡满足这个词局部中的所有字符（串）的文献，都为命中的文献。按截断的位置来分，截词可有后截断、前截断、中截断三种类型。

（3）原文检索："原文"是指数据库中的原始记录，原文检索即以原始记录中的检索词与检索词间的特定位置关系为运算对象的检索方式。

（4）加权检索：加权检索的基本方法是：在每个提问词后面给定一个数值表示其重要程度，这个数值称为权值，在检索时，先查找这些检索词在数据库中是否存在，然后计算存在的检索词的权值总和。权值之和达到或超过预先给定的阈值，该记录即为命中记录。

（5）聚类检索：聚类检索是在对文献进行自动标引的基础上，构造文献的形式化表示——文献向量，然后通过一定的聚类方法，计算出文献与文献之间的相似度，并把相似度较高的文献集中在一起，形成一个个文献类的检索技术。

（6）扩检与缩检：

扩检：初始设定的检索范围太小，命中文献不多，需要扩大检索范围的方法。扩检的方法主要有概念的扩大、范围的扩大、增加同义词、年代的扩大等。

缩检：开始的检索范围太大，命中文献太多，或查准率太低，需要增加查准率的一种方法。缩检的方法主要有核心概念的限定、语种的限定、特定期刊的限定等。

在医学文献检索中，医学主题词表（medical subject headings，MeSH）是很重要的检索工具。MeSH 是美国国立医学图书馆（The National Library of Medicine，NLM）编制的权威性主题词表，是一部规范化的可扩充的动态性叙词表。MeSH 由两大部分构成，第一部分是按主题词字顺排列的"字顺表"（alphabetical list），第二部分是"树状结构表"（tree structures），又称"范畴表"。

（三）文献获取

1. 常用中外文文献资源

学术文献数据库可分为全文型数据库、参考型数据库和事实型数据库。

（1）全文型数据库：全文型数据库是指存储文献全文或主要部分的一种源数据库，能直接提供原始资料或具体数据，用户不必再查阅其他信息源即可获得原始信息。全文数据库内容可涵盖电子图书、电子期刊、会议论文、学位论文等出版物。

（2）参考型数据库：参考型数据库是指包含各种数据、信息或知识的原始来源和属性的数据库，只提供信息线索（如文章题名、摘要、作者、刊号、分类号等），报道文献信息的存在，揭示文献信息的内容。参考型数据库可分为书目数据库（揭示对象为图书）和文献与引文数据库（揭示对象为论文等）两大类。

（3）事实型数据库：除常规的图书、期刊、文献索引等对象外，科研工作者还经常以特定的数值和特定的事实为检索对象，其目的主要是解决遇到的一些事实和数据问题，如字词定义、事件、人物、机构名称、年代日期、公式、常数等。

2.搜索引擎和开放存取资源

除了各种学术文献数据库，科研工作者也广泛使用搜索引擎和开放获取（open access，OA）资源来获取文献。

三、科研设计原则

选题之后，科研工作者需要根据自己的研究问题并结合文献查阅结果思考采纳什么样的研究对象、如何采纳、如何分组、如何控制偏倚、如何整理资料、如何从研究资料中提炼出结果等问题，对这一系列问题的问答，就构成了科研设计方案。为了避免研究者的主观因素以及未知因素对研究结果产生影响，科研设计时通常会遵循随机化、对照、盲法、重复等原则，以最大可能保证研究结果的真实和可靠。

（一）随机化原则

随机化是采取一定的方法，使得总体或样本中每个个体发生某事件的概率均等。在实际工作中，随机化原则主要体现在随机抽样和随机分配两个方面。随机抽样指从总体中选择样本（研究对象）时，每个样本（研究对象）都有同样的机会被选到。随机分配指符合纳入排除标准的每个样本或研究对象被分配到各试验组的机会都是一样的。随机抽样和随机分配的好处是可以有效避免来自研究者和被研究者主观因素对实验结果的干扰，从而保证研究结果的可信和可靠。

1.随机分配方法

（1）简单随机法：简单随机法主要有抛硬币、抽签、掷骰子等方法，事先规定抛到硬币的某个面、抽中某支签或者掷出骰子的某个面就进入某个组。

（2）随机数字表法：随机数字表中排列的数字无论是行、列还是斜向都呈随机分布。使用者可任意指定表中任意数字，任意按照横、竖、斜方向获得所需随机数字，但是一旦决定方向就不能中途改变。将获得的随机数字依次赋予被纳入的每一个研究对象，可按事先规定好的分配方案将研究对象分配入组。

（3）计算机随机法：可利用计算机统计分析软件中的随机数发生器产生随机数字，从而获得随机数字序列，将随机数字依次赋予被研究对象后，再按照类似随机数字表法的分配执行方法（奇偶数或大小排列）分配入组。目前大样本研究中计算机随机法是最常采用的随机法。需要指出的是，按照床号、住院号、患者生日等奇偶数等来决定入组分配的方法由于其在样本量较小时可出现较大偏倚，因此这些方法不是真正意义上的随机，被称为半随机。由于半随机对结果的可靠性有一定影响,目前在实际工作中的应用已趋于减少。

2. 随机抽样方法

(1)单纯随机抽样:单纯随机抽样的特点是总体中每个样本被抽中的概率相等。

(2)系统随机抽样:系统随机抽样又称机械抽样,适用于总体按某种顺序编号的情形。

(3)整群随机抽样:先按某种特征将总体分为若干个群,然后按照抽签法或者随机数字表法抽取几个群,抽中群的全部个体都进入样本,称整群随机抽样。整群随机抽样适用于总体较大的情形。

(4)分层抽样:分层抽样适用于需要控制重要混杂因素的影响时。具体做法是将全部个体按照某种对观察值影响较大的特征分为若干层,再从每个层中随机抽取一定数量的样本。

(5)多级抽样:多级抽样又叫多阶段抽样,是一种从大到小多个阶段的抽样方法,适用于大规模现况研究。

(二)对照原则

对照又称控制,指除了干预措施,其他非干预因素与干预组一致的组别。设立对照的目的在于避免安慰剂效应、向均数回归现象以及潜在未知因素等对研究的影响,以消除非干预因素的干扰,提高研究结果的可信性。

1. 按照研究设计方案分类

将同一时期入组的研究对象按照随机方法分配入组,这种位于同一时间、同一空间的对照称为同期随机对照。该对照的优点是由于研究对象处于同一时间、空间且被随机分配,所以可以较好地实现各试验组之间的均衡性和可比性。缺点是所需样本量较大,且出于伦理学的考虑,在有些情形下难以实现。

(1)自身对照:自身对照主要适用于慢性疾病的干预性研究,可以消除个体差异对治疗效应的影响,具体做法是将一组研究对象按照 A 干预措施→洗脱期→B 干预措施的时间顺序分别给予不同的干预措施,然后比较 A、B 两种干预措施的效果差异。自身对照在避免了个体差异的同时还可以节约一半的样本量,节约成本,但是难以保证患者两个阶段的病情完全一致,可能对试验结果有一定的影响。

(2)交叉对照:交叉对照也主要适用于慢性疾病的干预性研究。在自身对照的基础上增加一组研究对象,两组研究对象的两个干预措施顺序相反,甲组的干预顺序是 A 干预措施→洗脱期→B 干预措施,那么 B 组的干预顺序就是 B 干预措施→洗脱期→A 干预措施,然后比较两种干预措施的效果差异。交叉对照在避免个体差异的同时还可以避免试验先后顺序对研究结果的影响,提高了研究结果的可信性。

(3)配对对照:配对对照是指每个研究对象按照可能对试验结果产生影响的混杂因素(如年龄、性别、病情等)选择对照,一般配对比例为 1∶1 或者 1∶2。配对对照的优点是可以最大限度地保持试验组间的均衡性和可比性,避免已知混杂因素对试验结果的影响。

(4)非随机同期对照:同期入组的研究对象不按照随机方法分配入组,这种对照称为非随机同期对照。该对照的优点是实施简便,可行性好,缺点是两组之间的均衡性和可比性受到影响,对研究结果有一定的影响。

(5)历史对照:历史对照属于非随机、非同期对照。将目前接受新干预措施患者的结果与过去采用旧干预措施患者的结果进行比较。该对照的优点是省时、省力,且不存在伦理问题,缺点是两组之间可比性较差,结果可信性较差。历史对照目前大多用于判定一些预后极差或者发病率极低疾病的护理措施效果。

2.按照对照组处理措施分类

(1)有效对照:有效对照是指对照组接受公认有效的干预措施,与试验组接受的新干预措施进行效果比较。有效对照是目前干预性研究中最常采用的对照方法,优点是较少引起伦理学问题。

(2)空白对照:空白对照是指试验期间对照组不接受任何处理,并将其观察结果与试验组结果进行比较。空白对照一般适用于不接受处理亦不会恶化的慢性疾病。空白对照不适用于病情危重患者,否则将产生伦理学问题。

(3)安慰剂对照:安慰剂是没有疗效但外观、味道均与试验药物一致的制剂,如淀粉、维生素、乳糖等。使用安慰剂对照旨在消除安慰剂效应,从而减少研究对象主观因素对试验结果的影响,主要适用于病情平稳患者或者没有有效治疗方法的疾病,使用时需考虑伦理学问题。

(三)盲法原则

盲法指让研究者和(或)被研究者无法知晓实验的分组情况,有时盲法实施的对象也包括统计分析人员。根据盲法实施对象的不同,盲法可分为单盲、双盲和三盲。

单盲主要指被研究对象不知道分组情况,简便易行,但是不能避免来自研究者主观因素的影响。

双盲指研究者和被研究对象均不知道分组情况,是实践中最常用的盲法。双盲避免了研究者和研究对象主观因素对结果的干扰,实施时需要有"局外"的管理者和监督者参与试验设计、试验管理以及数据的分析等方能使试验过程正常运行。

三盲指研究者、被研究对象、统计分析人员三方都不知道分组情况,可以避免双盲法在资料分析阶段可能会出现的偏倚。三盲在将偏倚降低到最低程度的同时也存在设计复杂、执行难度大等缺点。

(四)重复性原则

为了避免将个别情况误认为是普通情况,将偶然或巧合的现象当作必然规律,必须通过一定数量的重复,也就是在相同试验条件下进行多次研究或多次观察,方能保证研究结果的稳定性和可信性。

四、偏倚和质量控制

研究结果除了受抽样误差影响,还可能受到非处理因素的影响出现偏差,称为偏倚。根据偏倚产生的原因可分为选择偏倚、测量偏倚和混杂偏倚三类。

1.选择偏倚

选择偏倚是指由于选取研究对象的方法不当,使得样本和未入选者在某些特征上存在差异而造成的误差。科学制定纳入排除标准、严格随机抽样、严格随机分配、尽量将"无应答""失访""头访"控制在15%以内,有助于控制选择偏倚。

2.测量偏倚

测量偏倚又称为信息偏倚或观察偏倚,指在收集结果信息过程中产生的误差。使用双盲收集信息、测量前校准测量仪器、选择测量精度高的效应指标可帮助控制测量偏倚。

3.混杂偏倚

由于一个或多个潜在非处理因素的存在而影响了研究因素与研究结果之间的真实关

系,使得研究结果出现偏差,称为混杂偏倚,这些潜在非处理因素称为混杂因素。严格实施随机分配入组、设置配比对照、根据混杂因素对研究对象进行限制、对资料进行分层分析或多因素分析可以减少混杂偏倚。

五、量性研究

量性研究在护理科研中占有重要地位,是推动护理学科发展的重要研究方法,明确相关概念,规范研究步骤,严格进行质量控制,有助于提升护理研究整体水平。

(一)量性研究的概念

量性研究,又称定量研究,是通过结构化的方式收集资料,将资料进行赋值,通过数据分析来研究现象的因果关系。

(二)量性研究基本步骤

量性研究总体上可以分为五个阶段,具有一定的顺序,但并不是所有的量性研究都具备这五个阶段,各个阶段之间相互交叉。

阶段一 概念阶段

概念阶段可细分为以下五个步骤:①提出研究问题:包括考虑研究问题背景、理论基础、研究现状、相关研究方法和伦理问题。②文献研究:对与研究问题相关的领域进行系统的文献检索,确保研究问题的创新性。③临床实地调研:通过与临床工作者、管理者共同探讨,明确研究问题的实用性和拟研究设计的可行性。④确定研究框架和研究关键概念:在理论指导下,确定研究内容。⑤提出研究假设:初步提出研究概念之间的关系。

阶段二 设计和计划阶段

设计和计划阶段包括以下五个步骤:①确定使用何种研究设计,如何减少偏差。②若为干预性研究,则制定干预协议,包括干预内容、时间、频率、测量指标等。③明确定义目标人群和计划抽样方法。④确定概念测量方法和测量工具。⑤制订数据测量计划,严格遵循伦理原则。

阶段三 实证阶段

实证阶段的目标是到现场获得准确可靠的研究数据,这需要事先制订详细的数据收集计划,并通过预试验的形式进行完善。

阶段四 分析阶段

分析阶段的目标是将数据进行准确录入、转化、分析,通过选用准确的统计方法,进行统计分析,并对统计结果进行合理的解释说明。

阶段五 研究结果推广阶段

研究结果推广阶段的目标是用研究结果回答研究问题,对研究的过程进行总结,对结果进行讨论。通过撰写研究报告,参加学术会议,研究者将研究结果进行传播,并为应用于实践做铺垫。

(三)护理量性研究设计

1. 实验性研究

(1)实验性研究的概念:实验性研究又称临床试验、干预性研究,指研究者有目的地对研究对象施加某些护理方法或措施,即处理因素。这些处理因素是研究的自变量,其引起的结果是研究的因变量。

(2)实验性研究设计的三个要素:干预、对照、随机。①干预:也称操纵,指研究者对研对象有人为施加的因素。干预是实验性研究和非实验性研究的根本区别。②对照:为排除、控制混杂变量的影响,突出主要实验因素的效应,需设置对照组。③随机:随机包括随机抽样、随机分配。

(3)常见实验性研究方法分类:护理研究中常用的实验性研究方法有实验前后对照设计、单纯实验后对照设计、多重干预设计等。

2.类实验性研究

类实验性研究也称半实验研究,与实验性研究的区别是设计内容缺少随机或对照,或两个条件都不具备,但一定有干预。

3.非实验性研究

非实验性研究指对研究对象不施加任何护理干预和处理的研究方法。非实验性研究常用于描述和比较变量间关系,一般不解释因果关系,是实验性研究的重要基础。根据是否有对照组,非实验性研究分为描述性研究和分析性研究。

调查是指通过各种途径,运用各种方式方法,有计划、有目的地了解事物真实情况。调查研究即有目的地通过各种方法获得调查资料,从而发现事物的本质和规律。调查研究是非实验研究的重要手段。

(四)护理量性研究资料收集

资料收集,又称数据收集,是指为回答研究问题,将研究变量进行测量,收集相关资料。资料收集是一个系统的、有计划的过程。资料收集是量性研究的必要组成部分,要求资料准确、真实、有效。

(五)实地研究

实地研究有时也称为质性实地研究,一般来说是一种质性或者定性研究方法。实地研究与实验法、调查研究和评估研究并列为四种常见的社会学研究方法。

六、科研资料的整理和分析

(一)量性研究资料的整理和分析

1.量性研究资料的整理

收集量性研究资料后,首先要审核资料的完整性和准确性,一般要求调查员或测量者当场检查问卷或检查数据,发现遗漏或明显错误者当场补充或修改。如果资料收集完毕后发现错误或遗漏,最好能通过各种方法联系研究对象,尽量补全遗漏或纠正错误。但是有些遗漏或错误是无法纠正的,譬如患者某个特定时间段生理功能指标的测量值,或者患者失去联系等。这种情况下的处理方法是录入数据建立数据库时将无法弥补的遗漏或错误作为缺失值处理。一般来说,要求缺失值不超过数据记录总量的10%,否则研究结果的可靠性将受到质疑。

2.量性研究资料的分析

在选择统计分析方法时需要考虑资料类型、研究设计、研究问题和统计学要求。首先,要考虑资料类型,计量资料、计数资料、等级资料各自有相应的统计方法。其次,要考虑研究设计方案是完全随机设计、配对设计、随机区组设计、队列设计,还是病例对照设计。再次,需要考虑研究核心问题,如要探讨某核心概念的影响因素,是单因素还是多因素。最后,要考虑资料是否符合拟采用统计分析方法的应用条件,忽视应用条件随便选择统计分析方法会导致错误的结论。

护理研究中常用的分析方法如下：

(1)计数资料的统计描述：可采取频数、百分比等指标来描述。

(2)计量资料的统计描述：需根据是否服从正态分布来选择，服从正态分布的计量资料可选择均数、标准差进行描述，不服从正态分布的计量资料可选择中位数、最大数、最小数、四分位数等指标进行描述。

(3)完全随机设计和配对设计：两个及两个以上率的比较一般选择卡方检验或者行×列表分析法。

(4)单样本均数和总体均数比较，或配对设计、完全随机设计两样本均数比较：如资料服从正态分布，方差齐性，且各观察值彼此之间独立，可选择 t 检验进行统计分析。

(5)两个或多个样本均数之间进行比较，或者比较结果有统计学意义欲进行两两比较者：若资料服从正态分布、独立性和方差齐性三大要求，可选择方差分析(需要指出的是两个均数比较时 t 检验和方差分析是等效的)；不服从正态分布的配对设计以及完全随机设计的两个或者多个样本比较时，一般选择对资料分布不做要求的秩和检验。

(6)描述两变量之间数量上联系的密切程度：服从正态分布的计量资料一般选择 Pearson 线性相关；不服从正态分布的计量资料或者等级资料可选择 Spearman 线性相关。

(7)描述一个变量在数量上的变化对另一变量的影响程度：如数据符合正态分布的计量资料可选择线性回归。

(8)描述一个因变量与多个自变量之间的关系：如因变量为计量资料可选择多重线性回归，如因变量为二分类资料或等级资料时可选择 Logistic 回归。

(二)质性研究资料的整理与分析

质性研究的资料收集、资料整理和资料分析是同步进行的。质性研究以研究者本人作为研究工具对资料进行整理和分析，一旦资料收集工作开始，研究者在接触研究资料的同时就不可避免地会对研究资料乃至研究问题进行思考和分析。

质性资料的分析方法主要包括内容分析、模板式分析、编辑式分析和沉浸/结晶分析。

七、统计软件在科研中的应用

随着护理科研的日趋复杂，统计软件在数据处理中的应用日益广泛，已有完全取代手工计算的趋势。利用统计软件对数据进行处理的最大优势是为需要快速、准确、灵活地进行大量数据分析的科研提供了便利。

目前国际上常用的两大统计软件是社会科学统计程序包(Statistical Package for the Social Sciences,SPSS)和统计分析系统(Statistical Analysis System,SAS)，它们都涵盖了基本统计功能。SPSS 的主要优点是操作简单，好学易用，提供联机求助和软件辅助教学功能，要求用户记忆的命令少，所以很适合非计算机专业的统计分析人员使用。SAS 的主要优点是功能强大，提供各种高级统计功能，并能显示数据处理的中间过程。

掌握新软件的最快方法就是通过应用软件具体分析一个或几个实例，在应用中进行学习和熟练，但在使用过程中应注意的一点是使用者必须对所选用的统计分析方法的适用条件有所了解，并对结果进行正确筛选，以保证统计分析结果的科学性。

更详细、系统的有关护理科研设计、论文写作和 SPSS 软件的应用方法，可参阅由陶月仙主编的《护理科研设计与论文写作》和由陈坤主编的《临床流行病学（第二版）》（浙江大学出版社出版）。

第四节　护理科研论文的撰写

科研论文是研究工作的总结，也是科研工作的重要组成部分，要求内容真实、结果可靠、论点有新意，在理论上有助于引导科学发展，对实践有指导意义。护理科研论文要报告护理科研和护理实践工作是怎么做的，文章必须设计科学合理、内容新颖重要、表达清晰易懂（具有可读性），侧重护士自己做过的事，总结出来的东西对他人要有帮助和参考价值，并经得起验证。

一、护理科研论文的格式

为规范科研论文的书写格式，国际医学期刊编辑委员会（International Committee of Medical Journal Editors，ICMJE）根据实践和国际上沿用的习惯，在《生物医学期刊投稿的统一要求》（2003 年版）中规定了论文格式，论著文章所要求的格式为扉页（内容包括标题、所有作者的全名、工作单位科室或部门、最高学位、稿件声明、通讯作者、研究资金来源等）、摘要、关键词、引言、方法、结果（含插图、表格及图表注解）、讨论、鸣谢和参考文献等。

（一）标题

一篇好的科研论文，应有一个简明、贴切的标题。文章的标题应能概括论文的主要内容，表达出论文的主题。标题的格式一般为"自变量—研究对象—因变量—作用关系—研究方法"。如"蜂胶软胶囊对小鼠糖尿病预防作用的实验研究"一文，可理解为"蜂胶软胶囊—小鼠—糖尿病—预防作用—实验研究"。标题与文章内容要相符，使读者一看就能对全文的中心内容有一个明确的了解，读者常是以文题为主要依据来判断论文的阅读价值，故标题要贴切、新颖、醒目、简练。贴切：用词要准确、具体，文字一般不用简称或外文缩写，应使用规范词或专业术语，以便于信息的传递。文章的标题必须真实、准确地反映文章的性质、范围及深度，做到文要切题，题要得体，使之既有重点又具有特征。新颖：选题的好与差，是文稿能否被刊用的前提和主要依据，题名一定要有创新。醒目：题名宜醒目，应反映论文中那些最本质、最有价值、最新鲜、最有特色的内容。简练：用最简短的文字囊括全文内容，体现全文精髓，做到一字不多，一字不少，一般不超过 20 个汉字，英文不超过 10 个实词。若遇文题必须长时，可加用副标题说明，在副标题前加一破折号与主题分开。副标题是对文题的说明和补充，在标题不能完全表达论文主题时采用。

（二）作者署名和单位

作者是对一项发表的研究成果具有实质性、知识性贡献的人或集体。文题下面要写上作者姓名和工作单位，工作单位最好具体到科室和部门，以便于编辑、读者与作者联系或咨询，也是对文章内容负责任的表现。

（1）署名的规则：文章作者署名，可以是个人或集体，但应是参加有效工作，且对文章内容负责者。署名是一个极严肃的问题，若作者在两位以上，应将主要作者放在前面。

（2）署名的要求：①署名原则：遵守科学道德，实事求是。②署名范围：以参加主要工作者为限，一般不超过 6 人。③署名顺序：按贡献大小而不是按职位高低排列名次。④在论文发表之前,参加研究者如已调往其他单位或属进修人员等,可在署名末尾右上角加注符号,并在同页脚注中说明。⑤在每位作者姓名之间要空一格,但不要加任何标点符号。作者署名要用真名而不用化名。⑥署名的位置与方式:一般放在题名下面。

(三)摘要

摘要(abstract)即文章的内容提要,也是论文的一个组成部分。摘要写在题名和作者姓名之后,正文之前。摘要是论文内容的高度概括,着重说明研究工作的创新内容和作者特别强调的观点,使编辑和读者能够迅速和准确地了解论文的主要内容。摘要讲述研究的目的、方法、主要结果和结论。摘要中的数据必须与正文保持一致。摘要不列图或表,必须用文字表达,也没有引文,尽量不用缩略语,如使用人们不熟悉的符号,应加以说明。一般不分段落,字数应控制在 300 字以内。

(四)关键词

关键词(key word)是 20 世纪 60 年代初期出现的一种检索语言,80 年代应用于医护学术刊物内。关键词用于文章的交叉索引,是反映文章主要内容的单词、词组,目的为便于读者了解论文的主题,起到帮助人们在检索中能通过关键词组迅速查到文献的作用。一篇文章可选 3~5 个关键词,从文题、摘要、正文特别是文中小标题中选择,也可参考美国出版的《医学索引》所提供的医学主题词表(MeSH)。关键词要写原形词,而不用缩写词,带有形容词的词组宜后置,如萎缩性胃炎应为"胃炎,萎缩性"。名词与形容词之间用逗号隔开,以突出主要名词。选出的关键词各词间一般采用空一格书写,也可用分号隔开,但最后一个词末不加标点。

(五)正文

科研论文正文的写法多年来已形成相对固定的格式,包括引言(introduction)、研究对象与方法(materials and methods)、结果(results)和讨论(discussion)等几部分。此格式并非一成不变,而是可根据文章的实际内容灵活应用,对大多数研究论文或初学者采用四段式写作是必要的。在撰写论文时,为了使论文的层次清楚,需对大小段落标以大小标题(分级标题)并标出分级序号,不同杂志的分级序号有所不同,可根据具体要求而定。

1.引言

引言也称前言、导言,是导出当前研究题目、假设和目的的一段简明文字,主要叙述本课题的研究背景和研究预期目的,即介绍立题的依据、研究工作的重要性和假设等。前言不宜过长,言简意赅,一般 200~300 字即可。不宜作自我评价和用国内首创、填补空白等字描述,不宜过多的客套话,点明主题即可。撰写时不必写"引言"二字,在关键词下空一行即可。国外护理研究论文引言部分还包括对文章内重要名词和理论框架的介绍,即文献回顾(文献查证)等内容。

2.研究对象与方法

有些期刊称之为材料与方法、资料来源或临床资料与方法。这部分内容应详细具体叙述,因为是获得研究结果和论点依据的重要步骤,也是判断论文科学性和先进性的主要依据。内容包括研究对象条件、抽样方法、收集资料场所、观察项目、如何遵循伦理原则、研究步骤、选用的量表或仪器、收集资料的方法、研究工具的信度和资料整理与统计学处理方法等。①实验性研究包括随机分配、设立对照和具体的干预方法等。②类实验性研究内容有具体的干预方法,但随机分配和设立对照则可有可无。③非实验性研究的内容不包括具体干预。研究的对象和方法要描述清楚,目的是使读者了解研究的具体内容,便于对研究结果进行评价,同时也便于验证。任何研究结果必须能在同等条件下重复出现同样结果,才能获得公认,也反映研究的科学性。

3. 结果

结果是论文的核心部分,包括观察到的现象和收集到的数据,经过整理和必要的统计学处理后用文字叙述的形式报告出来。当文字描述冗长时,可采用统计图或表格来归纳研究结果。一篇论文的图和表不宜太多,凡能用文字说明的就不必列表,更不要将文字叙述与列图表重复使用,以减少版面消耗,力求简练。不论结果肯定还是否定,只要是真实的,都是有价值的。应实事求是,具体和准确地报告结果,测得的值一般要精确到小数点后两位。

4. 讨论

讨论部分是针对研究结果的各种现象、数据及资料进行阐述、推理和评价,做出理性的分析和解释,指出结果的含义和事物的内在联系,研究结果是证实或否定有关假设,同时提出自己的见解。阐述本研究的新颖性和重要性,也就是本文值得发表的理由。阐述本研究的不足之处,并检验其对结果造成的影响,可指出今后的研究方向和思路等。讨论部分是论文的精华和中心内容。注意撰写时必须与本文结果紧密联系,同时分析过程要多结合理论。通过对研究结果的分析,提出新的观点和概念,还可把研究结果与有关文献报道的结果的异同处相比较,从不同角度分析、提出新见解,以充实作者的论点。

结论是从研究结果中概括出来的新论点,一般应慎重,不能通过一次或几次研究工作就很快下结论,而是要有很多次重复后才能确定,所以护理论文不要过早下结论,可结合讨论分析阐述作者的论点。

5. 参考文献

在文章最后应列出本次研究工作所参考过的主要文献。参考文献是论文最后必须介绍的部分,也是论文的一个重要组成部分,它可以证实论文写作是言之有据的,同时表现了对他人研究成果的尊重。参考文献一般为近 3 年内、不超出 5 年正式发表的文献,约 5～10篇。按引文的先后排列。正文中若有引用文献处(引文),则在引文最后句号的右上角标注一个带方括号的角码,角码号与文后列出的参考文献序号要相对应,说明文中某些论点、数据、资料或方法的出处。若同一处引用多篇文献,则将各篇文献的序号在方括号中全部列出。若多次引用同一篇文献,则只需编一个首次引用时的序号,每次引用的页码不同时,将页码置于方括号外。文后参考文献的书写格式如下:

期刊参考文献著录格式为:[序号]作者名(著录前三位作者的姓名。如果作者超过三位的,著录前三位,后面加"等"省略). 文献题目[文献类型标识代码(期刊为 J]. 刊物名称,年,卷(期):起页-止页

例:[1]魏高文,夏晓凯,宋海鹏,等. 湖南省某医学高等专科学校学生艾滋病健康教育效果调查[J]. 中国健康教育,2007,23(12):936-937

专著类参考文献著录格式为:[序号]主要作者名(一般是著录主编的姓名,只著录前三位作者姓名。如果作者超过三位的,著录前三位,后面加"等"省略). 专著名[M]. 版次(第 1版省略). 出版地:出版社,出版年

例:[2]魏高文,管弦,王大良,等. 实用家庭食疗[M]. 3 版. 太原:山西科学技术出版社,2006

　　关于参考文献著录格式的详细规定和实例可参阅最新国家标准《信息与文献　参考文献著录规则》(GB/T 7714—2015)。

　　一篇好的学术论文,除内容新颖、有创新、符合科学性和实用性外,还应注意语句通顺,避免语法错误、修辞不当及错别字等问题,因为这些方面也反映了作者是否具有严谨的科学态度。

　　科研工作结束后,要尽快完成论文,并向期刊社投稿争取发表,以便及时进行学术交流。向期刊社投稿前需先阅读一下刊物的"投稿须知",根据要求准备好论文后发送电子邮件或寄出。

二、护理综述的撰写

　　护理综述(review)是对护理文献资料的综合评述,是作者在阅读大量原始文献后,对文献中提出或探讨的某些护理问题的进展情况,经过归纳、总结、对比、分析和评价,把多篇相关文献综合加工,加上自己的观点而写成的一种专题性的学术论文。综述不仅可为开展课题研究做准备,有利于科研工作的开展,而且也能向读者介绍某个领域的概况和进展。综述与科研论文的区别主要是综述文章资料来自文献,而科研论文资料数据是由研究者通过科研设计自己收集得到的。撰写综述是积累、理解和传播资料的过程,可使自己和读者对所论述问题的发生、发展、历史背景和现状的来龙去脉有一个比较完整的了解,也是培养资料综合能力和提高科研能力的过程。综述写作步骤如下。

(一)选题

　　选题应有明确目的性,一般地,综述的选题来源有:①可从实际工作或科研工作中发现某方面的问题需要归纳。②某护理问题的研究近年来发展较快,需要综合评价。③从掌握的大量文献中选择有关本学科的新理论和新技术的题目。④与自己科研内容和方向有关的题目。

　　综述的题目首先要具有新颖性,同时应选择近年来本护理研究有进展且护理人员关注的题目。题目不宜太大,越具体越容易收集文献,写作目的性也越明确,容易深入。综述文章的题目要注意能概括全文的中心内容,能反映综述的主要观点和问题。

(二)收集资料

　　选定综述题目后要大量地收集和阅读有关的中文和外文文献,围绕中心内容文献越多越好,越全越好,这是撰写综述的基础。查找文献的方法有三种:①根据自己所选定的题目,查阅内容相关的专业杂志,可按时间的顺序由近而远,并注意利用文章后参考文献查找原文,可查到大量的原始文献。②通过检索工具书,常用的有文摘、索引期刊。③利用计算机进行文献检索。

　　参考文献的多少常常被作为衡量一篇综述文章的价值的指标之一。选择文献,应先看近3年的,再看远期的,在广泛阅读资料的基础上,再精读几篇具有代表性的文章,必须找到原文阅读,特别是权威性的文献应细读。在阅读文献过程中应做好读书卡片或笔记,为写综述论文准备资料。

(三)整理资料

　　查阅到相关的文献后,首先要评价文献,精确地定义综述所需要阐述的问题,以便对每一篇可能有关的文献作出判断,是将它放到综述中,还是将其判断为"与本题无关"。按照综述的主题要求,把写下的文摘及相关资料进行整理、分类编排,使之条理化。做到论点鲜明而又有确切依据,阐述层次清晰而合乎逻辑,在此基础上进行科学分析,最后结合自己的护理实践,提出自己的观点。在构思的基础上,拟出提纲,如确定前言写什么、中心部分分几个大标题、下面又有几个分标题、应介绍什么内容、小结的内容写什么等,使文献大体有个轮廓,然后根据提纲进行写作。

(四)撰写格式

综述论文的文题、作者署名、摘要、关键词等部分的要求同护理科研论文。

1. 引言部分

说明本文立题依据和综述目的,介绍有关概念或定义和讨论范围,并介绍综述的有关护理问题的现状、存在问题、争论焦点和发展趋势等。前言应起到概括和点明主题的作用,使读者对综述内容有一个初步的了解。前言部分不宜过长,文字要简练,重点突出,前言字数控制在 300 字左右。

2. 中心部分

综述的主体部分,也是综述全文的重点,主要包括论据和论证,这部分内容包括提出问题、分析问题和解决问题的过程。通过比较各专家学者的论据,结合作者自己的研究成果、经验和观点,从不同角度来阐明有关护理问题的历史背景、现状、争论焦点或存在问题、发展方向和解决办法等。主体部分无固定的写作格式,可按问题发展依年代顺序写,也可以就问题的现状加以阐述。一般由作者在列出的写作提纲中确定几个要论述的问题,分段叙述。内容要紧扣主题,要有根据,切忌主观臆断。在写作过程中要引用各种文献资料来帮助说明问题,客观公正地全面反映不同的学术论点,注意引用他人资料要严肃,不可弯曲原作精神。论述问题要明确,对不同观点一般将肯定的意见写在前面,否定的见解写在后面。作者结合自己的工作经验发表自己的观点。

3. 小结

小结部分应是作者对全文的概括性叙述,同时发表作者个人独特见解的部分。撰写时应与前言相呼应,其内容包括:①对正文部分叙述的内容做出归纳。②对正文部分提出的问题做出评论性意见,提出自己的观点和见解,即明确赞成什么、提倡什么或不同意什么。对有争议的学术观点,用语要恰如其分和留有余地。③对今后的研究提出建议或展望。

4. 参考文献

对综述来说,参考文献是重要的组成部分,也是读者深入了解或探讨问题的情报源。一般杂志要求综述列出 10~20 篇参考文献,未公开发表的文章一般不引用。参考文献的格式和要求与撰写护理科研论文相同。

文献综述初稿完成后,要反复修改和补充,力求完善,包括检查文章内容是否概括了所讨论的护理问题的历史背景,分析推论是否客观,引用文献是否充分等。综述中一般不用图形和照片,若为了说明问题必须用图形时,也需在图的文字叙述中注明"参见原文图形"。在综述发表前,最好请有关专家和同行审阅,进行补充和修改,使论点更完善,这也是一种严谨的科学态度。

三、护理个案研究论文的撰写

(一)个案研究的概念

个案研究(case study)是指针对个案护理(case nursing)资料进行研究,了解资料的内涵,探讨未知领域或对新措施、新理论进行深入分析,写出论文的过程。个案研究属于质性研究的一种。个案广义来说可指特定的个人、家庭、团体或社区,把它们看作一个整体,系统地对其背景、现状、发展、行为或相关因素、理论框架进行深入分析,探讨解决问题的方法。个案研究步骤如下。

1.选题

选题最重要的原则是案例应有新、稀、奇、特等特点,如危重病例的监护、应用新技术新疗法病例的护理、少见的药物不良反应病例的护理、少见的误诊误治病例的护理等。

2.收集临床资料,选定研究对象

个案研究选择的研究对象,要求研究者至少每天都可以观察到患者,故通常选定住院患者,以便于连续观察和获得详细资料。仔细收集患者的一般情况、医护过程及其效果和其他相关资料。

3.对病例进行健康评估,提出研究问题

依据护理检查和患者的临床症状,提出要研究的护理问题。做出护理诊断、护理计划与措施,并收集整理实施的效果、经验和教训,做出评价。

4.写作成文

按照个案护理研究论文的格式,写作成文。文章力求重点突出,短小精悍,字数控制在2000字之内。

(二)撰写格式

个案研究论文书写格式多样,国外的个案研究文章联系面广,注重密切联系护理理论。一般地,个案研究论文主要按护理程序思路来进行资料组织和论文写作。个案研究论文的文题、作者署名、摘要、关键词等部分的要求同护理科研论文。正文写作格式如下。

1.前言

相当于护理科研论文前言部分的缩影。其内容包括写作论文的目的和意义及病例介绍或临床资料,其内容包括患者一般情况、病史、医护过程及其效果和其他相关资料。病例介绍应侧重于与护理有关的内容。

2.护理方案

此段是文章最有特色的部分,也是区别其他类型论文的地方。对患者进行健康评估,针对确定的护理问题,定出相应的护理计划,并提出具体目标,如近期(几天内)做什么,远期(几周内)做什么,达到什么目标等,对护理措施的完成时间和内容都应有具体介绍。通过列表或文字叙述护理效果,叙述要真实,有依据和有比较。最后一段对研究中护理计划的实施结果结合相关护理理论进行评价。

3.讨论与结语

对文章认为独特的病例提出有力的论据,并加以深入讨论。讨论时应侧重于有何特点和与文献资料比较有何不同,同时应总结所选病例成功的经验或失败的教训,以及能给读者留下什么启迪。

4. 参考文献

参考文献的格式和要求与撰写护理科研论文相同。

四、护理经验(体会)

(一)护理经验(体会)的概念

目前有不少护理文章内容是把护士工作的经验(体会)进行总结论述,这也是很重要的一类护理论文题材。护理学是一门应用性学科,非常重视实践经验的总结,因此通过总结工作经验,可以推动学科发展,并能提供进一步的科研思路和线索。着重总结临床工作经验和体会写作的论文,称为"护理经验或体会论文",切忌将经验介绍写成工作汇报形式,否则会降低论文的学术性。

(二)护理经验(体会)论文书写格式

护理经验或体会论文写作思路和格式与科研论文是很相似的,也是按四段式,主要内容包括前言、护理经验和具体护理方法(操作过程)、护理效果及讨论与分析等,最后列出参考文献。与科研论文不同之处,第二段护理经验论文需把所获得经验和体会的具体做法给予详细介绍,以便读者理解和学习。另外,第三段结果部分,护理经验(体会)论文应着重报告护理效果,如通过收集患者的反馈意见或典型病例介绍,用文字或图表把护理效果描述出来。第四段讨论部分主要是评价效果,着重分析和解释产生护理效果的原因和理论依据,并能总结出新的认识和论点。

参考文献

[1] Al-Balas A, Lee T, Young C J, et al. Choice of a second vascular access in hemodialysis patients whose initial arteriovenous fistula failed to mature[J]. Journal of Vascular Surgery, 2018, 68(6): 1858-1864.

[2] Asano M, Ishii T, Hirayama A, et al. Differences in peritoneal solute transport rates in peritoneal dialysis[J]. Clinical and Experimental Nephrology, 2019, 23(1): 122-134.

[3] Chen J, Peng H, Yuan Z, et al. Combination with anthropometric measurements and MQSGA to assess nutritional status in Chinese hemodialysis population[J]. International Journal of Medical Sciences, 2013, 10(8): 974-980.

[4] Chigira Y, Oda T, Izumi M, et al. Effects of exercise therapy during dialysis for elderly patients undergoing maintenance dialysis[J]. Journal of Physical Therapy Science, 2017, 29(1): 20-23.

[5] Cronin R E, Reilly R F. Unfractionated heparin for hemodialysis: still the best option[J]. Seminars in Dialysis, 2010, 23(5): 510-515.

[6] Daugirdas J T. Physiologic principles and urea kinetic modeling[M]//Daugirdas J T, Blake P G, Ing T S. Handbook of dialysis. 4th ed. Philadelphia: Lippincott Wlliams & Wilkins, 2007: 25-58.

[7] Farah M, Levin A, Kiaii M, et al. Combination hemodialysis and centrifugal therapeutic plasma exchange: 18 years of Canadian experience[J]. Hemodialysis International International Symposium on Home Hemodialysis, 2013, 17(2): 256-265.

[8] Friedrich J O, Wald R, Bagshaw S M, et al. Hemofiltration compared to hemodialysis for acute kidney injury: systematic review and meta-analysis[J]. Critical Care, 2012, 16(4): R146.

[9] Gomes-Neto M, de Lacerda F F R, Lopes A A, et al. Intradialytic exercise training modalities on physical functioning andhealth-related quality of life in patients undergoing maintenance hemodialysis: systematic review and meta-analysis [J]. Clinical Rehabilitation, 2018, 32 (9): 1189-1202.

[10] Granado R C-D, Macedo E, Soroko S, et al. Anticoagulation, delivered dose and outcomes in CRRT: The program to improve care in acute renal disease (PICARD)[J]. Hemodialysis International Symposium on Home Hemodialysis, 2014, 18(3): 641-649.

[11] Grooteman M P C, van den Dorpel M A, Bots M L, et al. Effect of online hemodiafiltration on all-cause mortality and cardiovascular outcomes[J]. Clinical Journal of the American Society of Nephrology, 2012, 23(6): 1087-1096.

[12] Gross P, Six I, Kamel S, et al. Vascular toxicity of phosphate in chronic kidney disease: beyond vascular calcification[J]. Circulation Journal, 2014, 78(10): 2339-2346.

[13] Hirakata H, Nitta K, Inaba M, et al. Japanese society for dialysis therapy guidelines for management of cardiovascular diseases in patients on chronic hemodialysis [J]. Therapeutic Apheresis and Dialysis, 2012, 16(5): 384-386.

[14] Hladunewich M A, Hou S, Odutayo A, et al. Intensive hemodialysis associates with improved

pregnancy outcomes: a Canadian and United States cohort comparison[J]. Clinical Journal of the American Society of Nephrology,2014,25(5):1103-1109.

[15] Inston N, Schanzer H, Widmer M, et al. Arteriovenous access ischemic steal (AVAIS) in haemodialysis: A consensus from the Charing Cross Vascular Access Masterclass 2016[J]. The Journal of Vascular Access,2016,18(1):3-12.

[16] Jia P, Jin W, Teng J, et al. Acute effects of hemodiafiltration versus conventional hemodialysis on endothelial function and inflammation: a randomized crossover study [J]. Medicine (Baltimore),2016,95(16):e3440.

[17] Kennard A L, Walters G D, Jiang S H, et al. Interventions for treating central venous haemodialysis catheter malfunction[M]. Hoboken: John Wiley & Sons, Ltd, 2015.

[18] Kistler B M, Benner D, Burrowes J D, et al. Eating During Hemodialysis Treatment: A Consensus Statement From the International Society of Renal Nutrition and Metabolism[J]. Journal of Renal Nutrition, 2018, 28(1):4-12.

[19] Kukita K, Ohira S, Amano I, et al. Vascular access construction and repair for chronic hemodialysis guideline working group, Japanese society for dialysis therapy. 2011 update. Japanese society for dialysis therapy guidelines of vascular access construction and repair for chronic hemodialysis[J]. Therapeutic Apheresis and Dialysis,2015,19(Suppl 1):1-39.

[20] Lazrak H H, René E, Elftouh N, et al. Safety of low-molecular-weight heparin compared to unfractionated heparin in hemodialysis: a systematic review and meta-analysis [J]. BMC Nephrology,2017,18(1):187.

[21] Lin C C, Yang W C, Chen M C, et al. Effect of far infrared therapy on arteriovenous fistula maturation: an open-label randomized controlled trial[J]. American Journal of Kidney Diseases, 2013,62(2):304-311.

[22] Lyndon W D, Wille K M, Tolwani A J. Solute clearance in CRRT: prescribed dose versus actual delivered dose[J]. Nephrol Dial Transplant,2012,27(3):952-956.

[23] Mair R D, Sirich T L, Meyer T W. Uremic toxin clearance and cardiovascular toxicities[J]. Toxins,2018,10(6):226.

[24] Maleux G, De Coster B, Laenen A, et al. Percutaneous rheolytic thrombectomy of thrombosed autogenous dialysis fistulas: technical results, clinical outcome, and factors influencing patency [J]. Journal of Endovascular Therapy,2015,22(1):80-86.

[25] Moist L M, Lok C E, Vachharajani T J, et al. Optimal hemodialysis vascular access in the elderly patient[J]. Seminars in Dialysis,2012, 25(6):640-648.

[26] Nesrallah G E, Mustafa R A, Clark W F, et al. Canadian society of nephrology 2014 clinical practice guideline for timing the initiation of chronic dialysis[J]. Canadian Medical Association Journal, 2014,186(2):112-117.

[27] None. KDOQI clinical practice guideline for hemodialysis adequacy:2015 update[J]. American Journal of Kidney Diseases,2015, 66(5):884-930.

[28] Park H C, Lee Y K, Yoo K D, et al. Korean clinical practice guidelines for preventing the transmission of infections in hemodialysis facilities[J]. Kidney Research and Clinical Practice, 2018,37(1):8-19.

[29] Rostaing L, Allal A, Bello A D, et al. Treatment of large plasma volumes using specific

immunoadsorption to desensitize ABO-incompatible kidney-transplant candidates[J]. Journal of Nephropathology,2016,5(3):90-97.

[30] Saha M, Allon M. Diagnosis,treatment,and prevention of hemodialysis emergencies[J]. Clinical Journal of the American Society of Nephrology,2017,12(2):357-369.

[31] Schindler R. Renal replacement therapy in the elderly[J]. Zeitschrift Für Gerontologie Und Geriatrie,2016,49(6):1-5.

[32] Seker A. Two successive pregnancies in a patient during 14 years of hemodialysis:a case report [J]. Journal of Medical Case Reports,2016,10(1):50.

[33] Shen J I, Mitani A A, Chang T I, et al. Use and safety of heparin-free maintenance hemodialysis in the USA[J]. Nephrol Dial Transplant, 2013,28(6):1589-1602.

[34] Suarez M B, Costa M L, Parpinelli M ?, et al. Pregnancy in women undergoing hemodialysis: case series in a Southeast Brazilian reference center[J]. Revista Brasileira de Ginecologia e Obstetrícia,2015,37(1):5-9.

[35] Wald R, Friedrich J O, Bagshaw S M, et al. Optimal Mode of clearance in critically ill patients with Acute Kidney Injury (OMAKI)-a pilot randomized controlled trial of hemofiltration versus hemodialysis:a Canadian Critical Care Trials Group project[J]. Critical Care,2012,16(5):R205.

[36] Wang Y, Ivany J N, Perkovic V, et al. Anticoagulants and antiplatelet agents for preventing central venous haemodialysis catheter malfunction in patients with end-stage kidney disease[M]. Hoboken: John Wiley & Sons, Ltd, 2012.

[37] Watanabe Y, Kawanishi H, Suzuki K, et al. Japanese society for dialysis therapy clinical guideline for "maintenance hemodialysis: hemodialysis prescriptions"[J]. Therapeutic Apheresis and Dialysis,2015, 19(Suppl 1):67-92.

[38] Zouaghi M K. Determinants of patency of arteriovenous fistula in hemodialysis patients[J]. Saudi Journal of Kidney Diseases & Transplantation,2018,29(3):615-622.

[39] 陈江华,王子明. 泌尿系统疾病[M]. 北京:人民卫生出版社,2015.

[40] 陈香美. 腹膜透析标准操作规程[M]. 北京:人民军医出版社,2011.

[41] 陈香美. 血液净化标准操作规程[M]. 北京:人民军医出版社,2010.

[42] 方积乾. 卫生统计学[M]. 6版. 北京:人民卫生出版社,2008.

[43] 符霞. 血液透析护理实践指导手册[M]. 北京:人民军医出版社,2013.

[44] 谷林,于小勇,陈文静. 血液透析用水处理系统反渗透膜的污染与清洗[J]. 中国血液净化,2017, 16(12):853-855.

[45] 胡洁勇,吴晋芳,邢喜龙,等. 维持性血液透析患者营养状况评价指标分析[J]. 中华肾脏病杂志, 2014,30(2):119-122.

[46] 黄少敏,岑忠耿,张伟帅,等. 彩色多普勒超声评估透析患者动静脉内瘘血栓及狭窄的临床价值 [J]. 中国超声医学杂志,2016,32(1):31-33.

[47] 黎磊石,季大玺. 连续性血液净化[M]. 南京:东南大学出版社,2004.

[48] 林惠凤. 实用血液净化护理[M]. 2版. 上海:上海科学技术出版社,2016.

[49] 刘伏友,彭佑铭. 腹膜透析[M]. 2版. 北京:人民卫生出版社,2011.

[50] 罗隆明. 护理科研[M]. 长沙:中南大学出版社,2014.

[51] 梅长林,高翔,叶朝阳. 实用透析手册[M]. 3版. 北京:人民卫生出版社,2017.

[52] 沈颖,易著文. 中国儿童血液净化现状[J]. 临床儿科杂志,2013,31(3):291-294.

［53］ 汤颖,钟一红,龚邵敏,等.终末期肾病血液透析患者感染死亡事件调查［J］.中华肾病杂志,2011,20(3):277-234.

［54］ 王海燕.肾脏病临床概览［M］.北京:北京大学医学出版社,2010.

［55］ 王质刚.血液净化学［M］.4 版.北京:北京科学技术出版社,2016.

［56］ 颜虹.医学统计学［M］.2 版.北京:人民卫生出版社,2010.

［57］ 颜巧元.护理论文写作大全［M］.北京:人民军医出版社,2011.

［58］ 应迎娟,吴春燕,王秀萍.血液净化专业的职业暴露及防护策略［J］.中华护理杂志,2011,46(6):584-586.

［59］ 余学清.血液净化中心治疗新技术标准与并发症防范措施及典型案例分析实用全书［M］.北京:人民卫生出版社,2011.

［60］ 詹启敏,赵仲堂.医学科学研究导论［M］.北京:人民卫生出版社,2010.

［61］ 中国医院协会血液净化中心管理分会血液净化通路学组.中国血液透析用血管通路专家共识:第1版［J］.中国血液净化,2014,13(8):549-558.

［62］ 中华医学会肾脏病分会.慢性肾脏病矿物质与骨代谢诊治指导,2013.

附　录

一、常见食物成分表

常见食物每 100g 中能量、蛋白质、钾、钠、钙、磷含量表

食品名称	能量 （kJ）	能量 （kcal）	蛋白质 （g）	钾 （mg）	钠 （mg）	钙 （mg）	磷 （mg）
牛肉(瘦)	444	106	20. 2	284	53. 6	9	172
猪肉(瘦)	598	143	20. 3	305	57. 5	6	189
羊肉(瘦)	494	118	20. 5	403	69. 4	9	196
牛肉干	2301	550	45. 6	51	412. 4	43	464
牛肉松	1862	445	8. 2	128	1945. 7	76	74
牛肝	582	139	19. 8	185	45. 0	4	252
猪肝	540	129	19. 3	235	68. 6	6	310
鲫鱼	452	108	17. 1	290	41. 2	79	193
草鱼	469	112	16. 6	312	46. 0	38	203
鲤鱼	456	109	17. 6	334	53. 7	50	204
带鱼	531	127	17. 7	280	150. 1	28	191
甲鱼	494	118	17. 8	196	96. 9	70	114
对虾	389	93	18. 6	215	165. 2	62	228
虾皮	640	153	30. 7	617	5057. 7	991	582
龙虾	377	90	18. 9	257	190. 0	21	221
海参(干)	1097	262	50. 2	356	4967. 8	285	94
鸡	699	167	19. 3	251	63. 3	9	156
鸡蛋	577	138	12. 7	98	94. 7	48	176
鸭蛋	753	180	12. 6	135	106. 0	62	226
松花蛋(鸭)	715	171	14. 2	152	542. 7	62	165
鸭	1004	240	15. 5	191	69. 0	6	122
咸鸭蛋	795	190	12. 7	184	2076. 1	118	231
鸽	841	201	16. 5	33. 4	63. 6	30	136
牛奶	226	54	3. 0	109	37. 2	104	73
酸奶	301	72	2. 5	150	39. 8	118	85
奶粉(全脂)	2000	478	20. 1	449	260. 1	676	469

续表

食品名称	能量 （kJ）	能量 （kcal）	蛋白质 （g）	钾 （mg）	钠 （mg）	钙 （mg）	磷 （mg）
大米	1448	346	7.4	103	308.0	13	110
糯米（江米）	1456	348	7.3	137	1.5	26	113
小米	1498	358	9.0	284	4.3	41	229
高粱	1469	351	10.4	281	6.3	22	329
玉米（黄）	1402	335	8.7	300	3.3	14	218
面粉（标准粉）	1439	344	11.2	190	3.1	31	188
面粉（富强粉）	1464	347	10.3	128	2.7	27	114
挂面（精白粉）	1452	347	9.6	122	110.6	21	112
方便面	1975	472	9.5	134	1144.0	25	80
玉米面（黄）	1423	340	8.1	249	2.3	22	80
淀粉（玉米）	1443	345	1.2	8	6.3	18	25
黄豆（大豆）	1502	359	35.1	1503	2.2	191	465
黑豆	1594	381	36.1	1377	3.0	224	500
绿豆	1322	316	21.6	787	3.2	81	337
面条（切面）	1172	280	8.5	161	3.4	13	142
大豆淀粉	1427	341	0.5	10	18.2	36	29
豆浆	54	13	1.8	48	3.0	10	30
豆腐（南）	238	57	6.2	154	3.1	116	90
扁豆	155	27	2.7	178	3.8	38	54
豌豆	121	29	2.9	112	2.2	27	63
黄豆芽	184	44	4.5	160	7.2	21	74
绿豆芽	75	18	2.1	68	4.4	9	37
荸荠	247	59	1.2	306	15.7	4	44
慈姑	393	94	4.6	707	39.1	14	157
甘薯（红心）	414	99	1.1	130	28.5	23	39
胡萝卜	155	37	1.0	190	71.4	32	27
白萝卜	84	20	0.9	173	61.8	36	26
土豆	318	76	2.0	342	2.7	8	40
藕	293	70	1.9	243	44.2	39	58
大白菜	63	15	1.4	90	48.4	35	28
大葱（鲜）	126	30	1.7	144	4.8	29	38
葱头（洋葱）	163	39	1.1	147	4.4	24	39
芋头	331	79	2.2	378	33.1	36	55
山药	234	56	1.9	213	18.6	16	34
韭菜	109	26	2.4	247	8.1	42	38

续表

食品名称	能量 (kJ)	能量 (kcal)	蛋白质 (g)	钾 (mg)	钠 (mg)	钙 (mg)	磷 (mg)
金针菜	833	199	19.4	610	59.2	301	216
龙须菜(芦笋)	75	18	1.4	213	3.1	10	42
芹菜(茎)	84	20	1.2	206	159.0	80	38
青蒜	126	30	2.4	168	9.3	24	25
蒜苗	155	37	2.1	226	5.1	29	44
香菜(芫荽)	130	31	1.8	272	48.5	101	49
苦瓜	79	19	1.0	256	2.5	14	35
圆白菜	92	22	1.5	124	27.2	49	26
油菜	96	23	1.8	210	55.8	108	39
雪里蕻	100	24	2.0	281	30.5	230	17
小白菜	63	15	1.5	178	73.5	90	36
香椿	197	47	1.7	172	4.6	96	147
莴苣笋	59	14	1.0	212	36.5	23	48
红苋菜	130	31	2.8	340	42.3	178	63
绿苋菜	105	25	2.8	207	32.4	187	59
菜瓜	75	18	0.6	136	1.6	20	14
黄瓜	63	15	0.8	102	4.9	24	24
西葫芦	75	18	0.8	92	5.0	15	17
茄子	88	21	1.2	142	5.4	24	2
西红柿	79	19	0.9	163	5.0	10	2
西红柿酱	339	81	4.9	989	37.1	28	117
柿子椒	92	22	1.0	142	3.3	14	2
蘑菇(鲜)	84	20	2.7	312	8.3	6	94
紫菜	866	207	26.7	179	710.5	264	350
榨菜	121	29	2.2	363	4252.6	155	41
蘑菇(干)	1054	252	21.0	122	23.3	127	357
冬菇(干)	887	212	17.8	1155	20.4	55	469
冬瓜	46	11	0.4	78	1.8	19	12
生菜	54	13	1.3	170	32.8	34	27
荠菜	113	27	2.9	280	31.6	294	81
菜花	100	24	2.1	200	31.6	23	47
菠菜	100	24	2.6	311	85.2	66	47
丝瓜	84	20	1.0	115	2.6	14	29
西瓜	142	34	0.5	79	4.2	10	13
香蕉	381	91	1.4	256	0.8	7	28

食品名称	能量 （kJ）	能量 （kcal）	蛋白质 （g）	钾 （mg）	钠 （mg）	钙 （mg）	磷 （mg）
梨（鸭梨）	180	43	0.2	77	1.5	4	14
苹果（富士）	188	45	0.7	115	0.7	3	11
橙	197	47	0.8	159	1.2	20	22
柿子	297	71	0.4	151	0.8	9	23
蜜橘	176	42	0.8	177	1.3	19	18
鲜枣	510	122	1.1	375	1.2	22	23
干红枣	1105	264	3.2	542	6.2	64	51
杏	151	36	0.9	226	2.3	14	15
菠萝	172	41	0.5	113	0.8	12	9
桃	172	41	0.6	100	2.0	10	16
柠檬	146	35	1.1	209	1.1	101	22
葡萄	180	43	0.5	104	1.3	5	13
葡萄干	1427	341	2.5	995	19.1	52	90
草莓	126	30	1.0	131	4.2	18	27
哈密瓜	142	34	0.5	190	26.7	4	19
花生仁（生）	2356	563	25	587	3.6	39	324
花生仁（炒）	2431	581	24.1	674	445.1	284	315
核桃	2613	627	14.9	385	6.4	56	894
茶叶（绿茶）	1238	296	34.2	1661	28.2	325	191
酱油	264	63	5.6	337	5757.0	66	204
醋	130	31	2.1	351	262.1	17	96

中华人民共和国卫生行业标准《慢性肾脏病患者膳食指导》（WS/T 557—2017）

二、血液透析感染防控工作专项检查表

第一部分:医院/医疗单位概况

医院/医疗单位名称(第一名称规范全称)	
医院执业许可证编号	□有,编号:_____ □无,请说明原因_____
发证机关	
血液透析项目登记时间	
血液透析机数量	核准设置数量　　　　　(台) 实际设置数量　　　　　(台)
在本透析中心血液透析患者数量	总数　　　　　　　　　(人) 乙肝　　　　　　　　　(人) 丙肝　　　　　　　　　(人) 艾滋　　　　　　　　　(人) 梅毒　　　　　　　　　(人)
人力资源配置	□专职医师　　　　　　　(人) 　其中,经过专业培训(3个月的三级医院进修培训)　(人) 　质控培训考核通过　　　(人) □专职护士　　　　　　　(人) 　其中,经过专业培训(3个月的三级医院进修培训)　(人) 　质控培训考核通过　　　(人) □工程师　　□专职　　　(人) 　　　　　　□兼职　　　(人)
医院级别	□三级(□甲　□乙) □二级(□甲　□乙) □一级 □未定级 □其他原因_____
医院类别	□综合医院 □中医医院 □中西医结合医院 □专科医院 □中医专科医院 □康复医院 □妇幼保健院 □乡镇卫生院 □社区卫生服务中心 □门诊部、诊所、卫生室 □独立血液透析(净化)中心
透析中心提供哪些透析服务?	□成人血液透析 □儿科血液透析 □家庭血液透析 □夜间血液透析 □腹膜透析 □住院患者血液透析(除了门诊血液透析)

第二部分:感染防控项目和基础设施
Ⅰ.感染控制政策和基础设施

检查项目	选项	需要改进的地方
1.负责感染控制的人员接受了哪些培训?	□培训证书(省级及以上医院感染防控专岗护士培训) □其他感染控制培训(请说明):□医院培训、□科室培训 □没有专门的感染控制培训 □没有专门负责感染控制的负责人	
2.该透析中心是否能够早期识别和预警患者出现感染症状? (注:此问题仅涉及对无法控制的腹泻、急性呼吸道感染或流感样疾病的认识,以及旅行史的确定)	□是: 　□透析前就能够识别 　□治疗时能够识别 □否	
3.必要时,透析中心实施了接触预防措施 〔例如,已知或怀疑多重耐药菌(MDRO)传播,可能需要采取接触预防措施〕	□是 □否	
4.是否在治疗区域张贴感染防控相关要点?	□是 □否	
5.是否透析中心是否为患者提供感染控制宣教? 5.1　血管通路护理 5.2　手卫生 5.3　与导管使用相关的风险 5.4　感染症状的识别 5.5　血管通路自我管理的宣教	5.1 □是　□否 5.2 □是　□否 5.3 □是　□否 5.4 □是　□否 5.5 □是　□否	
6.透析机之间的距离	□小于1米 □≥1米且<2米 □≥2米	
7.透析中心如何对透析单元(包括透析机及床单位)进行清洁?	□每个患者使用后清洁,即每班次进行清洁 □每天进行清洁 □其他(请说明)_____ □不适用,没有具体的清洁制度	
8.有无分机分区设施?	□是 □否 □无分区但设有隔离床 隔离透析床位数: 　乙肝　　　(张) 　丙肝　　　(张) 　艾滋　　　(张) 　梅毒　　　(张)	
9.透析中心是否设有观察透析区域(阴性的临时/走透患者)?	□是 □否	
10.透析中心是否分门进出(3通道)?	□是 □否	
11.隔离区透析的护理人员是否相对固定?	□是 □否	

Ⅱ. 感染控制培训、能力建设及审核

检查项目	选项	需要改进的地方
1. 医院或医疗单位是否为医务人员(医生、护士、工程师)提供专业的感染防控培训? 1.1　上岗前 1.2　每年	1.1　□是　　□否 1.2　□是　　□否	
2. 医院或医疗单位是否定期对感控能力进行检查? 2.1　上岗前 2.2　每年	2.1　□是　　□否 2.2　□是　　□否	
3. 感控实践培训考核内容有哪些?（多选） （查看操作及检查表）	1. 培训内容: □视频:血液透析操作视频 □预防血透中心血流感染的方法 □血透中心内瘘、静脉导管接头维护 2. 透析核查内容: □手卫生 □导管连接、断开 □导管出口部位维护 □动静脉内瘘的穿刺与拔针 □给药准备及实施 □透析室日常消毒 □其他(请说明)_____ □不适用,无核查单	
4. 血透中心是否定期对医务人员的感控实践进行考核?	□是(提供评定结果) 若是:血透中心是否反馈职工的依从性 　□是(提供反馈实例) 　□否 　□不适用(无反馈) □否	

Ⅲ. 医务人员安全

检查项目	选项	需要改进的地方
1. 医院(或医疗单位)是否免费向医务人员提供暴露后评估和随访,包括预防用药?	□是 □否	
2. 医院(或医疗单位)是否追踪医务人员暴露事件,评估暴露数据,采取干预措施以降低暴露的发生?	□是 □否	
3. 医院(或医疗单位)是否提供乙肝疫苗接种服务?	□是 □否	
4. 医院(或医疗单位)是否向全员提供流感疫苗接种服务?	□是 □否	

Ⅳ. 感染监测和病例报告

检查项目	选项	需要改进的地方
1. 透析中心是否了解本中心血流感染(BSI)的感染率(导管、内瘘等)?	□是 □否 □不适用(不报告数据)	
2. 透析中心是否定期向医务人员分享监测数据?	□是 □否 □不适用(不报告数据)	

3. 当怀疑发生血流感染时,在使用抗菌药物之前必须进行血培养	□是 □否	
4. 是否对透析患者常规进行肝炎病毒系列监测? 4.1　新患者/他院转入的患者(血透前进行监测) 4.2　维持性透析患者(每 6 个月进行监测)	4.1　□是　　　□否 4.2　□是　　　□否	
5. 了解感染聚集事件、负性事件以及新发乙肝、丙肝病例的上报方法	□是,知道如何报告 □否	
6. 是否定期进行空气、物体表面和医务人员手培养?（提供材料）	□是 　（□每季度　　□每月） □否	
7. 是否每月对反渗水、透析液进行细菌监测,至少每季度对内毒素进行监测?（提供材料）	□是 □否	
8. 是否每年有对反渗水化学污染物的监测?（提供材料）	□是 □否	
9. 透析中心是否成立质量控制小组?（提供材料）	□是 □否	
10. 若使用含氯消毒剂,是否每日测定有效浓度?	□是 □否	

Ⅴ. 呼吸道卫生/咳嗽礼仪

检查项目	选项	需要改进的地方
1. 是否在入口张贴指示标志,引导有呼吸道感染症状的患者?	□是 □否	
2. 是否为患者在其就诊/候诊区域提供手卫生设施及用品?	□是 □否	
3. 是否在入口处为呼吸道感染患者提供口罩?	□是 □否 □不适用	

Ⅵ. 个人防护用品

检查项目	选项	需要改进的地方
1. 是否为员工提供使用个人防护用品的培训? 1.1　上岗前 1.2　每年	1.1　□是　　　□否 1.2　□是　　　□否	
2. 是否核查员工使用个人防护用品的能力?	□是 □否	
3. 个人防护用品配备是否充足,且是否方便员工拿取? 3.1　手套 3.2　口罩 3.3　护目镜/面屏	3.1　□是　　　□否 3.2　□是　　　□否 3.3　□是　　　□否	

Ⅶ. 环境清洁

检查项目	选项	需要改进的地方
1. 是否有制度并指定专人负责环境的清洁消毒?	□是 □否	
2. 是否对负责环境清洁消毒的人员进行上岗前或每年的专业培训? （注:若为外聘人员,应提供与保洁公司的合同）	□是 □否	

3.是否定期检查清洁消毒工作的依从性?（提供依从性结果）	□是 □否	
4.是否有血液、体液遗洒污染处理的制度及流程?	□是 　若是:处理遗洒污染的清洁工具是否便于取用? 　□是 　□否 □否	
5.是否有清空及清洁医疗废物桶的制度及流程?（例如,用于处理透析器及管路的密封容器） 5.1　清空 5.2　清洁	5.1　□是　　　□否 5.2　□是　　　□否	
6.是否有共用医疗设备的清洁制度及流程?（例如体温计、听诊器、血压计、血糖仪、微泵、心电监护仪等）	□是 □否	
7.透析中心是否控制人员进出?	□是　　　□否	
8.两班治疗间是否有充分的治疗间隔时间用于机器、环境、床（椅）单位的清洁消毒?	□是 □否	
9.透析药物/用物是否遵循单程供应策略?	□是 □否	
10.是否使用一次性纸巾进行物体表面的清洁消毒?	□是 □否	
11.是否规范使用地巾进行地面的清洁消毒□	□是 □否	

Ⅸ.手卫生

检查项目	选项	需要改进的地方
1.手卫生设施是否便捷可及? 1.1　手消毒剂 1.2　洗手池 1.3　洗手液 1.4　干手纸	1.1　□是　　　□否 1.2　□是　　　□否 1.3　□是　　　□否 1.4　□是　　　□否	
2.是否至少每月观察手卫生依从性?（提供记录）	□是 　若是:是否向员工反馈依从性数据 　□是 　□否 □否	

Ⅹ.血管通路护理

检查项目	选项	需要改进的地方
1.是否提供血管通路护理操作及无菌技术的专业培训?（提供培训记录）	□是 □否	
2.是否至少每月对血管通路护理操作依从性进行评估?（提供依从性记录及反馈记录）	□是 　若是:定期向员工反馈依从性记录 　□是 　□否 □否	
3.是否定期对员工血管通路护理操作能力进行评估? 3.1　独立上岗前 3.2　每年	3.1　□是　　　□否 3.2　□是　　　□否	

	4.1 □2%葡萄糖酸氯己定醇 □碘伏 □酒精	
4.护理使用的消毒液 4.1　导管口护理使用的消毒液 4.2　导管出口处及内瘘穿刺皮肤护理使用的消毒液	4.2 □2%葡萄糖酸氯己定醇 □碘伏 □酒精	
5.在移除导管帽、连接管路前,是否常规使用消毒剂擦拭导管接头?	□是 □否	

Ⅺ.安全注射

检查项目	选项	需要改进的地方
1.是否每台透析机配备一个锐器盒或每辆治疗车上配备一个锐器盒?	□是 □否	
2.是否定期更换锐器盒(48 小时之内及不超过3/4)?	□是 □否	
3.是否在透析准备室(或治疗车)存放注射用品?	□是 □否	
4.药物(普通肝素、封管液、输液)的配制是否在治疗室/透析准备室内完成?	□是 □否	

第三部分:现场观察(根据检查时间和实际业务开展情况,推荐使用)

感控措施	依从性:分子/分母	是否存在问题	评论
手卫生 ＊至少观察 5 名医务人员(自查每月至少 5~15 名)		□是 □否	
实施血路管及透析器的密闭式预冲 ＊至少观察 5 名医务人员(自查每月至少 5~15 名)		□是 □否	
导管连接与断开 ＊至少观察 10 个操作(自查每月至少 5~15 名)		□是 □否	
导管出口处护理 ＊至少观察 3 个操作(自查每月至少 5~15 名)		□是 □否	
动静脉内瘘穿刺 ＊至少观察 5 个操作(自查每月至少 5~15 名)		□是 □否	
注射药液准备 ＊至少观察 5 个操作(自查每月至少 5~15 名)		□是 □否	
实施血路管及透析器的密闭式回血 ＊至少观察 5 名医务人员(自查每月至少 5~15 名)		□是 □否	
日常消毒工作(包括机器、床/椅、环境等) ＊至少观察 10 个操作(自查每月至少 5~15 名)		□是 □否	

缩略词表

英文缩写	英文	中文	页码
β₂-MG	β₂ microglobulin	β₂ 微球蛋白	54

A

英文缩写	英文	中文	页码
AAV	ANCA-associated vasculitis	抗中性粒细胞胞浆抗体（ANCA）相关性小血管炎	110
ACEI	angiotensin converting enzyme inhibitor	血管紧张素转换酶抑制剂	46
ACT	active clotting time	活化凝血时间	27
ACTH	adrenocorticotropic hormone	促肾上腺皮质激素	4
AGEs	advanced glycation end products	晚期糖基化终末化产物	60
AIS	acquired immunodeficiency syndrome	获得性免疫缺陷综合征	59
ALB	albumin	白蛋白	71
ANCA	anti-neutrophil cytoplasmic antibodies	抗中性粒细胞胞浆抗体	110
ANP	atrial natriuretic peptide	心房利钠肽	63
AOPPs	advanced oxidation protein products	晚期蛋白氧化产物	60
APD	automated peritoneal dialysis	自动化腹膜透析	215
APS	anti-phospholipid syndrome	抗磷脂综合征	110
APTT	activated partial thromboplastin time	活化部分凝血活酶时间	119
ARB	angiotensin 2 receptor blocker	血管紧张素Ⅱ受体阻滞剂	51,140
ARDS	acute respiratory distress syndrome	急性呼吸窘迫综合征	99
AVF	autogenous arteriovenous fistula	自体动静脉内瘘	15

B

英文缩写	英文	中文	页码
BEI	bioelectric impedance	生物电阻抗	68
BIS	bio-impedance electrical spectroscopy	生物电阻抗频谱分析技术	62
BMI	body mass index	体重指数	69
BNP	brain natriuretic peptide	脑钠肽	63
BUN	blood urea nitrogen	血尿素氮	84

C

英文缩写	英文	中文	页码
CAPD	continuous ambulatory peritoneal	持续不卧床腹膜透析	208
CAVH	continuous arteriovenous hemofiltration	连续性动脉-静脉血液滤过	96
CAVHD	continuous arteriovenous venovenous hemodialysis	连续性动脉-静脉血液透析	96
CAVHDF	continuous arteriovenous hemodiafiltration	连续性动脉-静脉血液透析滤过	96
CCB	calcium channel blocker	钙通道阻滞剂	51
CCDS	central concentrate delivery system	中央浓缩液供应系统	42
CCPD	continuous cyclic peritoneal dialysis	持续循环腹膜透析	215
CDDS	central dialysate delivery system	中央透析液供应系统	42
cGMP	cyclic guanosine monophosphate	环鸟苷酸	63

CHFD	continuous high flux dialysis	连续性高通量透析	97
CIDP	chronic inflammatory demyelinating polyneuropathy	慢性炎症性脱髓性多发性神经炎	109
CKD	chronic kidney disease	慢性肾病	2
CO_2-CP	carbon dioxide combining power	二氧化碳结合力	36
Cr	creatinine	肌酐	84
CRF	chronic renal failure	慢性肾衰竭	3
CRP	C-reactive protein	C-反应蛋白	59
CRRT	continuous renal replacement therapy	连续性肾脏替代治疗	1,96
CST	30s chair-stand test	30s 起坐试验	162
CVP	central venous pressure	中心静脉压	61
CVVH	continuous venovenous hemofiltration	连续性静脉-静脉血液滤过	96
CVVHD	continuous venovenous hemodialysis	连续性静脉-静脉血液透析	96
CVVHDF	continuous venovenous hemodiafiltration	连续性静脉-静脉血液透析滤过	96

D

DCRRT	daytime continuous renalreplacement therapy	日间连续性肾脏替代治疗	97
DFPP	double filtration plasmapheresis	双重滤过血浆置换	109
DIC	disseminated intravascular coagulation	弥散性血管内凝血	122
DRA	dialysis related amyloidosis	透析相关性淀粉样变	54
DW	dry weight	干体重	60

E

ECW	extra-celluar water	细胞外液容积	62
EPO	erythropoietin	促红细胞生成素	2,41
ESRD	end-stage renal disease	终末期肾病	143
ET	exercise therapy	运动疗法	156

F

FFP	fresh frozen plasma	新鲜冰冻血浆	108
FH	familial hypercholesterolemia	家族性高胆固醇血症	110
FSGS	focal glomerulosclerosis	局灶性肾小球硬化症	110

G

GBM	glomerular basement membrane	抗肾小球基底膜病	110
GBS	Guillain-Barre syndrome	Guillain-Barre 综合征	109
GFR	glomerular filtration rate	肾小球滤过率	2
GH	growth hormone	生长激素	5

H

Hb	homoglobin	血红蛋白	83
HCG	chorionic gonadotropic hormone	绒毛膜促性腺激素	141
HD	hemodialysis	血液透析	1,36
HDF	hemodiafiltration	血液透析滤过	1,91
HF	hemofiltration	血液滤过	1,85
HFR	hemodiafiltration reinfusion	再输入血液透析滤过	38
HIT	heparininduced thrombocytopenia	肝素相关性血小板减少症	28
HIV	human immunodeficiency virus	人类免疫缺陷病毒	59

N

NB	nitrogen balance	氮平衡	71
NCDS	National Cooperative Dialysis Study	美国透析研究协作组	67
NIPD	nightly intermittent peritoneal dialysis	夜间间歇性腹膜透析	215
NLM	The National Library of Medicine	美国国立医学图书馆	236
nPCR	protein catabolic rate	标准蛋白分解率	70
NYHA	The New York Heart Association	美国纽约心脏病协会	157

O

OA	open access	开放获取	237
on-line HDF		联机血液透析滤过	91
on-line HF		联机血液滤过	86

P

PA	prealbumin	前蛋白	71
PA	arterial pressure	动脉压	105
PBF	pre-filter pressure	滤器前压	105
PCR	protein catabolic rate	蛋白分解率	67
PD	peritoneal dialysis	腹膜透析	1,203
PE	plasma exchange	血浆置换	1,108
PEEP	positive end expiratory pressure	呼气末正压通气	202
PEM	protein-energy malnutrition	蛋白质-能量营养不良	66
PF	filtrate pressure	超滤液侧压	105
PFD	pressure drop of filter	滤器压力降	105
PHF	paired hemodia filtration	双腔血液透析滤器	38
PM	preventive maintenance	预防性维护	193
PNA	protein equivalent of nitrogen appearance	蛋白氮呈现率	213
PP	plasma entrance pressure	血浆入口压	114
PRA	panel reactive antibody	群体反应性抗体	121
PTA	percutaneous transluminal angioplasty	经皮血管腔内血管成形术	26
PTH	parathyroid hormone	甲状旁腺激素	5,55
PTX	parathyroidectomy	甲状旁腺切除术	58
PV	plasm volume	血浆容量	63
PV	venous pressure	静脉压	105

R

RAS	rennin angiotensin system	血管紧张素系统	51
RASI	rennin angiotensin system inhibitor	血管紧张素系统抑制剂	51
RBV	relative blood volume	相对血容量	62
RESP	respiration	呼吸监测	201
RPGN	rapidly progressive glomerulonephritis	急进性肾小球肾炎	110
RV	RBC volume	红细胞容量	63

S

SAS	Statistical Analysis System	统计分析系统	242
SCUF	slow continuous ultrafiltration	缓慢连续性超滤	97
sFLC	serum free light chain	血清游离轻链	110
SGA	subjective global nutritional assessment	主观综合性营养评价	71

SHPT	secondary hyperparathyroidism	继发性甲状旁腺功能亢进症	55
SIRS	systemic inflammatory response syndrome	严重全身炎症反应综合征	99
SLE	systemic lupus erythematosus	系统性红斑狼疮	110
SPA	staphylococcal protein A	葡萄球菌蛋白 A	123
SPSS	Statistical Package for the Social Sciences	社会科学统计软件包	242

T

TACurea	time-average concentration of urea	时间平均尿素浓度	67
TBV	total fiber bundle volume	总的纤维束体积	6
TBW	total body water	总体液容量	62
TD	thoracic diameter	心横径	61
TEN	toxic epidermal necrolysis	中毒性表皮坏死松解症	110
TFN	transferrin	转铁蛋白	71
THR	target heart rate	靶心率	160
TMA	thrombotic microangiopathy	血栓性微血管病	110
TMP	trancemembrane pressure	跨膜压	6
TNF-α	tumor necrosis factor α	肿瘤坏死因子 α	60
TPD	tidal peritoneal dialysis	潮式腹膜透析	215
TSF	triceps skin fold	肱三头肌皮褶厚度	68
TTP	thrombotic thrombocytopenic purpura	血栓性血小板减少性紫癜	110

U

| UNA | urea nitrogen appearance | 尿素氮表现率 | 71 |
| URR | urea reduction rate | 尿素清除率 | 83 |

V

VCD	vena cava diameter	静脉直径	62
VO_{2max}	maximal oxygen consumption	最大摄氧量	156
VPW	vessel pulmonary width	肺门血管宽度	61
vWF	von Willebrand factor	血友病因子	110

W

| WBPTT | whole blood partial thromboplasin time | 全血部分凝血活酶时间 | 27 |